中德合作双元制老年护理专业人才培养精品教材

老年康复护理

主　编　郑敏娜　孟　磊　苏　晗
副主编　徐亚超　郭　强　才艳红　王艳华
编　者　（按姓氏笔画排序）
才艳红　盘锦职业技术学院
王　丹　盘锦职业技术学院
王术华　盘锦职业技术学院
王艳华　盘锦职业技术学院
苏　晗　盘锦职业技术学院
张　路　盘锦职业技术学院
张胜凯　盘锦职业技术学院
金　莉　盘锦职业技术学院
郑敏娜　盘锦职业技术学院
孟　磊　盘锦职业技术学院
徐亚超　盘锦职业技术学院
郭　强　盘锦职业技术学院
崔红艳　盘锦职业技术学院

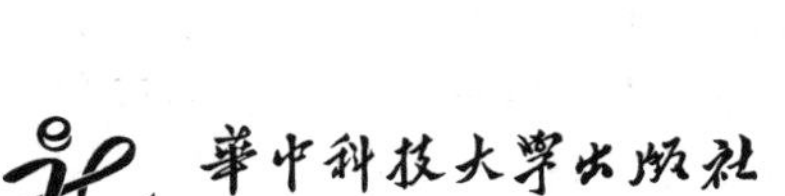
华中科技大学出版社
http://press.hust.edu.cn
中国·武汉

内容简介

本书为中德合作双元制老年护理专业人才培养精品教材。

本书按照学习情境和项目化教学方法设计内容，除绪论外包含康复护理评定、康复护理治疗技术、常用康复护理技术和常见老年疾病的康复护理四个学习情景，共二十二个项目。

本书可供护理、老年护理等专业使用。

图书在版编目(CIP)数据

老年康复护理/郑敏娜，孟磊，苏晗主编. —武汉：华中科技大学出版社，2021.1(2024.7重印)
ISBN 978-7-5680-0804-4

Ⅰ. ①老… Ⅱ. ①郑… ②孟… ③苏… Ⅲ. ①老年病-康复-护理 Ⅳ. ①R473

中国版本图书馆CIP数据核字(2020)第272806号

老年康复护理 郑敏娜 孟 磊 苏 晗 主编
Laonian Kangfu Huli

策划编辑：居 颖
责任编辑：余 琼 曾奇峰
封面设计：廖亚萍
责任校对：张会军
责任监印：徐 露
出版发行：华中科技大学出版社(中国·武汉) 电话：(027)81321913
武汉市东湖新技术开发区华工科技园 邮编：430223
录 排：华中科技大学惠友文印中心
印 刷：武汉开心印印刷有限公司
开 本：889mm×1194mm 1/16
印 张：11.5
字 数：356千字
版 次：2024年7月第1版第5次印刷
定 价：49.80元

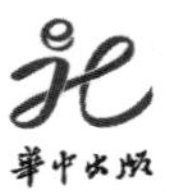

Preface 前言

随着社会生活水平的提高，老年人口不断增加、慢性疾病逐渐增多，人们的健康意识得到增强，对康复护理的需求日益增加。康复护理是康复医学的重要组成部分，随着康复医学的发展，康复护理在护理理念、护理内容、护理技术方面发生了质的变化。

盘锦职业技术学院双元制合作项目学习并借鉴德国的人才培养模式，对专业建设、课程开发、教学实践进行深度研究。本书根据德国双元制“以能力为本位”，突出岗位能力和技术活动，校企合作，企业为主的教学模式，确定教材内容体系，强化实践技能训练，详略得当、层次分明，尽可能体现职业教育的特点，力求德国双元制教育本土化。

本书的特点是按照学习情境和项目化教学方法设计内容，突出实践操作，以能力培养为目标。按照“学习情境导入—相关知识—实践操作—实践考核”的思路设计，学习内容更有针对性。

本书在编写过程中得到了盘锦职业技术学院领导和医疗护理分院领导的大力支持与帮助，再次表示衷心的感谢。

本书编者虽然有多年教学经验，但由于知识更新较快，且各编者的表达方式又不尽相同，书中难免有疏漏和不妥之处，恳请读者在使用过程中给予批评指正，以便再版时修订和完善。

编者

目　录

MULU

学习情境三　常用康复护理技术

学习情境四　常见老年疾病的康复护理

绪　论

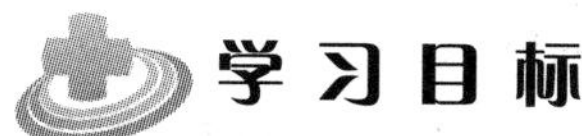

1. 说出康复、康复医学、康复护理学的概念。
2. 列出康复医学、康复护理学的工作原则。
3. 说出康复医学的工作对象、工作内容及服务方式。
4. 列出康复护理学的内容。
5. 阐述康复医学与康复、康复医学与临床医学的区别与联系。

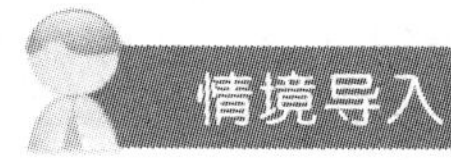

实习生小李，第一次到康复医学科见习时，发现康复医学科设置与其他科室不同，除康复医学科病房外，还有康复评定室、物理治疗室、作业治疗室、言语吞咽治疗室等，他并不了解这些治疗室的作用，以及康复医学科的工作方式。

康复与康复医学

一、基本概念

1. 康复

康复是指综合、协调地应用各种措施，以减少病、伤、残者的身体、心理和社会的功能障碍，发挥其最高潜能，使其能重返社会，提高生活质量。所以，康复是使残疾者和功能障碍者恢复功能、恢复权利的过程。

2. 康复医学

康复医学与保健医学、预防医学、临床医学共同组成现代医学体系，是现代医学的一个重要分支，是促进病、伤、残者康复的医学学科。康复医学以康复为目的，研究有关功能障碍预防、评定和治疗及训练等问题。

二、康复医学的服务对象

1. 躯体残疾者

主要是神经系统和骨关节肌肉的疾病和损伤，如偏瘫、截瘫、脑瘫、截肢及各种关节功能障碍、肌无力等，是早期康复治疗的主要适应证。20 世纪 80 年代心肺康复、癌症和慢性疼痛的康复、肥胖症康复、烧伤康复也逐渐开展。近年来，越来越多的康复医师也参与到精神病科、儿科、耳鼻喉科和口腔科对精神、智力和感官方面残疾的康复工作中。

2. 各种慢性病、老年病患者

慢性病患者由于长期处于“患病状态”，活动能力、心理状态、社会功能均受到不同程度的影响，对此类患者进行康复治疗，可减少并发症的发生，提高他们的残存功能，避免其功能进一步损害。老年人因

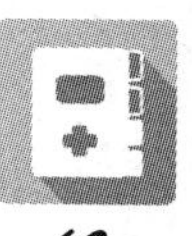

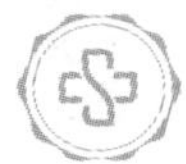

各器官存在着不同程度的退变，行动常有不同程度的限制，为减慢其各种功能的衰退，使他们能参加力所能及的活动，也需要介入康复治疗。

三、康复医学的服务方式

1. 机构康复

康复机构包括综合医院中的康复科(部)、康复院(中心)、专科康复医院(中心)等。这些地方有较完善的康复设备，有经过正规训练的各类专业人员，工种齐全，有较高的专业技术水平，能解决病、伤、残等各种康复问题，但病、伤、残者必须在具体机构内开展康复。

2. 上门康复服务

具有一定水平的康复人员，到病、伤、残者家庭或社区进行康复服务。

3. 社区康复(或称社基康复、基层康复)

依靠社区资源(人、财物、技术)为本社区病、伤、残者就地服务。强调社区、家庭和残疾者、残障者参与，以医疗、教育、社会、职业康复(全面康复)为目标。目前社区康复已成为我国卫生医疗事业的重要组成部分。

四、康复医学的工作内容

康复医学的工作内容包括康复预防、康复评定和康复治疗。

1. 康复预防

康复预防是指在病、伤、残发生前后采取的各种措施，以防止残疾的发生和减轻功能障碍。如偏瘫患者早期不进行良肢位摆放，而导致异常姿势出现。

2. 康复评定

康复评定又称为康复功能评定，它是康复治疗的基础，是对功能障碍的原因、性质、部位、范围、严重程度、发展趋势、预后和转归做出客观、准确的评价，以帮助了解机体功能障碍的状况，为制订康复治疗计划，评价康复治疗效果，判断残疾程度提供依据。一般分为初期评定、中期评定、末期评定，分别在康复治疗前、中、后进行；根据住院时间的长短，中期评定可有多次。康复评定要专业化、定量化、自动化。常用康复评定方法有肌力测定、关节活动度的测量、步态分析、电生理学测定、心肺功能检查、代谢及有氧活动能力测定、日常生活活动能力评定、医学心理学测定、语言交流能力测定、职业能力测定、感觉功能评定等。

3. 康复治疗

康复治疗是综合协调运用各种治疗手段，来完成康复治疗方案，使被治疗者的功能障碍得到恢复的方法。常用的康复治疗方法如下。

(1) 物理治疗(physical therapy，PT)：康复治疗的基本手段，包括运动治疗和物理因子治疗。运动治疗包括各种主动的、助动的和被动的治疗训练方法，有的可改善和增加关节活动度及增强肌力。如有氧运动、神经肌肉易化技术、牵引、手法治疗、气功、按摩以及各种保健操和拳术等方法，可防治肌肉萎缩、关节僵直、骨质疏松、畸形等。物理因子治疗包括生物反馈，应用超声、电、光、磁、热、水疗、蜡疗等，以改善局部血液循环，起到促进损伤修复、消炎、解除痉挛、镇痛等作用。

(2) 作业治疗(occupational therapy，OT)：包括日常生活活动能力训练，如维持衣食住行、保持个人卫生等基本技能；工艺劳动，如编织、绘画等；职业性劳动，如缝纫、木工等；文娱治疗，如园艺、各种娱乐和琴棋书画等。这些技能训练对改善肌肉、关节功能，增强独立生活能力，增强手的精细动作能力具有重要作用，有利于患者适应家庭生活、社会活动和参加工作的需要。

(3) 言语治疗(speech therapy，ST)：通过鉴别言语障碍的原因进行相应的言语训练，主要治疗由脑卒中、脑外伤引起的失语症，脑瘫引起的言语发育障碍，因听觉障碍、构音器官异常造成的继发言语障碍，以尽可能恢复其听、说、理解能力。

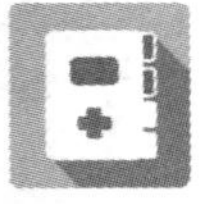

(4) 康复工程：假肢、矫形器和辅助器具的装配与应用，提高患者的功能。

(5) 心理治疗：由心理医师对心理、精神、情绪和行为有异常的患者进行个别或集体的心理治疗，具体方法有精神支持疗法、催眠疗法、行为疗法、暗示疗法等。

(6) 中国传统康复治疗：包括针灸、按摩、打太极拳、气功等。

4. 康复护理

康复护理是康复医学的重要组成部分。生理护理和心理护理并重，结合进行功能训练及心理引导，为功能恢复创造良好条件。

康复护理学

一、基本概念

康复护理(rehabilitation nursing)是指护理人员针对病、伤、残者的身心障碍，以“提高功能，全面康复”为原则，以“重返社会”为最终目标而进行的一系列护理活动。康复护理是康复医学的一个重要分支，也是护理学的重要组成部分。

康复护理不仅仅是通过给药、处置、观察、急救等护理方法来实施治疗，达到减轻病痛和缩短病程的目的，更重要的是通过实施各种康复护理技术，减轻康复对象的痛苦，促进康复，改善生活自理能力，提高生活质量，使康复对象尽早回归家庭与社会，恢复如同健全人的权利和地位。

二、康复护理的原则

1. 早期介入

康复护理应与临床护理同步，做好伤病急性期及恢复早期的康复护理是促进功能恢复和预防继发性残疾的关键。

2. 自我护理

通过教育和训练，激励患者的主动性，变被动护理为主动护理，即由“替代护理”到“自我护理”及“协同护理”，以替代或补偿残损的部分，并指导与鼓励其家属积极参与，引导、鼓励和帮助患者自我护理，恢复生活自理的信心和能力。

3. 注重实用

按照复原、代偿和适应的原则重建功能，激发康复对象的潜在能力，保持和强化其残余功能。功能训练应注意与日常生活活动相结合，以提高病、伤、残者的生活自理能力。

4. 注重心理

在帮助患者康复训练过程中，要重视心理康复，注意了解患者的需要和提高患者的自信心，避免过分保护或疏忽。

5. 互相协作

康复护理人员需要与小组其他成员保持密切的联系，遇到问题及时沟通和解决，良好的协作关系是取得最大康复疗效的关键。

三、康复护理的内容

除常规护理内容，如基础护理、给药、急救、观察病情等外，康复护理还有以下护理内容。

1. 康复病房的管理

康复病房与一般病房略有不同，要为康复对象提供安全的环境，如无障碍设施和安静舒适的治疗性环境。

2. 预防继发性残疾和并发症

观察残疾情况，发现和了解功能障碍的程度，以及潜在的护理问题(如预防感染、压疮、挛缩、萎缩)，避免后遗症和并发症的发生，防范残障的形成与加重。

3. 进行康复评估和制订康复计划

护理人员与康复治疗组的其他康复人员共同制订切实可行的康复计划，包括康复目标和措施，并在

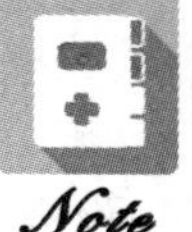

实施过程中定期评估、调整和修改。

4. 帮助掌握有关功能训练技术

护理人员应配合康复医师及其他康复技术人员，运用科学方法指导、帮助康复对象进行训练，并采取相关护理措施，增强康复对象自护能力，使其功能得到最大限度地发挥。此外，护理人员还要与小组其他成员、康复对象和家属一起落实准备训练所需要的简单自助用具和设备等。

5. 协助完成自我独立照顾的训练

积极发挥康复对象的主观能动性，鼓励康复对象由被动地接受他人护理变为“自我护理”，做好回归家庭和社会的准备，以适应新的生活。

6. 重视心理康复

由于病、伤、残者有特殊的、复杂的心理活动，常易出现心理障碍和行为异常。因此，护理人员应维持与康复对象及其家属间的良好沟通，及时了解康复对象的心理感受，理解和同情康复对象，时刻关注康复对象的心理动态，耐心细致地做好心理护理，帮助康复对象接受身体残疾的现实。

7. 提供健康教育

向康复对象及其家属介绍残疾的疾病过程，教会康复对象及其家属观察病情和自我护理的技术、指导其进行日常生活活动能力的训练，以及进行康复辅助用具的使用指导等，并为其不断变化的需求提供资源。

康复护理以功能障碍的康复保健为核心，但对于不同阶段，康复护理各有侧重：如急性期和早期应仔细观察残疾情况，及时发现潜在的问题，以及预防并发症；而功能恢复期则应着重解决功能维持、代偿、替代、适应和能力重建的相关问题，如潜能的激发、残余功能的保持和强化、日常生活活动能力的再训练和康复辅助用具的使用等。

四、护理人员在康复医学科的作用

1. 照顾者

护理人员为康复对象提供一切所需的日常生活活动照顾和医疗护理活动项目，并注意观察和发现护理问题，协助康复对象维持和恢复功能，预防并发症及为进一步的功能丧失实行预防性康复照顾。此外，还要对康复对象的康复需求、康复知识、技能水平进行评估，做出护理诊断，制订并实施康复护理计划。

2. 教育者

护理人员对康复对象及其家人、亲友等实施多方面教育，包括为康复对象及其家属不断变化的需求提供资源，介绍残疾的疾病过程，教会他们自我护理的技术。同时，护理人员还要对健康服务人员及社区护士提供有关残疾预防、康复护理的专门知识与技能的帮助。

3. 实施者

在康复治疗中，护理人员与康复对象接触最多，加之护理工作的性质等因素决定了护理人员对康复对象的伤残程度、心理状态、功能训练和恢复等情况了解程度最深，他们是康复治疗继续执行最合适的辅助者。

4. 协调者

护理人员在康复中扮演着协调、联络、沟通的角色。康复过程中，康复对象需接受运动治疗、作业治疗、言语治疗、心理治疗及支具装配等各种训练。作为康复治疗小组的重要成员，护理人员除了要与康复对象及其家庭建立良好的关系外，还必须与康复小组的其他成员密切合作，交流信息，共同制订康复的目标，为康复对象提供最佳的康复帮助。

5. 管理者

护理人员负责病区的管理，包括生活环境和社会环境的管理，以及对康复对象进行个案管理等。他们不仅要参与无障碍设施的环境改造，保持病房舒适的生活环境，还要注意协调医患之间、康复对象之间、康复对象与家属以及其他人的关系，有时护理人员还是康复对象合法利益的表达者和维护者。

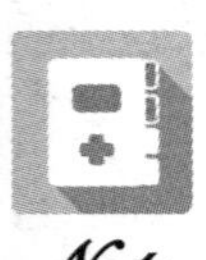
Note

（郑敏娜）

学习情境一

康复护理评定

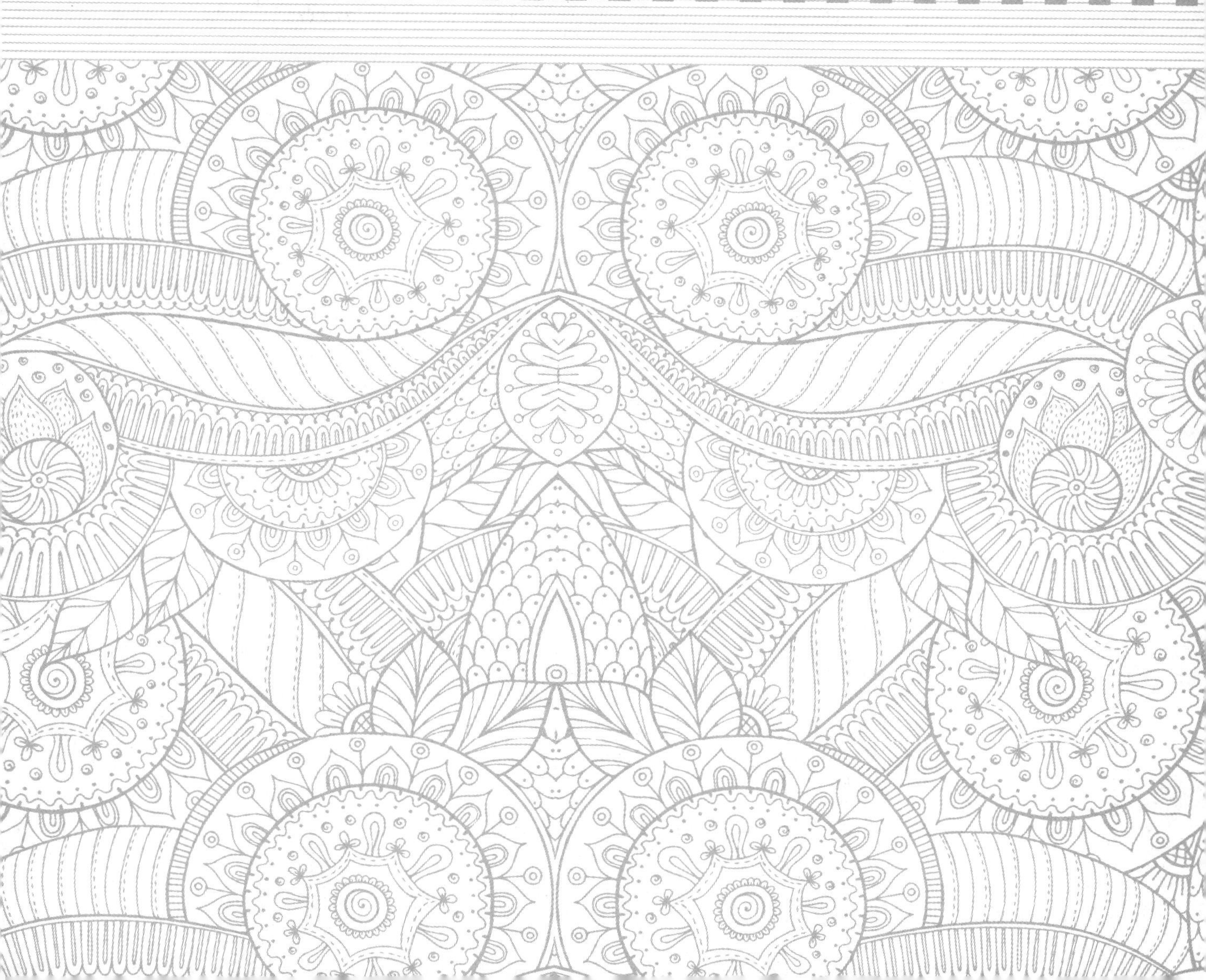

本情境通过运动功能评定、言语与吞咽功能评定、日常生活活动能力评定、心理与认知功能评定四个项目的学习和实践，掌握康复护理评定的基本方法。

康复护理评定是康复治疗的基础，也是康复治疗得以实施的必要条件，贯穿于整个康复治疗过程中。

一、概念

1. 康复评定

康复评定是对患者的功能障碍和潜在能力的判断，也是对患者各方面情况的资料收集、量化、分析并与正常标准进行比较的综合判断的过程。

2. 康复护理评定

康复护理评定是收集康复护理对象的功能形态、能力和社会环境等资料，并与正常标准进行比较分析，确定康复护理问题，为制订康复护理措施提供参考依据。

二、康复护理评定的目的

(1) 掌握障碍情况。通过康复护理评定可以掌握功能障碍的性质、部位、范围及其严重程度，以及障碍对患者生活或参与生活所造成的影响。

(2) 设定康复目标。寻找和分析阻碍患者重返家庭和社会的具体因素，比如关节活动度受限、肌力低下、心理及认知障碍等。

(3) 制订具体的治疗方案。结合康复护理评定结果可以选择适当的训练手段来促进具体的功能恢复。

(4) 评价治疗效果。康复过程中需要不断探索新的、更为有效的治疗方法，为了比较不同方法的疗效差别，必须用客观而统一的方法去衡量。

(5) 判断预后。对预后的判断可给予患者及其家属心理准备，使制订的治疗计划更为合理。比如在日常生活活动能力评定中，Barthel 指数如果低于 20 分，患者治疗的意义不大，而高于 80 分的患者将自愈，不必进行特殊的治疗。

三、康复护理评定的分期

康复治疗训练过程中可能会重复多次康复护理评定，并且往往以康复护理评定开始，又以康复护理评定结束，完整的康复护理评定至少要包括三个时期的康复护理评定。

1. 初期评定

初期评定是在接诊初期制订康复治疗计划建立康复目标和开始康复治疗前的第一次评定。初期评定的目的：了解患者的功能状况和存在的问题，判断障碍程度，为制订康复治疗计划提供可靠的依据。

2. 中期评定

中期评定是患者接受一段时间的康复治疗后所进行的评定，一般安排在患者训练的中期，也可根据患者功能变化的情况反复进行多次评定。其目的：掌握治疗进展并分析原因，组织病例讨论，为修改康复治疗计划提供依据。

3. 末期评定

末期评定是康复治疗结束时或出院前的评定。其目的：了解患者总的功能情况，评定治疗效果，制订家庭处方，提出进一步康复处理或重返家庭和社会的建议。

四、康复护理评定的内容

康复护理评定的内容涉及面很广，每一项又包含着许多方面的内容。

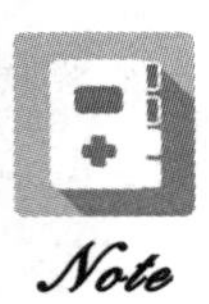

Note

1. 运动功能评定

运动功能评定包括关节活动度的评定、肌力的评定、肌张力的评定、反射与反应发育的评定、步态分析、平衡和协调功能评定、运动控制障碍的评定、心肺功能评定、感觉评定（包括疼痛评定）等。

2. 日常生活活动能力评定

日常生活活动能力评定包括进食、穿衣、洗澡、大小便控制、行走、使用轮椅、与他人交往以及在社会上、经济上和职业上合理安排生活方式等内容。

3. 心理与精神功能评定

心理与精神功能评定包括认知功能评定、社会心理功能评定、知觉功能障碍评定。

4. 言语功能评定

言语功能评定包括失语症、构音障碍、语言发育迟缓等各种言语功能障碍的评定等。

除上述评定内容外，还包括环境评定、生活质量评定、残疾评定等内容，本书主要介绍残疾评定，躯体运动功能评定中的关节活动度评定、肌力评定、肌张力评定、步态评定、平衡和协调功能评定，心肺功能评定、感觉功能评定，日常生活活动能力评定，言语与吞咽功能评定等内容。

五、康复护理评定的方法

康复护理评定的方法可分为仪器评定和非仪器评定两大类。仪器评定是借助某些设备对被检者的某些功能变量进行实际、客观的由直接测量而获得的量化记录的方法，比如关节活动度测量、步态分析等；非仪器测量包括交谈法、观察法、问卷法、量表法四种方法。

（郑敏娜）

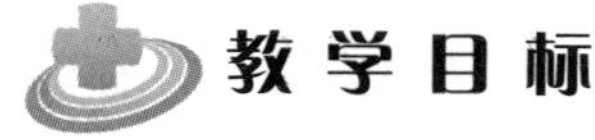

教学目标

知识目标：

1. 了解运动功能评定、日常生活活动能力评定、言语与吞咽功能评定及心理认知功能评定的概念。

2. 熟悉运动功能评定、日常生活活动能力评定、言语与吞咽功能评定及心理认知功能评定的注意事项。

3. 掌握运动功能评定、日常生活活动能力评定、言语与吞咽功能评定及心理认知功能评定的方法。

能力目标：能对老年患者的躯体功能障碍进行初步分析评估。

素质目标：培养学生对老年群体的爱心、耐心、责任心。

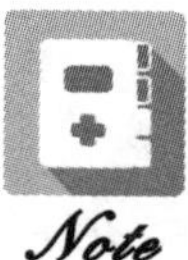

项目一　运动功能评定

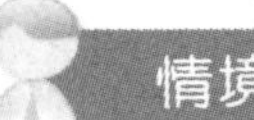

情境导入

赵某，男，64岁，退休职工，突发头痛，意识不清。家属叙述：患者上楼后自感头部不适、呕吐，右侧肢体活动不利，5 min后意识丧失。

入院查体：T 36.7 ℃，P 78次/分，BP 228/120 mmHg，R 20次/分。急性病容，意识丧失。双侧瞳孔等大等圆，对光反射存在。窦性心律，双肺呼吸音清。右侧肢体肌张力降低，腱反射消失。余未见异常。神经内科治疗两周，现病情稳定，生命体征平稳，转入康复医学科治疗。

请思考：

1. 为明确下一步治疗方案，需要对患者进行哪些检查？
2. 该患者存在哪些运动功能障碍？应如何进行评定？

相关知识

一、肌力评定

1. 概述

肌力是指在肌肉骨骼系统负荷的情况下，肌肉（或肌群）为维持姿势、启动或控制运动而产生一定张力的能力，即肌肉收缩产生最大的力。这里重点强调肌肉做主动运动时所产生的力。

肌力评定是测定被检者在主动运动时肌肉或肌群产生的最大收缩力，以评估肌肉的功能状态。

2. 肌力检查的方法

肌力评定方法分为徒手肌力检查和器械肌力检查。

（1）徒手肌力检查（manual muscle testing，MMT）是指检查者用自己的双手，通过感觉被检者肌肉收缩的力量或观察肌力，测定肢体运动能力来判断肌力的一种方法。目前临床上通用的MMT肌力分级标准将肌力分为6级（0～5级）。此法的特点是操作简便，不需要特殊检查器械，且不受地点场所限制，以被检肢体的重量为肌力评价的基准，可表达与个人体格相对应的力量（表1-1）。

表1-1　徒手肌力检查肌力分级

级别	标准	相当于正常肌力的百分比/(%)
0	无可测知的肌肉收缩	0
1	有轻微的收缩但不能引起关节活动	10
2	在减重状态下可做关节全范围的活动	25
3	能抗重力做关节全范围活动，但不可抗阻力	50
4	能抗重力、抗一定阻力运动	75
5	能抗重力、抗充分阻力运动	100

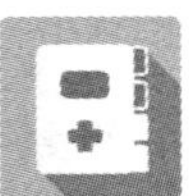

Note

（2）器械肌力测定：当肌力超过3级时，可采用器械进一步进行准确的定量肌力评定。常用的方法包括以下几种。

①握力测定：用握力计测定，握力大小可用握力指数评定，主要反映前臂和手部肌肉的力量。

②捏力测定：用捏力计测定，主要反映拇指对掌肌和其他四指屈肌的力量，捏力正常值为握力的30%左右。

③背肌力测定：用拉力计测定，背肌力大小用拉力指数评定。此测定不适用于老年人、有腰部疾病的患者及骨质疏松患者。

④四肢肌群肌力测定：借助牵引绳和滑轮装置，通过与肌力方向相反的重量来评定肌力。

⑤等速肌力测定：采用等速肌力测试仪进行测定。

3. 肌力评定的注意事项

为了使检查结果准确、稳定，具有较好的可重复性与可比性，应使操作过程严格规范化，特别要注意以下几个方面。

(1) 采用正确的测试姿势与体位，等长肌力测试时要特别注意使关节处于正确的角度。

(2) 测试动作应标准化、方向正确，近端肢体应固定于适当姿势与体位，防止替代动作。

(3) 做适当的动员，使被检者积极合作，并处于适当的兴奋状态。可做简单的准备活动。

(4) 在适当的时间测试，锻炼后、疲劳时或饱餐后不可做肌力测定。

(5) 每次测试都要进行左右对比，因正常肢体的肌力也有生理性改变。一般认为两侧差异大于10%有临床意义。

(6) 记录时可采用绝对肌力或相对肌力，相对肌力即单位体重肌力。做横向比较时宜用相对肌力。

(7) 注意禁忌证。肌力测试特别是等长肌力测试时，持续的等长收缩可使血压明显升高；持续的闭气将影响心脏活动。高血压或心脏疾病患者慎用，明确的心血管疾病患者忌用。

(8) 肌力测试不适用于上位运动神经损害的运动功能评估，如脑卒中后偏瘫肢体不宜进行肌力检查。

二、关节活动度评定

关节活动度评定是评定神经肌肉和骨骼损伤患者运动功能损害的范围和程度的重要内容。

关节活动度又称关节活动范围(range of motion，ROM)，是指关节运动时所通过的最大弧度或转动的最大角度，通常用度数表示。关节活动度有主动与被动之分，主动的关节活动度是指作用于关节的肌肉主动收缩使关节运动时所通过的运动弧；被动的关节活动度是指肌肉无收缩，由外力使关节运动时所通过的运动弧。通常情况下被动关节活动度略大于主动关节活动度。

1. 影响关节活动度的因素

(1) 关节活动度与关节的结构有关，任何影响关节活动性和灵活性的因素均可影响关节的活动度。要想准确熟练地测量关节活动度，首先要熟悉关节的解剖、生理知识，包括关节的基本结构、辅助结构、产生关节运动的肌肉及其支配神经等，相关内容在基础医学中有详细讲解，在此不再赘述。影响关节活动度的因素有以下几个方面。

①关节面的面积差：构成关节的2个关节面的面积差越大，关节的活动度就越大。例如，肩关节与髋关节相比，虽然在结构和功能上很相似，但因构成肩关节的2个关节面的面积差比髋关节的面积差大，所以肩关节的活动度比髋关节大。

②关节周围软组织状态：关节周围韧带少而弱，则关节活动度大，反之则关节活动度小。例如，肩关节周围的韧带比髋关节少而弱，所以肩关节的运动度比髋关节大。关节囊薄而松弛，关节活动度大；反之则关节活动度小。例如，膝关节前后壁关节囊较薄而松弛，内外壁关节囊较厚而紧张，故膝关节屈伸的活动度大。

③关节周围肌肉的生理状态：关节周围肌肉的弹性和伸展性影响关节的活动度。肌肉的弹性和伸展性越好，肌力越大，主动关节活动度就越大，反之关节活动度就越小。但肌肉萎缩、无力或机体在昏迷、麻醉、疲劳状态下，主动关节活动度变小，被动关节活动度变大。

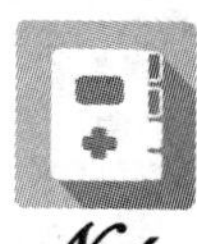

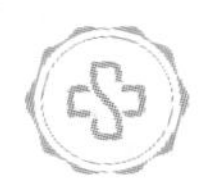

④性别、年龄及训练水平：通常女性比男性的关节活动度大；小儿比成年人的关节活动度大；体操、武术运动员或舞蹈演员比普通人的关节活动度大。

(2) 关节活动度异常的常见原因：关节、软组织、骨骼病损所致的疼痛；多种原因导致的软组织挛缩、瘢痕粘连或肌肉痉挛；中枢性运动控制障碍；关节积液、关节内损伤、关节周围水肿；关节结构异常；各种原因所致的肌肉萎缩、瘫痪等。

2. 关节活动度的评定目的及应用

关节活动度的评定应用非常广泛，对于瘫痪、骨折、关节炎、烧伤等能引起关节活动受限的躯体功能障碍性疾病是首要评定内容。主要评定目的如下。

(1) 根据测量结果可以判定有无关节活动受限及受限的程度，客观地评价关节功能。

(2) 结合患者的整体临床表现，推测可能引起关节活动障碍的原因，判断患者的日常生活活动能力和适应环境的能力。

(3) 为康复技术人员制订康复治疗目标、计划和方案提供客观依据，有助于选择适当的康复护理技术。

(4) 康复医疗活动前后关节活动度的测定有助于科学地评价康复治疗、护理、训练的效果，为患者提供训练动力，并为科学研究提供客观资料。

3. 关节活动度的评定方法

关节活动度评定是在特定的体位下，测量关节可以完成的最大活动范围。评定者应熟练掌握测量关节活动度的方法。

关节活动度的评定工具有多种，包括量角器、尺子、电子测角计等，其评定方法也因评定工具的不同而不同。

(1) 量角器：由金属或塑料制成，规格不等，但基本结构相同。其由 1 个有刻度的半圆规或全圆规量角器连接 1 条可以旋转的直尺构成，量角器的 2 个臂分别称为固定臂和移动臂，固定臂有刻度，移动臂有指针，连接点称轴心，按照关节测量时的具体要求，自由转动，即可测出关节活动度。量角器长度从 7.5 cm 到 40 cm 不等，应根据所测关节的大小，选择适合的量角器，如测量膝关节、髋关节等应选择 40 cm 长臂的量角器，而测量手指或足趾关节时，应选用 7.5 cm 短臂的量角器。在测量时应严格按照规定，以解剖学立位时的肢体位作为零起始位。固定臂与构成关节的近端骨长轴平行，移动臂与构成关节的远端骨长轴平行；量角器的轴心一般应与关节的运动轴一致。例如，测量肩关节屈曲运动时，量角器轴心位于肱骨头中心点的外侧面，固定臂与腋中线平行，移动臂与肱骨长轴平行。评定者应熟练掌握各关节测量时固定臂、移动臂、轴心的具体规定。量角器因使用简单，携带方便，在临床中应用最为广泛；但它有一定的缺点，如量角器中心与两臂放置位置不易精确定位，不易固定；同时量角器轴心不易紧密配合关节旋转中心，使测试结果不尽合理，容易产生误差。

(2) 方盘量角器：其结构为每边长 12 cm 的正方形，中央有圆形分角刻度的木盘，其刻度自 0 向左、右各有 180°，中心加一可旋转的指针，后方再加把手或束带，指针由于重心在下而始终指向正上方。使用时使待测关节的一端肢体处于水平位或垂直位，另一端肢体在垂直于地面的平面上做待测方向的运动至最大幅度，以方盘量角器的一条边紧贴运动端肢体，同时使“0”刻度对着规定方向，即可在刻度盘上读出关节所处的角度。该方法避免了通用量角器检查法的缺点，其结果较精确，合理使用时不必摸清骨性标志，测量时间短，重复性好。

(3) 电子测角计：由导线、显示器和传感器组成。传感器固定于被测关节，根据运动角度的变化，其传感器的电阻发生变化而显示在显示器上，测量迅速、准确，操作简便。

另外还可利用数码相机拍摄，直接在图像上量出关节活动的角度；利用步态分析系统还可测量出连续运动状态下的关节角度变化情况，这些新技术将会被广泛应用。

4. 关节活动度的评定步骤

在评定各个关节的活动度之前，康复护理人员应清楚各个关节的正常活动范围。具体步骤如下。

(1) 向被检者说明关节活动度评定的目的、方法，使被检者放松并配合，必要时予以示范。

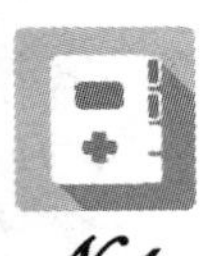
Note

(2) 确定测试体位，暴露待测关节。女性患者应准备单独的房间和更衣室，为异性检查时须有第三者在场。

(3) 确定测量关节的骨性标志，使关节处于起始位，一般以解剖学立位时的肢体位作为零起始位；先被动活动待测关节，了解可能的关节活动度和有无抵抗感。

(4) 在被测关节外侧放置量角器，轴心对准关节轴，将固定臂放在近端的骨骼上，移动臂放在远端或运动的骨骼上，记录起始位置的度数；让被检者进行至最大范围的各种主动运动或被动运动，记录终末位置的度数。

5. 关节活动度评定的原则与注意事项

为了使测试结果准确、可靠，必须注意以下几点。

(1) 采取正确的体位，防止邻近关节的替代动作。

(2) 固定好量角器，严格遵守规范，以减少误差。

(3) 同一患者应有专人测量，每次测量应采取相同的方法、相同的体位。

(4) 不应在关节按摩、活动后进行关节活动度检查。

(5) 通常应先测量关节的主动活动度，后测量关节的被动活动度。

(6) 测量结果应与对侧相应关节进行比较。

(7) 关节脱位或关节损伤未愈、关节附近骨折、关节周围的软组织术后早期等应禁止或慎重测量。

正常的关节活动度见表 1-2。

表 1-2　正常的关节活动度

关节	运动	测量姿位	量角器中心	固定臂	移动臂	正常活动度
肩	屈、伸	解剖位站立	肩峰	与腋中线平行	与肱骨纵轴平行	屈 180°、伸 50°
	外展	同上	肩峰	与身体中线平行	与肱骨纵轴平行	180°
	内旋、外旋	仰卧位，肩外展、肘屈 90°	鹰嘴	与腋中线平行	与前臂纵轴平行	各 0°～90°
肘	屈、伸	坐、立、仰卧位，臂取解剖位	肱骨外上髁	与肱骨纵轴平行	与桡骨纵轴平行	屈 150°、伸 0°
前臂	旋前、旋后	坐位，上臂置于体侧，屈肘 90°	中指末端	与地面垂直	平行于掌心横纹	各 90°
腕	掌屈、背屈	坐位或立位，肘屈 90°，前臂中立位	茎突	前臂纵轴	与第二掌骨纵轴平行	掌屈 80°、背屈 70°
	桡屈、尺屈	坐位或立位，肘屈 90°，前臂旋前	腕关节	前臂背侧中线	与第三掌骨纵轴平行	桡偏 25°、尺偏 55°
髋	屈、伸	仰卧位、侧卧位	股骨大转子	躯干纵轴	与股骨纵轴平行	屈 125°、伸 15°
	内收、外展	仰卧位	髂前上棘	左右髂前上棘连线的垂直线	髂前上棘至髌骨中心的连线	各 45°
	内旋、外旋	坐位，膝屈 90°	髌骨下端	与地面垂直	与胫骨纵轴平行	各 45°
膝	屈、伸	俯卧位	股骨外踝	与股骨纵轴平行	与胫骨纵轴平行	屈 150°、伸 0°
踝	背屈、跖屈	坐、仰卧、踝中立位	外踝	与腓骨纵轴平行	与第五跖骨纵轴平行	背屈 20°、跖屈 45°

三、肌张力评定

肌张力(muscle tone，MT)是指肌肉放松状态下的紧张度，它是维持人体各种姿势及活动的基础。

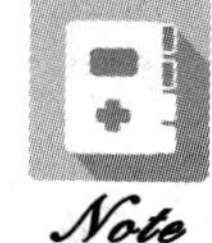

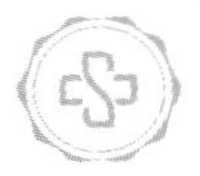

肌张力的产生可以来自组织的物理特性、肌肉或结缔组织内部的弹性、反射性肌肉收缩（等张性牵张反射）。临床上常以触摸肌肉的硬度或伸屈肢体时感知的阻力来作为判断的依据。

1. 手法评估

(1) 临床分级：肌张力临床分级是一种定量评估方法，检查者根据被动活动肢体时所感觉到的肢体反应或阻力将其分为0～4级(表1-3)。

表1-3 肌张力分级

等级	肌张力	标准
0级	软瘫	被动活动肢体无反应
1级	低肌张力	被动活动肢体反应减弱
2级	正常	被动活动肢体反应正常
3级	轻、中度增高	被动活动肢体有阻力反应
4级	重度增高	被动活动肢体有持续性阻力反应

(2) 痉挛分级：休息状态下肌张力明显高于正常肌张力，运动时感觉阻力增加，肢体有沉重感即为痉挛，目前临床上大多应用改良Ashworth痉挛分级法(表1-4)。

表1-4 改良Ashworth痉挛分级法

分级	标准
0级	无肌张力的增高
Ⅰ级	肌张力轻度增高(受累部分被动屈伸时，在关节活动度之末呈现最小的阻力或出现突然卡住的释放)
Ⅰ⁺级	肌张力轻度增高(在关节活动度后50%范围内出现突然卡住，然后在关节活动度的后50%范围内均呈现最小的阻力)
Ⅱ级	肌张力较明显增高(通过关节活动度的大部分时，肌张力均较明显地增高，但受累的部分仍能较易地被移动)
Ⅲ级	肌张力严重增高(被动运动困难)
Ⅳ级	僵直(受累部分被动屈伸时呈现僵直状态而不能动)

2. 痉挛仪器评估法

应用仪器评估痉挛的优点是直观，但实用性一般，临床应用较少。常用方法有摆动试验测试、电生理测试、等速肌力测试及多通道肌电图测试等，可根据需要选用。

3. 肌张力评定注意事项

除了神经肌肉反射弧上的病变可能导致肌张力的变化外，肌腱的挛缩、关节的强硬都会影响肌张力的检查。肌张力检查时必须注意环境温暖和体位舒适，嘱被检者尽量松弛。

四、平衡和协调功能评定

1. 平衡功能评定

平衡和协调功能是人体能保持一定的姿势和体位从事随意运动，完成日常生活活动动作的基本保证，若要在活动中达到平稳、准确，必须有良好的平衡和协调功能。

平衡是指人体无论处于何种位置，在静止、运动或受到外力作用时，自动调整姿势并维持姿势的过程。平衡可以分为静态平衡、自动态平衡和他动态平衡3种状态。

(1) 静态平衡：人体在无外力作用下，能在睁眼或闭眼时维持某种姿势稳定，如坐、立位时的平衡。

(2) 自动态平衡：在无外力的作用下，从一种姿势调整到另一种姿势的过程(包括在运动中保持特定的姿势)中保持平衡状态，例如，弯腰拾取东西时保持平衡。

(3) 他动态平衡：人体在外力的作用下(包括加速度和减速度)，当身体重心发生变化时，迅速调整重心和姿势，保持身体平衡的过程。例如，在行驶的轮船、汽车和火车中行走。

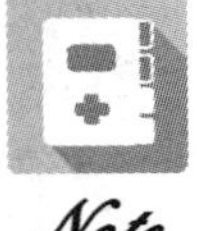
Note

平衡反应是一种自动的反应，无论在卧位、坐位、立位均能保持稳定的状态和姿势。平衡能力经过有意识的训练或特殊的生活环境，可以明显提高。例如体操、跳水等项目的运动员，舞蹈、杂技演员的平衡能力明显高于普通人群。保护性伸展反应是当身体受到外力作用而偏离原支持点时，所发生的一种平衡反应，表现为上肢和（或）下肢伸展。跨步及跳跃反应是当外力使身体明显偏离支撑点时，身体顺着被推方向快速跨出 1 步，以改变支撑点，建立新平衡的过程。

评定包括主观评定和客观评定 2 个方面。主观评定以观察和量表为主，客观评定主要是指用平衡测试仪评定。

通过观察被评定对象在不同条件（动态、静态状态）下的平衡表现，得出印象，做出初步评定。

（1）静止状态：观察评定对象在睁、闭眼坐，睁、闭眼站，双足并立站，单足站，足跟碰足尖站等静止状态下是否能保持平衡。

（2）运动状态：观察评定对象在坐、站时移动身体，足跟行走，足尖行走，足跟碰足尖行走，走直线、倒退走、侧方行走、跨越障碍物行走等运动状态下是否能保持平衡。

量表属于主观评定后记录的方法，比较常用的评定方法有上田平衡反应试验、佐直平衡试验。

2. 协调功能评定

协调功能是指人体产生平滑、准确、有控制的运动能力，它要求在做运动时按照一定的方向和节奏，采用适当的距离、速度和肌力，准确地达到运动目标。

协调功能障碍又称为共济失调，根据中枢神经系统中不同的病变部位分为小脑性共济失调、基底节共济失调和脊髓后索共济失调 3 种类型。

（1）小脑性共济失调常见表现：①辨距不良；②姿势性震颤；③意向性震颤；④轮替运动障碍；⑤运动分律。

（2）基底节共济失调常见表现：①震颤；②运动不能；③偏身舞蹈症；④手足徐动；⑤肌张力障碍。

（3）脊髓后索共济失调常见表现：①当闭眼或房间太黑时易倾斜、易跌倒；②异常步态；③辨距不良。

协调功能的评定可分为大肌群参与的粗大运动的活动（如站立和行走）功能评定和利用小肌群的精细运动的活动功能评定。检测方法如下。

（1）指鼻试验：被检者先用示指接触自己的鼻尖，然后去接触检查者的示指。

（2）轮替试验：被检者双手张开，一手向上，另一手向下，交替转动；也可一侧手在对侧手背上交替转动。

（3）示指对指试验：双手示指反复相对运动，指尖和指尖相互接触。

（4）拍膝试验：被检者一侧用手掌，对侧握拳拍膝；或一侧手掌在同侧的膝盖上做前后运动，另一侧手握拳在膝盖上做上下运动，并双手交替做上述动作。

（5）跟-膝-胫试验：被检者处于仰卧位，抬起一侧下肢，先将足跟放于对侧下肢的膝关节上，再沿着胫骨前缘向下推移。

五、步态评定

步态是人体在正常行走时的姿态。正常的步态有赖于神经系统和运动系统正常的协调，其中任何环节的失调都会不同程度地影响步态。步态评定是利用生物力学和运动学的手段，分析患者行走功能是否正常，确定步态异常的原因，为康复治疗提供依据。

1. 正常步态

1）步行周期及基本构成　步行周期是指人在行走时从一侧足跟着地，到同侧足跟再次着地所经历的过程。在 1 个步行周期中，每一条腿都经历 1 个支撑相和 1 个摆动相。

（1）支撑相：支撑相是指下肢足跟着地及承受重力到足尖离地的阶段，约占整个步行周期的 60%。其由 3 个时期组成。①早期：正常步速时约为步行周期的 10%。②中期：支撑足全部着地，对侧足处于摆动相，是唯一单足支撑全部重力的时相，正常步速时约占步行周期的 40%。③末期：支撑腿主动加速

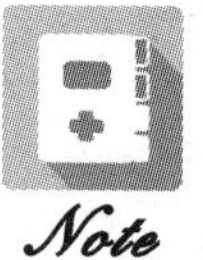

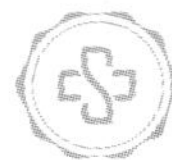

蹬离的阶段，开始于足跟抬起，结束于足离地，正常步速时占步行周期的10%。此阶段身体重心向对侧下肢转移，又称为摆动前期。

在步行中可以出现双足同时在地面的情况，称之为双支撑相。双支撑相的时间与步速成反比，步速越快，双支撑相越短，当由走变为跑时，双支撑相消失，表现为双足腾空。这一点是区别走与跑的重要标志。

(2) 摆动相：摆动相是指下肢离开地面后，在空中向前迈进到着地前的时期，约占整个步行周期的40%。其包括3个时期。①早期：足离地后，下肢屈髋带动屈膝，加速向前摆动，约占步行周期的15%。②中期：大腿继续向前摆动，膝关节开始伸展，足摆动至身体前方，约占步行周期的10%。③末期：下肢向前运动减缓，准备再次着地，约占步行周期的15%。

2）步态基本参数　步态分析中的基本参数包括以下几种。

(1) 步长：一侧足跟着地点至对侧足跟着地点之间的直线距离。正常人一般为50～80 cm，步长的个体差异主要与腿长有关，腿长则步长也大。

(2) 步宽：步行时两侧足中线之间的距离，正常人为5～10 cm。

(3) 步幅：又称跨步长，指步行时一侧足跟着地点至该侧足跟再次着地点之间的距离，通常是步长的2倍。

(4) 足角：步行时足跟中点到第二足趾的连线与前进方向之间的夹角，约为6.5°。

(5) 步频：单位时间内行走的步数，正常人为每分钟95～125步。

(6) 步速：单位时间内行走的距离，正常人为65～100 m/min。

2. 步行运动学

人类的步行能力是通过不断地运动而获得的，对其运动进行分析包括运动学和动力学两个方面。

1）人体重心的移动　正常立位时，人体重心位于第二骶骨前缘，两髋关节中央。人在步行时，重心随着身体上下、左右地摆动和向前移动。

(1) 纵向摆动：人体重心垂直方向的摆动，在1个步行周期中出现2次，最高点在单足支撑相，最低点在双足支撑相，上下摆动幅度约为5 cm。

(2) 侧向移动：人体重心侧向移动，在1个步行周期中左、右各出现1次，最大移动度是在左、右足处于支撑中期时出现，其振幅约为3 cm。

2）廓清机制　廓清是指步行摆动相时，下肢适当离开地面，以保证肢体向前行进。其包括摆动相早期、中期髋关节屈曲，摆动相早期膝关节屈曲(60°左右)，摆动相中期、后期踝关节背屈。

3）骨盆的运动

(1) 骨盆旋转：步行周期中，骨盆在水平面上有左右旋转的运动。旋前、旋后角度分别约为4°。

(2) 骨盆倾斜：步行周期中，骨盆在额状面上有左右倾斜的运动，倾斜的角度为5°左右。

(3) 骨盆侧向移动：步行周期中，骨盆向支撑腿方向移动，髋关节内收，维持身体平衡。移动幅度约为4 cm。

3. 步态评定方法

步态评定方法分为定性分析法和定量分析法。临床分析除采集相关病史和体检结果外，多采用观察法和测量法，实验室分析需要借助步态分析仪。

1）定性分析法　临床常用的定性步态评定方法为目测分析法，它是指医务人员观察患者行走时的步态有无改变或异常，以及异常的部位、性质，并找出原因，为康复治疗提供理论依据。

(1) 内容：主要观察患者的全身情况，如身体姿势、步态概况、身体各部位的位移情况等。

(2) 检测方法和注意点：

①让患者充分暴露下肢，以便完整观察各个关节的活动。

②评定者选择合适的位置，以便能清楚地观察患者的行走。

③让患者来回行走若干次，从不同角度进行观察，如前、后、左、右。

④每次观察1条腿或1个关节，并与正常运动模式相比较。

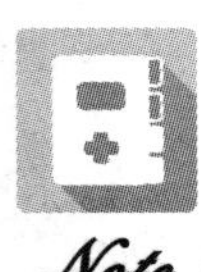
Note

⑤穿戴支具或矫形器后再观察患者的步态，并进行前后对比。

2）定量分析法　定量分析法是指借用一定的器械或专门的仪器设备，测量和分析有关步态，并得出量化结果的过程。

方法：在患者足底涂上墨汁，让其在铺有白纸的通道上行走，留下足印，就可以测量。也可以在黑色通道上均匀撒上白色粉末，让患者赤足走过通道，留下足印。测试距离最少 6 m，每侧足不少于 3 个连续的足印。

4. 常见的异常步态及其病因

异常步态主要表现为活动障碍、安全性降低和疼痛。异常步态的代偿导致步行能量消耗的增加。造成异常步态的原因有肌肉、骨关节因素，也有神经系统疾病因素。

1）中枢神经损伤引起的异常步态

(1) 偏瘫步态：见于脑卒中、脑外伤。患者在向前迈步时腿经外侧回旋向前，出现划圈步态，上肢常出现屈曲内收，停止摆动。

(2) 截瘫步态：见于脊髓损伤。双下肢可因肌张力高而始终伸直，甚至足着地时伴有踝阵挛，出现交叉步或剪刀步。

(3) 脑瘫步态：见于痉挛型脑瘫患儿。由于髋内收肌痉挛，行走中两膝互相靠近摩擦，而呈剪刀步或交叉步。

(4) 蹒跚步态：见于小脑损伤导致的共济失调。行走时摇晃不稳，不能走直线，步幅不一，状如醉汉，又称酩酊步。

(5) 慌张步态：见于帕金森病。上肢无摆动动作，步幅短小，行走快速，不能随意停止或转向，又称前冲步态。

2）肌无力引起的异常步态

(1) 臀大肌无力步态：由于伸髋肌群无力，患者在足跟着地后常用力将躯干（带动骨盆）后仰，使重力线落在髋后以维持被动伸髋，同时绷直膝部，形成仰胸凸腹的姿态。

(2) 臀中肌无力步态：一侧臀中肌软弱时不能维持髋的侧向稳定，行走时上身向患侧弯曲，防止对侧髋部下沉并带动对侧下肢提起及摆动。两侧髋外展肌损害时，步行时上身左右摇摆，形如鸭子走路，又称鸭步。

(3) 股四头肌无力步态：由于伸膝肌无力，膝关节被动伸直，并使躯干向前倾斜。如果同时有伸髋肌无力，患者需要俯身用手按压大腿使膝伸直。

(4) 胫前肌无力步态：由于踝背伸肌无力，下肢在摆动期出现足下垂，患者通过增加屈髋和屈膝来防止足尖拖地，呈现跨门槛步或跨栏步。

3）其他原因引起的步态异常

(1) 短腿步态：如一腿缩短超过 3 cm，患腿支撑时可见同侧骨盆及肩下沉，呈现斜肩步，摆动期则出现足下垂。

(2) 疼痛步态：当各种原因引起患腿负重疼痛时，患者会尽量缩短患肢的支撑期，使对侧下肢跳跃式快速前进，步幅缩短，又称短促步。

项目实施

1. 操作前准备

(1) 护士准备：洗手、戴口罩，评估患者病情。

(2) 用物准备：通用量角器、治疗床、评估量表等。

2. 内容与步骤

操作内容与步骤见表 1-5。

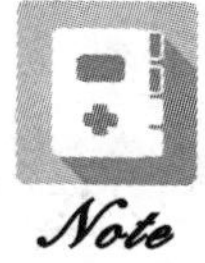

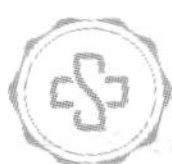

表 1-5　运动功能评定

步骤	操作内容与要求	要点提示	注意事项
评估	评估患者病情； 评估患者心理状态； 确定患者的配合程度； 评估关节活动度障碍的程度	—	—
操作过程1——徒手肌力评定	1. 选择温暖的房间，适当地去除一些可能影响评定结果的衣物。 2. 将患者评定所涉及的身体部位按要求置于稳定的位置，所需评定的局部躯干或肢体应处于能单纯完成某一“动作”的最佳位置，必要时保持姿势的平面可固定。 3. 使远端肢体在垂直面上自下向上运动。必要时由检查者用一只手固定近端肢体。让被检者尽量用力收缩被测肌肉及使远端肢体对抗自身重力做全幅度运动。然后检查者的另一只手可在运动关节的远端施加不同的阻力。 4. 对不能克服重力做全幅度运动者，将其肢体旋转 90°，使其在水平面上运动。测试远端肌肉时可稍托起肢体，测试近端肌肉时可在肢体下放置光滑平板，或用带子将肢体悬挂，以消除摩擦力的影响。必要时可施加阻力并根据所需阻力的大小判定肌力	注意减少协同肌、拮抗肌等的干扰作用； 能完成动作但不能克服阻力者肌力 3 级。能克服阻力时可根据阻力大小判定肌力为 4 级或 5 级； 能完成运动者，肌力为 2 级；仅有微小关节活动或未见关节活动，但能在主动肌的肌腹或肌腱上扪到收缩感者，肌力为 1 级；扪不到肌肉收缩感者，肌力为 0 级	(1) 向被检者说明检查的目的、步骤、方法和感受，必要时给予示范。 (2) 选择适当的测试时机。疲劳时、运动后或饱餐后不宜进行肌力评定。 (3) 全身肌力检查时要按一定的顺序进行，避免遗漏。 (4) 保持正确的检测位置，固定近端关节防止出现替代动作影响结果判定
操作过程2——关节活动度测量	1. 指导患者体位：全身所有的关节凡按解剖的姿位放置时则为 0°。前臂的运动手掌面在呈矢状面上状态为 0°。 2. 熟悉量角器：普通量角器为两根直尺连接一个半圆量角器或全圆量角器制成，手指关节用小型半圆量角器测量。 3. 关节活动轴中心(参照一定的骨性标志)两尺的远端分别指向关节两端肢体上的骨性标志或与肢体长轴相平行，随着关节远端肢体的移动，在量角器刻度盘上读出关节活动度。 4. 正确记录测量结果	以解剖姿位(不论屈或伸)为 0°； 关节伸直受限时测量的角度数可能为负数； 屈曲活动时以充分伸直为 0°，伸直活动时以充分伸直为 180°	(1) 采取正确的体位，防止邻近关节的替代动作。 (2) 固定好量角器，严格遵守规范，以减少误差。 (3) 同一患者应有专人测量，每次测量应取相同方法、相同体位。 (4) 不应在关节按摩、活动后进行关节活动度检查。 (5) 通常应先测量关节的主动活动度，后测量被动活动度。 (6) 测量结果应与对侧相应关节比较。 (7) 关节脱位或关节损伤未愈、关节附近骨折、关节周围的软组织术后早期等情况应禁止或慎重测量
操作后护理	让患者放松	—	—
记录	做好相关记录并签名，内容包括评估结果、评估过程中的问题与处置等	—	—

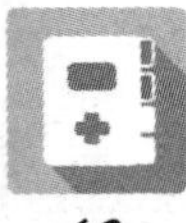
Note

实践考核

运动功能评定的实践考核见表 1-6。

表 1-6　运动功能评定的实践考核

项目	分值	技术操作要求	评分等级				得分	存在问题
			Ⅰ	Ⅱ	Ⅲ	Ⅳ		
仪表	5	着装整齐，举止端庄、态度亲切	5	4	3	2		
评估	5	评估患者功能障碍的程度和患者的合作态度	5	4	2	0		
操作前准备	2	洗手、戴口罩	2	1	0	0		
	3	物品准备	3	2	1	0		
操作程序	5	患者准备：将肢体置于适当姿势、位置	5	4	2	0		
	50	0～5 级徒手肌力检查、关节活动度测量	50	40	30	20		
	5	观察患者反应，询问患者感受	5	4	3	2		
	10	回答问题正确	10	8	6	4		
	5	时间：30 min	5	4	2	0		
评价	3	操作过程中进行有效沟通	3	2	1	0		
	5	操作熟练、操作后回答问题的准确性	5	4	2	0		
	2	操作过程注意患者安全	2	1	0	0		
总分	100							

（郑敏娜）

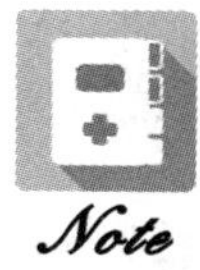

项目二　言语与吞咽功能评定

情境导入

患者李某，女，54岁，因车祸致颅脑外伤2个月余，患者说话不清楚，吞咽不利，饮食困难，现转入康复医学科治疗。

请思考：

1. 为明确该患者的治疗方案，需要进行哪些检查？

2. 该患者存在哪些功能障碍？应如何评定其言语与吞咽功能？

相关知识

一、言语功能评定

（一）概述

言语是人运用语言材料和语言规则进行交际活动的过程，它不仅指开口说话，还包括听、写和读。言语障碍是指通过口语或书面语或手势语传达个人的思想、感情、意见和需要的能力等方面出现缺陷，临床常见构音障碍和失语症等。

1. 构音障碍

构音障碍是指因发音器官神经肌肉的器质性病变，造成发音器官的肌无力、肌张力异常和运动不协调等而出现的发声、发音、共鸣、韵律等异常。临床上分功能性构音障碍、器质性构音障碍和运动性构音障碍。

（1）功能性构音障碍：构音障碍呈固定状态，但构音器官的形态、运动功能无异常，听力正常，多数通过构音训练可以完全治愈。

（2）器质性构音障碍：构音器官的形态结构异常造成的言语异常。常见的病因有先天性唇腭裂、巨舌症等。

（3）运动性构音障碍：由中枢、周围神经或两者同时损伤而导致言语肌控制紊乱所引起的言语障碍。临床表现：说话含糊不清，不流利，发音不准，吐字不清，音量、音调、速度、节律、韵律异常，鼻音过重等，常伴有咀嚼、吞咽和控制流涎的困难。

2. 失语症

失语症是指因大脑功能受损或丧失，常表现为听、说、读、写、计算等方面的障碍。患者意识清醒，无感觉丧失和发音肌肉瘫痪，却丧失对语言信号的理解或表达能力。患者在意识清醒、无精神障碍、无严重智力低下、无感觉缺失和发音肌肉瘫痪时，能听见声音，但丧失了对语言的理解或表达能力，常见的病因有脑卒中、颅脑损伤、脑肿瘤和颅内感染等。常见失语症的类型及临床表现见表2-1。

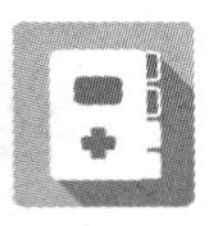

Note

表 2-1 失语症的分类

失语类型	听、理解	言语表达	复述	命名
Brocas 失语(运动性失语)	相对好	非流畅,电报式	有障碍	有障碍
Wernicke 失语(感觉性失语)	差	流畅,错语极多	有障碍	有障碍
完全性失语(GA)	差	非流畅,言语极少	有障碍	有障碍
传导性失语(CA)	相对好	流畅	有障碍	正常
命名性失语(AA)	相对好	流畅	较好	有障碍
经皮质运动性失语(TCMA)	相对好	非流畅	较好	有障碍
经皮质感觉性失语(TCSA)	差	流畅	较好	有障碍
经皮质混合性失语(MTCA)	差	非流畅	较好	有障碍

(二) 言语障碍的评定方法

1. 失语症的评定方法

失语症的评定方法很多,目前常用的有以下几种。

(1) 波士顿诊断性失语症检查法(BDAE):目前英语国家应用较为普遍的一种失语症诊断方法。该检查方法设计全面,包括言语功能和非言语功能,它由 5 个大项 26 个分测验组成,能全面测出语言各组成部分的功能。既可确定患者失语症的严重程度,又可做出失语症的分类,还能定量分析患者语言交流水平,并对语言特征进行分析。检查内容包括言语表达、听理解、阅读理解和书写等,其严重程度分级见表 2-2。它的缺点是检查时间较长(2～3 h)。

表 2-2 BDAE 失语症严重程度分级

级别	具体描述
0 级	不能以言语进行实用性交流,且不能理解他人的言语
1 级	只能说出极少量的词汇;理解力也仅限于需多次重复方能理解一些简单词汇
2 级	能将单词连成短句来表达意愿,但有明显语法错误;简单、常用的内容大致能理解
3 级	对日常生活用语的理解与表达无明显困难
4 级	多数情况能较好地表达自己的意愿,但言语不流畅;对复杂的谈话理解有困难
5 级	极轻度障碍,很少被别人察觉,但患者自己常感到困难

(2) 西方失语症成套测验(WAB):波士顿诊断性失语症检查法的缩简版,它克服了波士顿诊断性失语症检查法冗长的缺点,可在 1 h 内完成检查,比较省时。其检查内容包括自发言语、听理解、复述检查、命名检查四个部分,可单独检查口语部分,并能根据结果进行分类。因其内容受语言和文化背景影响较小,稍做修改即可用于我国。

①自发言语:包含信息量检查与流畅度、语法能力和错语检查两个亚项。a. 信息量检查:提出 7 个问题,其中前 6 个问题就患者本人姓名、年龄、工作、住址等进行简单提问,第 7 个问题则要求患者描述所示图画内容,然后根据回答结果评 0～10 分。b. 流畅度、语法能力和错语检查:根据上述 7 个问题的回答结果,对这些功能进行评估,评 0～10 分。

②听理解:包含回答是非题、听词辨认和完成相继指令三个亚项。a. 回答是非题:让患者用"是"或"否"来回答 20 个简单问题,包括姓名、性别、住址等,每题回答正确为 3 分,自我改正后回答正确仍为 3 分,回答错误或模棱两可,给 0 分,最高为 60 分。b. 听词辨认:将实物随机放在患者视野内,并出示绘有物体、形状、颜色、字母和数字等 10 个内容的卡片,让其指向相对应物体,可重复出示一次,每项正确给

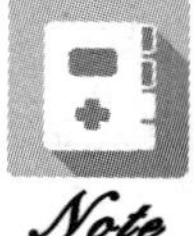

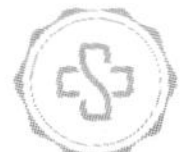

1分，自我改正后正确仍给1分，指向错误，给0分，最高60分。c. 完成相继指令：在患者前方桌上按一定顺序摆放几种物品，如笔、梳子和书等，然后要求患者完成依次发出的指令，共80分。

③复述检查：让患者复述各项内容，每项可重复一次，1～5题以单词为计分单位，复述正确一个单词给2分，6～15题以单字为计分单位，复述正确一个单字给2分，每错一次词序或者每出现一个音素性或语义性错语均扣1分，细微的发音错误不扣分，满分为100分。

④命名检查：包括物体命名、自发命名、完成句子和应答性命名四个亚项。a. 物体命名：向患者出示20件物体让其命名，最高60分。b. 自发命名：让患者在1 min以内尽可能多地说出动物名称，若有迟疑，可提示帮助，并可在30 s时给予催促，除举例的以外，每种动物给1分，即使有语义性错语仍然给1分，最高为20分。c. 完成句子：让患者完成评定者说出的不完整的分段句子，每对一句，或填入的替换词合情合理，给2分；有音素性错语，给1分，满分为10分。d. 应答性命名：要求患者用物品名字回答问题，每句正确，给2分；有音素性错语，给1分，满分为10分。

根据各项指标和得分以及表现特征，同时参考患者头颅CT所示病灶部位，基本可以对失语症做出诊断，并判断出失语症类型。

(3) 日本标准失语症检查法(SLTA)：日本失语症研究会设计完成的，由听、说、读、写、计算5个大项目组成，共包括26个分测验，按6个等级评分。在图册检查设计上采用多图选一的形式，避免了患者对检查内容的熟悉而造成检查不准确的情况发生，使检查更加客观。此法易操作，对训练有重要的指导作用。

(4) 汉语标准失语症检查法(CRRCAE)：由中国康复研究中心语言治疗科参考日本标准失语症检查，结合汉语特点制成，也是国内比较常用的失语症检查方法之一。此检查法包括听、复述、说、出声读、阅读理解、抄写、描写、听写和计算9个大项目、30个分测验，采取6级评分标准，对患者的反应时间和提示方法都有比较严格的要求。此外，它还设定了中止标准，并对失语症的语言症状进行总结，对语言训练具有重要的指导意义。

(5) 汉语失语症成套测验(ABC)：由北大医学部神经心理研究室参照BDAE结合我国国情编制而成，总结成会话、理解、复述、命名、阅读、熟悉、结构与视空间、运用和计算等10大项，于1988年开始应用。

2. 构音障碍常用评定方法

中国康复研究中心制定的构音障碍评定法包括构音器官检查和构音检查两个方面，通过检查可以判断患者是否存在构音障碍及障碍种类和程度，并且推定疾病或损伤的部位，为制订治疗计划提供依据。①构音器官检查：目的是通过检查构音器官的形态及粗大运动，确定构音器官是否存在器质性异常和运动异常。②构音检查：以普通话为标准音，结合构音类似运动对患者的各个言语水平及其异常进行系统评定，以发现异常构音。

Frenchay构音障碍评定法通过对构音器官的解剖、生理和感觉检查，多方面描述构音的状况。它的内容包括反射、呼吸、唇、舌、颌、软腭、喉、言语8项28个分测验，每项检查按损伤严重程度分a至e五级(表2-3)，a表示正常，b表示轻度障碍，c表示中度障碍，d表示重度障碍，e表示极重度障碍。根据正常结果所占比例(a项数/总项数)，可简单地评定构音障碍程度。

表2-3　构音障碍评定

评定指标	评定级别				
	正常	轻度障碍	中度障碍	重度障碍	极重度障碍
a项数/总项数	(27～28)/28	(18～26)/28	(14～17)/28	(7～13)/28	(0～6)/28

【注意事项】

(1) 根据患者恢复情况，在适当时候完成标准化的系统检查。如患者处于急性期、病情不稳或体力不支时，不要勉强进行检查。

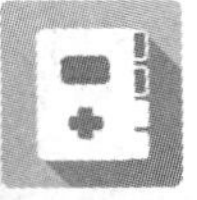
Note

(2) 检查前，根据掌握的患者背景资料，进行检查内容(包括用具)和检查顺序的准备，并向患者和家属说明检查目的、要求和主要内容，以取得合作。需要戴眼镜、助听器、义齿者，检查前要戴好。

(3) 检查环境应安静，避免干扰，并在融洽的气氛中进行。

(4) 检查中应记录患者反应的正误，以及患者的原始反应（包括替代语、手势、体态语、书写表达等）。

(5) 如患者不能得出答案，检查者可做一示范，但不能记分，只有在无帮助下的回答才能得分；与患者言语一致的发音笨拙不扣分，但不能有言语错乱，每一项目 3 次失败后方可中断测验。

二、吞咽功能评定

（一）概述

1. 吞咽障碍定义

吞咽障碍是指食物从口腔至胃、贲门的过程中受阻而产生咽部、胸骨后或食管部位的梗阻停滞感觉，是脑卒中、脑外伤等神经系统疾病常见的并发症，由双侧大脑半球及脑干损害引起，可影响摄食及营养吸收，常出现吞咽的食物误入气管而引起肺部感染，发生吸入性肺炎，严重时危及生命。正常吞咽运动快速、协调、流畅，吞咽障碍患者由于下颌、双唇、舌、软腭、咽喉、食管括约肌或食管功能受损，会产生进食困难。

2. 吞咽障碍的分类

按发生部位分口腔期、咽期、口咽期和食管期，按解剖结构有无异常分器质性或结构性吞咽障碍（进食通道异常）和功能性或神经源性吞咽障碍（因神经系统疾病，如脑卒中、痴呆、帕金森病和运动神经元病等所致的吞咽障碍，进食通道完整或基本完整，参与进食活动的肌肉暂时失去神经的控制）。

（二）吞咽功能评定

1. 摄食吞咽过程评价

(1) 先行期：患者意识状态，高级功能障碍（注意力、言语、知觉、记忆、运用、情感、智力）及食欲。

(2) 准备期：牙齿状态，口部开合、口唇闭锁、舌部运动（前后、上下、左右）情况，咀嚼运动、进食方式，有无流涎等。

(3) 口腔期：口腔内知觉、味觉，吞送（量、方式、所需时间），口腔内残留。

(4) 咽期：喉部运动情况是否有噎食、咽部不适感、咽部残留感、声音变化（开鼻声：软腭麻痹；湿性嘶哑：声带上部有唾液等残留），痰量有无增加等。

(5) 食管期：是否有胸口憋闷、吞入食物反流（喉部酸液回流）情况。

2. 吞咽功能评价

(1) 反复唾液吞咽测试（RSST）：反复唾液吞咽测试是测定随意引发吞咽反射的方法。被检者取坐位或放松卧位，检查者将示指放在患者的喉结及舌骨处，让其尽量快地反复吞咽，观察 30 s 内喉结及舌骨随着吞咽运动越过手指，向前上方移动再复位的次数。当被检者口腔干燥无法吞咽时，可在舌面注入约 1 mL 水后再让其吞咽。高龄患者做 3 次、中老年患者做 5 次即可。

对于患有意识障碍、高级脑功能障碍而不能听指令的患者，这种测试施行有困难。这时可在其口腔和咽部做冷刺激：将冰冻的棉棒蘸上冰水，将口唇、舌尖、舌面、舌后部、口腔内黏膜充分湿润，轻微刺激吞咽反射引发部位（腭弓、舌根、咽部后壁），观察吞咽情形和吞咽发生所需时间。

吞咽功能评价：示指水平置于甲状软骨和舌骨之间，若甲状软骨越过手指即为吞咽顺利通过。若无，有吞咽障碍。如果刺激吞咽反射引发部位至吞咽发生的时间在 3 s 以内，进行临床跟踪；3～5 s，进行饮水试验；5 s 以上，可疑吞咽障碍；吞咽发生呛咳时为有吞咽障碍。

(2) 饮水试验：饮水试验是日本洼田俊夫提出的，临床应用较多。让患者喝下 1～2 茶匙水，如无障碍，嘱患者取坐位，将 30 mL 温水一口咽下，记录其饮水情况。饮水试验评分标准见表 2-4。

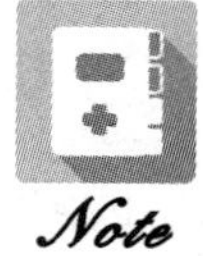

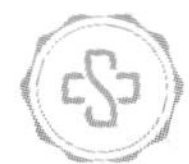

表 2-4　饮水试验评分标准

分级	吞咽困难程度	程度
1 级	一饮而尽无呛咳为正常，若超过 5 s 喝完为可疑	优
2 级	两次以上喝完无呛咳为可疑	良
3 级	一次喝完，但有呛咳为异常	中
4 级	两次以上喝完有呛咳为异常	可
5 级	呛咳多次发生而不能将水喝完为异常	差

疗效判断标准如下。

治愈：吞咽障碍消失，饮水试验评定为 1 级。

有效：吞咽障碍明显改善，饮水试验评定为 2 级。

无效：吞咽障碍改善不明显，饮水试验评定为 3 级及以上。

3. 吞咽障碍仪器检查

吞咽障碍仪器检查分影像学检查和非影像学检查。影像学检查有吞咽造影检查、纤维电子喉内镜检查、超声检查和放射性核素扫描检查；非影像学检查有测压检查、表面肌电图检查、脉冲血氧定量检查。其中吞咽造影检查是让被检者吞咽造影剂，观察造影剂从口腔到咽喉、食管移动的情况，是评价吞咽障碍的"金标准"。

【注意事项】

(1) 即使在帮助下也不能维持坐位的患者，不适合采用饮水试验评定。

(2) 检查前需要确认患者口中无食物残留。

(3) 在吞咽检查之前，需要先实施口面部评定。

(4) 如口腔内有可脱卸义齿，务必将义齿卸下后再行检查。

(5) 饮水试验使用的应为温开水，不能用冰水，更不能用饮料或汤汁代替。

项目实施

1. 操作前准备

(1) 护士准备：整理衣帽、洗手、戴口罩，评估患者病情。

(2) 用物准备：口型矫正镜、节拍器、火柴、蜡烛、吸管、压舌板，名词卡片、动词卡片、文字卡片、情景画、文句卡片、汉字偏旁卡片，常用实物和模型，各类报刊、图画书，画笔、A4 纸、笔、打火机、梳子、眼镜、饼干、水、饭碗、茶勺、杯子、秒表、蒸馏水、乳胶手套、医用纱布、棉签、冰块、PT 床、PT 凳、实训室等。

2. 内容与步骤

操作内容与步骤见表 2-5。

表 2-5　言语及吞咽功能评定

步骤	操作内容与要求	要点提示	注意事项
评估	了解患者疾病性质、临床表现； 评估患者心理状态； 确认患者的配合程度； 评估患者言语与吞咽障碍的性质和程度	了解患者总体情况，排除训练禁忌	亲切问候，解释评定目的和方法

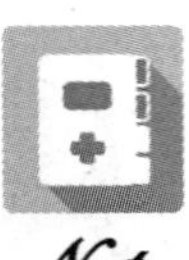
Note

续表

步骤	操作内容与要求	要点提示	注意事项
操作过程1——构音障碍评定	1. 选择温暖、安静的房间，嘱患者取端坐位，去除可能影响评定结果的因素。 2. 构音器官检查：观察安静状态下的构音器官时，通过指示或模拟让患者做粗大运动，确定构音器官是否存在器质性异常和运动异常。 3. 构音检查是以普通话为标准音，结合构音类似运动对患者的各个言语水平及其机能进行系统评定以发现异常构音。 4. 根据汉语特点，对Frenchay构音障碍评定法进行修订，编制构音障碍综合评定法，评定的内容包括反射、呼吸、唇、舌、颌、软腭、喉、言语8大类28项分测验，每项检查按损伤严重程度分a至e五级，a表示正常，b表示轻度障碍，c表示中度障碍，d表示重度障碍，e表示极重度障碍。根据正常结果所占比例(a项数/总项数)，可简单地评定构音障碍级别	观察患者吃东西、喝水是否有呛咳、流涎，交谈话语是否清晰，唇、舌和下颌是否端正等。构音障碍评定级别为正常、轻度障碍、中度障碍、重度障碍和极重度障碍五级	询问患者身体有无不适，回答问题是否困难等
操作过程2——失语症评定	1. 自发言语　①信息量检查：提出7个问题，其中前6个问题就患者本人姓名、年龄、工作、住址等进行简单提问，第7个问题则要求患者描述所示图画内容，然后根据回答结果评0～10分。②流畅度、语法能力和错语检查：根据上述7个问题的回答结果，对这些功能进行评估，评0～10分。 2. 听理解　①回答是非题：让患者用“是”或“否”来回答20个简单问题，包括姓名、性别、住址等，每题回答正确为3分，自我改正后回答正确仍为3分，回答错误或模棱两可，给0分，最高为60分。②听词辨认：将实物随机放在患者视野内，并出示绘有物体、形状、颜色、字母和数字等10个内容的卡片，让其指向相对应物体，可重复出示一次，每项正确给1分，自我改正后正确仍给1分，指向错误，给0分，最高60分。③完成相继指令：在患者前方桌上按一定顺序摆放几种物品，如笔、梳子和书等，然后要求患者完成依次发出的指令，共80分。 3. 复述检查　让患者复述各项内容，每项可重复一次，1～5题以单词为计分单位，复述正确一个单词给2分，6～15题以单字为计分单位，复述正确一个单字给2分，每错一次词序或者每出现一个音素性或语义性错语均扣1分，细微的发音错误不扣分，满分为100分。	检查内容包括自发言语、听理解(有问题为Wernicke失语)、复述检查、命名检查四个部分，可单独检查口语部分，并能根据结果对照失语症类型表进行分类	失语症专项检查： (1) 交代清楚。 (2) 放松，避免紧张诱因。 (3) 先易后难，可做示范。 (4) 提高兴趣。 (5) 借助录音。 (6) 短时完成，分段进行

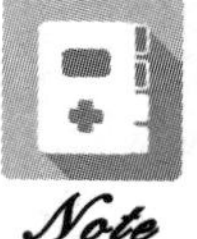

续表

步骤	操作内容与要求	要点提示	注意事项
操作过程2——失语症评定	4. 命名检查　包括物体命名、自发命名,完成句子和应答性命名四个亚项。①物体命名:向患者出示20件物体让其命名,最高60分。②自发命名:让患者在1 min以内尽可能多地说出动物名称,若有迟疑,可提示帮助,并可在30 s时给予催促,除举例的以外,每种动物给1分,即使有语义性错语仍然给1分,最高为20分。③完成句子:让患者完成评定者说出的不完整的分段句子,每对一句,或填入的替换词合情合理,给2分,有音素性错语,给1分,满分为10分。④应答性命名:要求患者用物品名字回答问题,每句正确,给2分,有音素性错语,给1分,满分为10分。 根据各项指标和得分以及表现特征,同时参考患者头颅CT所示病灶部位,基本可以对失语症做出诊断,并判断出失语症类型		
操作过程3——吞咽障碍评定	1. 临床检查方法:首先了解患者基本情况,然后检查唇的运动能力、舌的控制力、下颌的功能、喉部功能、软腭及咽壁功能,观察患者进食情况。 2. 反复唾液吞咽测试:被检者取坐位或卧位,检查者将示指放在患者的喉结及舌骨处,确认喉结随着吞咽运动越过手指,向前上方移动,观察喉结和舌骨随吞咽运动越过手指再下降的次数,30 s内完成3次为正常。若口腔干燥无法吞咽时,可先在舌面滴1 mL水湿润舌头。 3. 饮水试验:让患者喝下1～2茶匙水,如无障碍,嘱患者取端坐位,将30 mL温水一口咽下,记录其饮水情况:5 s内一饮而尽无呛咳为正常,若超过5 s喝完或两次以上喝完,提示为可疑,评定3级及以上均为有吞咽障碍	观察吞咽情况和吞咽启动所需要的时间。若30 s内不足3次或喉结上升不足2 cm即为吞咽异常。 饮水试验测试吞咽障碍疗效判断标准如下。 治愈:吞咽障碍消失,饮水试验评定为1级; 有效:吞咽障碍明显改善,饮水试验评定为2级; 无效:吞咽障碍改善不明显,饮水试验评定为3级及以上	对于意识障碍或高级脑功能障碍而不能听指令的患者,这种测试施行有困难,这时可用冰凉的棉棒在口咽和咽做冷刺激,观察吞咽情形和吞咽发生所需时间
操作后护理	让患者放松,适当休息		
记录	做好相关记录并签名,内容包括评估结果、评估过程中的问题与处置等		

实践考核

言语与吞咽功能评定的实践考核见表2-6。

表2-6　言语与吞咽功能评定的实践考核

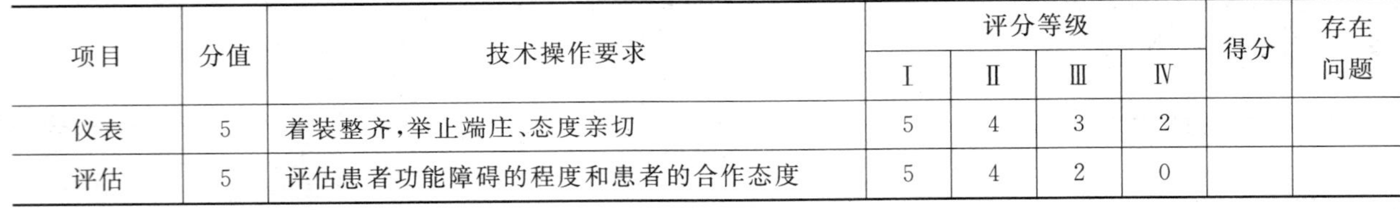

项目	分值	技术操作要求	评分等级				得分	存在问题
			Ⅰ	Ⅱ	Ⅲ	Ⅳ		
仪表	5	着装整齐,举止端庄、态度亲切	5	4	3	2		
评估	5	评估患者功能障碍的程度和患者的合作态度	5	4	2	0		

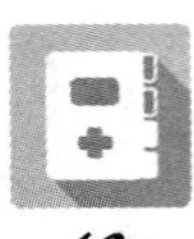
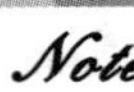

续表

项目	分值	技术操作要求	评分等级				得分	存在问题
			Ⅰ	Ⅱ	Ⅲ	Ⅳ		
操作前准备	5	整理衣帽、洗手、戴口罩	5	4	3	2		
	5	物品准备：PT 床、PT 凳、长柄棉签、简易喉镜、镜子、压舌板、冰块、实训室等	5	4	3	2		
操作程序	70	言语障碍、失语症、吞咽障碍	75	50	25	0		
评价	3	操作过程中进行有效沟通	3	2	1	0		
	5	操作熟练，操作后回答问题的准确性	5	4	2	0		
	2	操作过程注意患者安全	2	1	0	0		
总分	100							

（徐亚超）

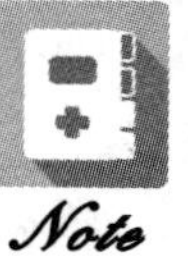

项目三　日常生活活动能力评定

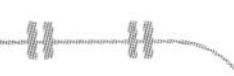
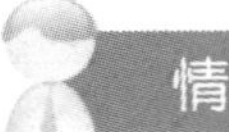

情境导入

王某，女，68岁，因脑外伤住院治疗5个月，目前右侧肢体瘫痪，能用勺吃饭，大便能控制，小便有时控制不住，能自己洗脸、刷牙、穿衣和洗澡，能拄拐上厕所、在家中步行，但上下楼梯比较困难，回答问题准确，记忆正常，现转入康复医学科治疗。

请思考：

1. 为明确患者的治疗方案，需要进行哪些检查？

2. 该患者存在哪些功能障碍？应如何评定其日常生活活动能力？

相关知识

一、日常生活活动能力评定概述

日常生活活动(activity of daily living,ADL)能力反映了人们在家庭、医疗机构或社区中最基本的能力，因而在康复医学中是最基本、最常用的评定方法，通过评定可以确定患者在ADL方面是否独立及独立的程度，以便于制订康复治疗计划。

(一) 概述

1. 基本概念

ADL是指人们为了维持生存及适应生存环境而进行的一系列基本的、具有共性的活动，包括进食、穿衣、洗澡、大小便控制及行走等。广义的ADL是指一个人在家庭、工作机构及社区内管理自己的能力。除了最基本的生活活动外，还包括与他人的交往，以及在经济上、社会上和职业上合理安排生活方式的能力。

2. 日常生活活动的分类

(1) 基础性或躯体的日常生活活动(basic or physical activity of daily living,BADL或PADL)是指每日生活中与穿衣、进食、保持个人卫生等自理活动和坐、站、行走等身体活动有关的基本的、共性的活动。此外，性生活也是ADL及生活质量的重要方面。

(2) 工具性日常生活活动(instrumental activity of daily living,IADL)是指人们在社区中独立生活所必需的关键性的较高级的活动，大多需要借助工具进行，故称IADL。如家务(做饭、洗衣、打扫卫生)、社会生活技巧(购物、使用交通工具等)、个人健康保健(服药、就医)、安全意识(对环境中危险因素的意识、拨打报警电话等)、环境设施及工具(如冰箱、微波炉、煤气灶等)的使用，以及社会交往沟通等。

二、日常生活活动能力的评定方法

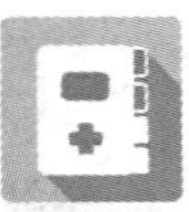

Note

常用的标准化的ADL能力评定方法有Barthel指数评定、功能独立性评定(FIM)、Katz指数评定、PULSES等，其中Barthel指数评定应用最广。应用这些评定量表进行评定既可以表明不同的功能水平及残损程度，又能够反映功能的改善或恶化。

（一）Barthel 指数评定

Barthel 指数评定由美国 Florence Mahoney 和 Dorothy Barthel 设计并应用于临床，该评定方法简单、可信度高、灵敏度也高，应用广泛，是目前临床研究最多的一种 ADL 评定量表（表 3-1）。它既可以用来评定治疗前后的功能状况，又对估计预后有一定的实用价值。该评定量表包括进餐、洗澡、修饰等 10 项内容。根据是否需要帮助及帮助的程度分为 0 分、5 分、10 分、15 分 4 个等级，总分为 100 分，得分越高，独立性越强，若达到 100 分，说明患者的日常生活可以自理，但不能说明患者可以独立生活，因为该评定量表没有评定患者的家务劳动及交流等方面的能力。指数评定 40 分以上者，康复治疗效益较大。

表 3-1 Barthel 指数评定内容及记分法

单位：分

项目	独立	部分独立或需部分帮助	需极大帮助	完全依赖	得分
1. 进餐	10	5	0		
2. 洗澡	5	0			
3. 修饰（洗脸、刷牙、刮脸、梳头）	5	0			
4. 穿衣（系鞋带、系纽扣）	10	5	0		
5. 大便控制	10	5	0		
6. 小便控制	10	5（>1 次/周失控）	0（失控）		
7. 如厕（擦干净、整理衣裤、冲水）	10	5（>1 次/24 h 失控）	0（失控）		
8. 床、椅转移	15	10	5	0	
9. 平地走 45 m	15	10	5	0	
10. 上下楼梯	10	5	0		
总分					

评定标准	生活自理	轻度依赖	中度依赖	重度依赖	完全依赖
	100 分	75～95 分	50～70 分	25～45 分	0～20 分

说明：

1. 10 分为能吃任何正常食物（不仅是软饭），食物可由其他人做或端来。5 分是指别人夹好菜后患者自己吃。
2. 5 分为必须能不看着进出浴室，自己擦洗；淋浴不须帮助或监督，独立完成。
3. 指 24～48 h 情况，由看护者提供工具，也给 5 分，如挤好牙膏、准备好水等。
4. 10 分为应能穿任何衣服，5 分为需要别人帮助系纽扣、拉拉链等，但患者能独立披上外套。
5. 指 1 周内情况。
6. 指 24～48 h 情况，插导尿管的患者能独立完全管理导尿管也给 10 分。
7. 患者应能自己到厕所及离开，5 分为能做某些事。
8. 0 分为坐不稳，需要 2 个人搀扶；5 分为需要 1 个强壮的人/熟练的人/2 个人帮助，能站立。
9. 指在屋内活动，可以借助辅助工具。如用轮椅，必须能拐弯或自行出门而不须帮助则为 15 分，10 分为需要 1 个未经训练的人帮助，包括监督或看护。
10. 10 分为可独立借助辅助工具上楼

（二）功能独立性评定

功能独立性评定（functional independence measure，FIM）自 1983 年由美国提出后，经过效度、信度的研究，现已被世界各国康复界广泛应用于评定脑卒中、颅脑损伤、脊髓损伤及其他神经疾病患者。它不仅评定了躯体功能，而且还评定了言语、认知和社交能力，因而被认为是判断能否回归社会的一项较为客观的指标。

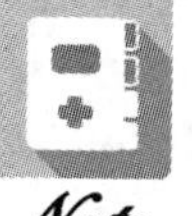

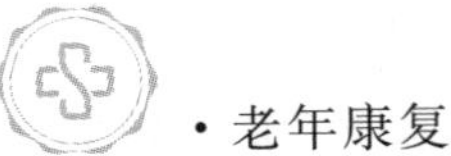

FIM 量表(表 3-2)包括 6 个方面的功能,即自我料理、括约肌控制(即大小便控制)、转移能力、行走能力、交流和对社会的认知。总共 18 项,其中躯体功能 13 项、言语功能 2 项、社会功能 1 项、认知功能 2 项,得分越高,说明独立的程度越高,反之越差。评定每项分 7 级,最高得 7 分,最低得 1 分,总积分最高 126 分,最低 18 分。结果判断:126 分,完全独立;108～125 分,基本独立;90～107 分,极轻度依赖或有条件的独立;72～89 分,轻度依赖;54～71 分,中度依赖;36～53 分,重度依赖;19～35 分,极重度依赖;18 分,完全依赖。

表 3-2　FIM 量表内容

项目	内容	得分	
		入院	出院
Ⅰ自我料理	1. 进食　2. 梳洗修饰　3. 洗澡　4. 穿上衣　5. 穿裤(裙)　6. 如厕		
Ⅱ括约肌控制	7. 排尿管理　8. 排便管理		
Ⅲ转移能力	9. 床椅间转移　10. 进出厕所　11. 进出浴盆和淋浴室		
Ⅳ行走能力	12. 步行/轮椅　13. 上下楼		
Ⅴ交流	14. 理解　15. 表达		
Ⅵ对社会的认知	16. 社会交往　17. 解决问题　18. 记忆		
得分总计			

(三) Katz 指数评定

Katz 指数(Katz index)又称 ADL 指数,由 Katz 提出并修订,该方法是按照人体功能发育规律而制定的,Katz 认为最复杂的功能最先丧失、最晚恢复。他将 ADL 按难易程度依次分为洗澡、穿衣、如厕、转移、大小便控制和进食六项,并将功能状况分为 A、B、C、D、E、F、G 共 7 个等级,其中 A 级为完全自理,G 级为完全依赖。

【注意事项】

(1) 积极争取患者和家属的配合,注意做好相关的解释工作。

(2) 在康复护理评估中注意患者安全,避免粗暴行为或不合理操作。

(3) 注意正确使用量表,尤其是应注意细节上关注、语言上引导,避免错误判断和主观臆断。

(4) 根据评估结果,及时对患者和家属进行反馈,耐心做好讲解工作,简要告知下阶段康复计划。

项目实施

1. 操作前准备

(1) 护士准备:整理衣帽、洗手、戴口罩,评估患者病情。

(2) 用物准备:评估量表、评估实训室等。

2. 内容与步骤

操作内容与步骤见表 3-3。

表 3-3　日常生活活动能力评定

步骤	操作内容与要求	要点提示	注意事项
评估	了解患者疾病性质、临床表现; 观察患者精神状态; 确定患者的配合程度; 观察患者日常活动情况	了解患者总体情况	亲切问候,向患者解释进行评估的目的和方法

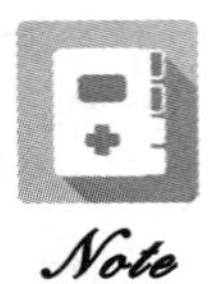
Note

续表

步骤	操作内容与要求	要点提示	注意事项
操作过程1——Barthel指数评定	应用Barthel指数量表评估日常生活活动能力，对进餐、洗澡、修饰、穿衣、大便控制、小便控制、如厕等10个项目进行评估。根据是否需要帮助及帮助的程度分为0分、5分、10分、15分4个等级，总分100分。得分越高，独立性越好，依赖性越大	20分及以下者为完全功能障碍，生活需要他人帮助； 25～45分者为重度功能障碍，生活需要很大帮助； 50～70分，为中等功能障碍，生活需要帮助； 75分及以上提示被检查者虽有轻度功能障碍，但生活基本可以自理	向患者解释要做哪些护理评定，需要患者配合。 告知患者不要紧张、恐惧，消除顾虑，放松心情，树立信心
操作过程2——FIM量表评定	应用FIM量表评估ADL能力，包括自我照料、括约肌控制、转移能力、行走能力、交流、对社会的认知6个方面，18项内容。FIM包括13项运动性ADL和5项认知性ADL。每一项最低分为1分，最高分为7分，合计最高126分，最低18分；根据患者进行ADL时独立或依赖的程度，将结果分为7个等级	FIM的独立功能分级：126分表示完全独立；108～125分表示基本独立；90～107分表示极轻度依赖或有条件的独立；72～89分表示轻度依赖；54～71分表示中度依赖；36～53分表示重度依赖；19～35分表示极重度依赖；18分表示完全依赖	同上
操作后护理	让患者放松，适当休息		
记录	做好相关记录并签名，内容包括评估结果、评估过程中的问题与处置等		

实践考核

日常生活活动能力评定的实践考核见表3-4。

表3-4　日常生活活动能力评定的实践考核

项目	分值	技术操作要求	评分等级				得分	存在问题
			Ⅰ	Ⅱ	Ⅲ	Ⅳ		
仪表	5	着装整齐，举止端庄、态度亲切	5	4	3	2		
评估	5	了解患者所患疾病的性质、临床表现、治疗经过等	5	4	2	0		
操作前准备	5	洗手、戴口罩	5	3	1	0		
	5	物品准备：Barthel指数量表、FIM评定量表、评估实训室等	5	3	1	0		
操作程序	30	应用Barthel指数评定（10项）	30	24	18	9		
	30	应用FIM量表评定（6大项）	30	25	20	10		
	5	评定过程体现注意事项	5	4	3	2		
评价	5	操作过程沟通良好	5	4	3	2		
	5	操作准确、熟练、流畅	5	4	3	2		
	5	操作过程注意患者安全	5	4	3	2		
总分	100							

（徐亚超）

项目四　心理与认知功能评定

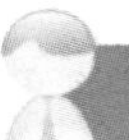

情境导入

张某，男，55 岁，因车祸致头部受伤后昏迷，频繁呕吐 1.5 h 入院。入院时呈浅昏迷，频繁呕吐，躁动，小便失禁，无中间清醒期，无抽搐。查体：体温 38.5 ℃，脉率 112 次/分，呼吸 22 次/分。血压 154/85 mmHg，GCS 评分 6 分，昏迷，左侧瞳孔散大，右侧肢体偏瘫，颈硬，右侧巴宾斯基征(+)。门诊 CT 示脑疝，急性脑肿胀，多发脑挫裂伤，蛛网膜下隙出血，左侧硬膜下血肿，脑室受压，中线右偏 1.5 cm。随即手术，术后持续昏迷约 2 天，第 3 天完全清醒，瞳孔已等大，神经外科治疗两周后病情稳定，生命体征平稳，四肢肌力 5 级，现转入康复医学科治疗。

请思考：

1. 为明确下一步治疗方案，需要对患者进行哪些检查？

2. 该患者存在哪些方面的功能障碍？应如何进行评定？

相关知识

一、心理功能评定

（一）概述

1. 概念

心理评定(psychological assessment)是指运用心理学的理论和方法，测试和评估患者的心理行为变化和心理特征。对观察、调查、描述和评定等取得的信息做出综合判断，对人的各种心理特征进行量化概括和推断，为康复治疗提供依据。

2. 心理评定目的

康复治疗初期，了解病、伤、残引起的心理损害的范围、性质、程度及对其他功能的影响，为制订康复计划提供依据；康复治疗过程中，可根据心理评定的结果，及时调整康复治疗方案，针对性地采取相应措施，提高康复效果；同时，心理评定也是客观评价康复效果及预后的重要指标；康复治疗结束，通过心理评定了解患者的潜在能力，为全面康复提供建议，以帮助患者回归家庭、重返社会。

（二）评定方法

康复医学中常用的心理评定方法有智力评定、情绪评定、人格评定和心理应激评定，为达到更好效果，常用多种方法结合的形式。

1. 智力评定

智力(intelligence)又称智能，是指人认识、理解客观事物并运用知识、经验等解决问题的能力，包括学习能力、记忆力、观察力、注意力、推理能力、想象力、思维能力、语言表达能力和社会适应能力等。智力评定是通过客观的方式来衡量个体智力水平高低的一种方法，是康复医学心理评定中常见的方法之一。医护人员可根据评定结果指导患者进行康复训练。

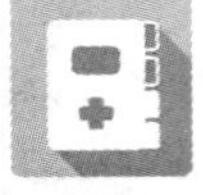

(1) 韦克斯勒(Wechsler)智力量表:简称韦氏量表,是目前使用最广泛的智力测验量表。根据需求,我国先后研制出3种适合不同年龄段的量表,即中国韦氏成人智力量表(WAIS-RC)、中国韦氏儿童智力量表(WISC-CR)和中国韦氏幼儿智力量表(C-WYCSI)。韦氏量表在设计测试结构时,分为两项分测验用以测量言语和操作能力,分测验内容见表4-1。

表4-1 中国修订的韦氏三套量表的分测验名称

分测验名称(简称)	WAIS-RC	WISC-CR	C-WYCSI
言语量表			
1. 常识(I)	I	I	I
2. 理解(C)	C	C	C
3. 数字广度(D)	D	D	语句背诵
4. 类同(S)	S	So	图片概括
5. 算术(A)	A	A	A
6. 词汇(V)	V	V	图片词汇
操作量表			
7. 图片排列(PA)	PA	PA	—
8. 填图(PC)	PC	PC	PC
9. 拼图(OA)	OA	OA	—
10. 木块图案(BD)	BD	BD	BD
11. 数字符号(DS)	DS	Cd	动物下蛋
12. 迷津(Ma)	—	Ma	Ma
13. 几何图形(GD)	—	—	视觉分析或GD

评定者可根据相应量表,将量表得分换算成言语智商(VIQ)、操作智商(PIQ)和全量表智商(FIQ),FIQ代表患者的总智商水平,VIQ代表言语智商水平,PIQ代表操作智商水平。智商与智力等级关系见表4-2。但智商与文化教育程度相关,不等同于社会适应能力,对智商的解释和应用必须十分谨慎。

表4-2 韦氏智力量表的智力水平分级

智商	智力分级
≥130	极优秀
120～129	优秀
110～119	中上
90～109	中等
80～89	中下
70～79	低能边缘
≤69	智力缺陷

(2) 简明精神状态检查量表:脑卒中、颅脑外伤后有智力障碍的患者难以完成韦氏量表时,可用成人简明精神状态检查量表(表4-3)。正确回答1项计1分,30项得分相加即为总分。患者文化程度不同,评估为痴呆的标准不同:文盲,<17分;小学程度,<20分;中学以上,<24分。

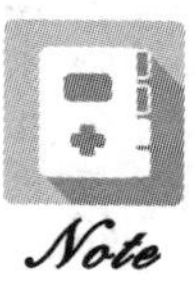

表 4-3 简明精神状态检查量表(MMSE)

项目	分数	
	正确	错误
(1)今年是哪一年?	1	0
(2)现在是什么季节?	1	0
(3)今天是几号?	1	0
(4)今天是星期几?	1	0
(5)现在是几月份?	1	0
(6)你现在在哪一省(市)?	1	0
(7)你现在在哪一县(区)?	1	0
(8)你现在在哪一乡(镇、街道)?	1	0
(9)你现在在哪一层楼?	1	0
(10)这里是什么地方?	1	0
(11)复述:皮球	1	0
(12)复述:国旗	1	0
(13)复述:树木	1	0
(14)计算:100－7	1	0
(15)辨认:铅笔	1	0
(16)复述:四十四只石狮子	1	0
(17)闭眼睛(按卡片上的指令动作)	1	0
(18)用右手拿纸	1	0
(19)将纸对折	1	0
(20)手放在大腿上	1	0
(21)说一句完整句子	1	0
(22)计算:93－7	1	0
(23)计算:86－7	1	0
(24)计算:79－7	1	0
(25)计算:72－7	1	0
(26)回忆:皮球	1	0
(27)回忆:树木	1	0
(28)回忆:国旗	1	0
(29)辨认:手表	1	0
(30)按样作图◇◇	1	0

(3) 其他智力测验量表:如斯坦福-比内量表,测试对象为 2～18 岁的儿童和青少年,可明确被检者在同龄儿童或青少年中的相对智力水平,学龄儿童最为适用;贝利婴儿发展量表适用于 1～30 月龄的儿童,包括运动量表、心智量表和社会行为量表。此外,还有丹佛发展筛选测验、格赛尔发展量表、绘人测验、图片词汇测验及新生儿行为量表等。

2. 情绪评定

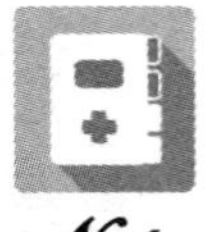

情绪是人对客观事物所持态度在内心产生的反应,有快乐、悲伤、恐惧、焦虑、忧郁等,临床常见的不良情绪体验有焦虑和抑郁。焦虑是对刺激产生不适当的、严重的、较持久的恐惧、紧张和忧虑反应;抑郁是对不良外界刺激发生长时间的沮丧感受和情绪。评价焦虑和抑郁的量表根据测评方式分为自评量表和他评量表。

(1) 焦虑评定量表:常用的他评量表为汉密尔顿焦虑量表(Hamilton anxiety scale,HAMA),自评量表为Zung焦虑自评量表。

汉密尔顿焦虑评定量表是英国学者汉密尔顿于1959年编制的一种医生常用的焦虑测验量表,能很好地衡量治疗效果,一致性好,简便易行,用于测量焦虑症患者的焦虑程度,是目前使用较广泛的焦虑量表之一。该量表共14个项目,分为躯体性焦虑和精神性焦虑两个因子,见表4-4。结果分析:总分<7分,没有焦虑;7～13分,可能有焦虑;14～20分,肯定有焦虑;21～28分,有明显焦虑;≥29分,可能有严重焦虑。

表4-4 汉密尔顿焦虑量表(HAMA)

项目	分数	说明
1.焦虑心境	0 1 2 3 4	担心、担忧,感到有最坏的事情要发生,容易激惹
2.紧张	0 1 2 3 4	紧张,易疲劳,不能放松,易哭,颤抖,感到不安
3.害怕	0 1 2 3 4	害怕黑暗、陌生人、独处、动物、乘车或旅行及人多的场合
4.失眠	0 1 2 3 4	难以入睡,易醒,睡眠不深,多梦,夜惊,醒后感疲倦
5.认知功能	0 1 2 3 4	或称记忆、注意障碍,注意不能集中,记忆差
6.抑郁心境	0 1 2 3 4	丧失兴趣,对以往的爱好缺乏快感,忧郁,早醒,昼重夜轻
7.肌肉系统症状	0 1 2 3 4	肌肉酸痛,活动不灵活,肌肉抽动,肢体抽动,牙齿打战,声音发抖
8.感觉系统症状	0 1 2 3 4	视物模糊,发冷发热,软弱无力,浑身刺痛
9.心血管系统症状	0 1 2 3 4	心动过速,心悸,胸痛,血管跳动感,昏倒感,期前收缩
10.呼吸系统症状	0 1 2 3 4	胸闷,窒息感,叹息,呼吸困难
11.胃肠道症状	0 1 2 3 4	吞咽困难,嗳气,消化不良,肠动感,肠鸣,腹泻,体重减轻,便秘
12.生殖泌尿系症状	0 1 2 3 4	尿频,尿急,停经,性冷淡,过早射精,勃起不能,阳痿
13.自主神经症状	0 1 2 3 4	口干、潮红,苍白,易出汗,起"鸡皮疙瘩",紧张性头痛,毛发竖立
14.会谈时行为表现	0 1 2 3 4	(1)一般表现:紧张,不能松弛,忐忑不安,咬手指,紧握拳,摸弄手帕,面肌抽动,不停顿足,手发抖,皱眉,表情僵硬,肌张力高,叹息样呼吸,面色苍白。(2)生理表现:吞咽,呃逆,安静时心率快,呼吸过快(20次/分以上),腱反射亢进,震颤,瞳孔放大,眼睑跳动,易出汗,眼球突出

Zung焦虑自评量表(SAS):由美国医生Zung WK于1965年编制,用于评估焦虑状态的严重程度。SAS的各项得分相加得粗分,用粗分乘以1.25得积取其整数部分即为标准分。中国常模结果标准分的分界值为50分,<50分为正常;50～59分为轻度焦虑,60～69分为中度焦虑;>69分为重度焦虑。标准分越高,焦虑症状越重。

(2) 抑郁评定量表:常用他评量表为汉密尔顿抑郁量表,自评量表为Zung抑郁自评量表。

汉密尔顿抑郁量表(Hamilton depression scale,HAMD):由汉密尔顿于1960年首次发表,是常用的标准抑郁量表之一。其内容包括抑郁心境、罪恶感、自杀、睡眠障碍、疑病、体重减轻、自制力等24个项目。多数项目采用0～4分5级计分,少数采用0～2分3级计分。总分为各项目得分总和,总分越高,病情越重。总分<8分表示无抑郁状态;8～20分表示可能有抑郁症;21～35分表示肯定有抑郁症;>35分表示可能为重度抑郁。

Zung抑郁自评量表(Zung self-rating depression scale,SDS):用于评估患者抑郁状态的严重程度(表4-5)。SDS的各项得分相加得粗分,粗分乘以1.25得积取其整数部分即为标准分。标准分的分界值为53分,<53分为正常;53～62分为轻度抑郁状态;63～72分为中度抑郁状态;>72分为重度抑郁状态。

Note

表 4-5　Zung 抑郁自评量表(SDS)

内容	没有或很少有	少部分时间	相当多时间	大部分或全部时间
1.我觉得闷闷不乐,情绪低沉	1	2	3	4
2.我觉得一天之中早晨最好	4	3	2	1
3.我一阵阵地哭出来或觉得想哭	1	2	3	4
4.我晚上睡眠不好	1	2	3	4
5.我吃得和平常一样多	4	3	2	1
6.我与异性亲密接触时和以往一样感觉愉快	4	3	2	1
7.我发觉我的体重在下降	1	2	3	4
8.我有便秘的苦恼	1	2	3	4
9.我心跳比平时快	1	2	3	4
10.我无缘无故地感到疲乏	1	2	3	4
11.我的头脑跟平常一样清楚	4	3	2	1
12.我觉得经常做的事情并没有困难	4	3	2	1
13.我觉得不安而平静不下来	1	2	3	4
14.我对将来抱有希望	4	3	2	1
15.我比平常容易生气激动	1	2	3	4
16.我觉得做出决定是容易的	4	3	2	1
17.我觉得自己是个有用的人,有人需要我	4	3	2	1
18.我的生活过得很有意思	4	3	2	1
19.我认为如果我死了别人会生活得好些	1	2	3	4
20.平常感兴趣的事我照样感兴趣	4	3	2	1

3. 人格评定

人格(personality)又称个性,是指个体在适应社会成长过程中,经遗传和环境的交互作用形成的稳定而独特的心理特质,包括气质、性格和能力等。人格测验是对人格特点的揭示和描述,即测量个体在一定情境下经常表现出来的典型行为和情感反应。

用于评定人格的方法有问卷法和投射法。问卷法常用艾森克人格问卷、明尼苏达多项人格问卷和卡特尔人格问卷;投射法有罗夏墨迹测验和词联想测验等。

艾森克人格问卷(Eysenck personality questionnaire,EPQ),是国际公认、临床上常用的人格测验工具,分为儿童版和成人版。该问卷包括内外向(E)、神经质或情绪的稳定性(N)、精神质(P)及测谎分值(L)共 4 个维度(表 4-6)。我国修订的 EPQ 共 88 个问题,被检者回答"是"或"否",由评定者对其评分。

表 4-6　EPQ 的 4 个分量表

量表名称	说明
E 量表——内外向(21 条)	高分:外向性格,爱交际,易兴奋 低分:内向性格,安静离群,不喜欢冒险
N 量表——神经质或情绪的稳定性(24 条)	高分:焦虑、紧张,常抑郁,情绪反应强烈 低分:情绪反应慢、弱、平静,不紧张
P 量表——精神质(23 条)	高分:倾向于独身,不关心他人,难以适应环境 低分:友善,合作,适应环境

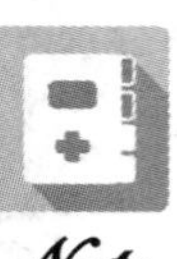
Note

续表

量表名称	说明
L 量表——测谎分值(20 条)	高分:有掩饰或较老练成熟 低分:掩饰倾向低,有淳朴性

4. 心理应激评定

(1) 应激(stress):个体面临或察觉(认知、评价)到环境变化(应激源)对机体有威胁或挑战时做出的适应和应对过程。患者因各种应激源所产生的生物、心理、社会、行为方面的变化,即应激反应(stress reaction),包括应激心理反应和应激生理反应。

伤病状态下,患者的心理应激反应多为消极反应,促使其诱发过度焦虑、紧张的情绪,出现认知能力下降、自我概念不清等问题,不同程度地影响到康复治疗的进程和效果。因此,心理应激评定是康复护理心理评定中的重要环节。

(2) 心理变化分期:患者因各自的文化背景、心理特征、认知程度不同,对伤病应激产生不同的心理反应。根据患者不同阶段形成的心理应激反应,应当有针对性地进行心理疏导,从而消除负性情绪影响。康复患者心理变化可分为 5 期,即否认期、愤怒期、磋商期、抑郁期和接受期。以上心理变化可同时或反复发生,且不同心理特征者在心理变化分期方面存在很大差异,故护理人员应随时注意观察,给予适当的心理干预。

(3) 生活事件量表(life event scale,LES):由张明园等人于 1987 年编制,是评估心理应激常用量表之一。该量表共 48 个条目,涵盖我国较常见的生活应激事件,包括家庭生活方面(28 条)、工作学习方面(13 条)、社交及其他方面(7 条)共三个维度。被检者通过对量表中应激事件的回忆,做出相应的选择,包括事件发生的时间(一过性的事件如流产、失窃记录发生次数;长期性事件如住房拥挤、夫妻分居等,不到半年记为 1 次,超过半年记为 2 次)、性质(好事、坏事,分别计 0 分、1 分)、精神影响程度(无影响、轻度、中度、重度、极重度,依次计 0 分、1 分、2 分、3 分、4 分)、影响持续时间(3 个月、6 个月、1 年、1 年以上,依次计 1 分、2 分、3 分、4 分)。总分越大,反映个体承受的精神压力越大,心理应激反应越强烈。

【注意事项】

(1) 选择安静的房间,避免干扰。

(2) 评定前向患者及其家属说明评定目的、要求和主要内容,取得其合作。

(3) 检查应在融洽的气氛中进行,检查中注意观察患者的状态及是否合作。

(4) 如患者身体情况不佳或情绪明显不稳定,不应勉强继续检查。

二、认知功能评定

(一) 概述

1. 基本概念

认知(cognition)是认识和知晓事物过程的总称,是为适应环境的需要而获得和应用信息的能力,包括记忆、注意、思维、推理、智力等过程。认知是人类大脑所特有的高级功能,任何引起大脑皮质功能和结构异常的因素均可导致认知障碍。

认知功能是指人脑加工、储存和提取信息的能力,即人们对事物的构成、性能与他物的关系,发展动力、发展方向及基本规律的把握能力,包括语言信息、智慧技能、认知策略等方面,是人们完成活动最重要的心理条件。认知功能不仅影响患者对外界环境的感知和适应,还影响其正常的生活、工作、社交活动及身心健康和生存。

认知障碍(cognitive deficit)是大脑损伤导致大脑摄取、储存、重整和处理信息的基本功能出现异常,具体表现为记忆障碍、注意障碍、知觉障碍、执行功能障碍、交流障碍及推理/判断问题障碍等。

2. 大脑损伤与认知障碍的关系

大脑不同区域的损伤导致不同的认知障碍表现。额叶病变引起记忆、注意力和智力方面的障碍;顶

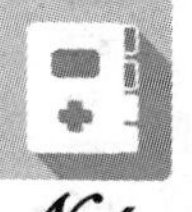

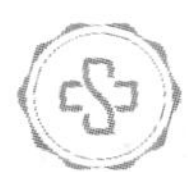

叶病变可引起空间辨别障碍、失用症、躯体失认、忽略症和体象障碍；枕叶病变可引起视觉失认和皮质盲；颞叶病变可引起听觉理解和短期记忆障碍；广泛的大脑皮质损伤可导致出现全面的智力减退甚至痴呆。

（二）认知功能评定方法

1. 认知障碍筛查法

快速的神经综合功能的甄别测验，可全面了解患者的认知状态，为认知功能诊断提供依据。认知功能筛查量表有认知能力筛查检查量表（CCSE）（表 4-7）、蒙特利尔认知评估（Montreal cognitive assessment，MoCA）量表、简明精神状态检查量表（MMSE）。

表 4-7　认知能力筛查检查量表（CCSE）

编号	测试内容	评分		记录
1	今天是星期几？	0	1	
2	现在是几月份？	0	1	
3	今天是几号？	0	1	
4	今年是哪一年？	0	1	
5	这是什么地方？	0	1	
6	请说出 872 这 3 个数字	0	1	
7	倒过来说刚才这 3 个数字	0	1	
8	请说出 6371 这 4 个数字	0	1	
9	请听清 694 这 3 个数字，然后数 1～10，再重复说出 694	0	1	
10	请听清 8143 这 4 个数字，然后数 1～10，再重复说出 8143	0	1	
11	从星期日倒数到星期一	0	1	
12	9 加 3 等于几？	0	1	
13	再加 6 等于几(在 9 加 3 的基础上)？	0	1	
14	18 减 5 等于几？请记住这几个词，等一会我会问你：帽子、汽车、树、26	0	1	
15	快的反义词是慢，上的反义词是什么？	0	1	
16	大的反义词是什么？硬的反义词是什么？	0	1	
17	橘子和香蕉是水果类，红和蓝属于哪一类？	0	1	
18	这是多少钱？（角/分）	0	1	
19	我刚才让你记住的第一个词是什么？（帽子）	0	1	
20	第二词呢？（汽车）	0	1	
21	第三个词呢？（树）	0	1	
22	第四个词呢？（26）	0	1	
23	110 减 7 等于几？（103）	0	1	
24	再减 7 等于几？（96）	0	1	
25	再减 7 等于几？（89）	0	1	
26	再减 7 等于几？（82）	0	1	
27	再减 7 等于几？（75）	0	1	
28	再减 7 等于几？（68）	0	1	
29	再减 7 等于几？（61）	0	1	
30	再减 7 等于几？（54）	0	1	

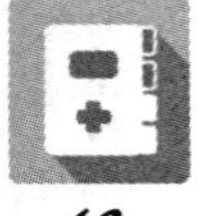

蒙特利尔认知评估(MoCA)量表于2004年由加拿大Nasreddine等根据临床经验并参考简明精神状态检查量表(MMSE)的认知项目和评分而制定并正式投入临床应用,是一种高效、快速筛查老年人轻度认知损害的工具,该量表对老年人轻度认知损害,患者表现出的执行功能障碍测评较敏感,包括对视空间执行能力、命名、记忆、注意、语言流畅、抽象思维、延迟记忆、定向力8个方面的评估,共计30分,总分≥26分为正常,如被检者受教育年限少于12年,在测试结果上加1分,校正受教育程度的偏倚。测试时间约10 min,得分越高认知功能越好。近年来,该量表在世界范围内得到广泛应用,被翻译及修订成法文、阿拉伯文、中文等多种版本。

2. 成套测验法

成套测验法主要用于认知功能较全面的定量测定,由各种单项测验组成,每一具体检查项目都可视为独立的特异型临床检查方法,常用的成套测验法有洛文斯顿作业治疗认知评定成套测验(Loewenstein occupational therapy cognition assessment battery,LOTCA)、神经心理学成套测验等。

LOTCA是以色列希伯来大学和洛文斯顿康复中心的专家们于1989年提出的一种认知评定方法,最先用于脑损伤患者认知能力的评定。该方法与其他方法相比,有效果肯定、项目简单、费时少的优点,可将脑认知功能的检查时间从约2 h缩短到30 min左右,而且具有良好的信度和效度检验。近年来,LOTCA的研制者在原版的基础上将测试领域由4项增加到6项(定向力、知觉、视运动组织、思维运作、空间知觉、动作运用),其测试条目也由20项增加到26项,涵盖了检测认知功能的各个方面,而且在整个评定过程中,通过对患者的观察,可以客观评价患者的注意力和专注力水平。

3. 特异性检查法

特异性检查法用于详细评定某种特殊类型的认知障碍,有助于制订治疗计划。

(1) 意识状态评估:格拉斯哥昏迷量表(Glasgow coma scale,GCS)主要对意识状态进行评定,检测睁眼反应、运动反应和言语反应能力,根据GCS计分和昏迷时间确定脑损伤程度(表4-8)。该量表满分15分,分数越高,意识状态越好:13～15分,昏迷时间在20 min以内为轻度损伤;9～12分,伤后昏迷20 min至6 h为中度损伤;≤8分,伤后昏迷6 h以上,或在伤后24 h内出现意识丧失并昏迷为重度损伤。

表4-8 GCS

项目试验	试验	患者反应	评分
睁眼反应	自发睁眼	自己睁眼	4
	言语刺激	大声向患者提问时,患者睁眼	3
	疼痛刺激	捏患者时能睁眼	2
	疼痛刺激	捏患者时不睁眼	1
运动反应	口令	能执行简单命令	6
	疼痛刺激	捏痛时患者拨开医生的手	5
	疼痛刺激	捏痛时患者撤出被捏的部位	4
	疼痛刺激	捏痛时患者身体呈去皮质强直状态(上肢屈曲、内收内旋,下肢伸直、内收内旋,踝背屈)	3
	疼痛刺激	捏痛时患者身体呈去大脑强直状态(上肢伸展、内收内旋,腕指屈曲,下肢伸直、内收内旋,踝趾屈)	2
	疼痛刺激	无反应	1
言语反应	言语	能正确会话,回答医生他在哪、他是谁及哪年哪月	5
	言语	言语错乱,定向障碍	4
	言语	说话能被理解,但无意义	3
	言语	发出声音,但不能被理解	2
		不发声	1

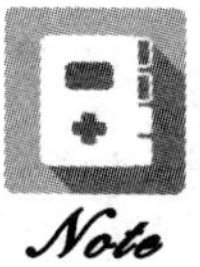

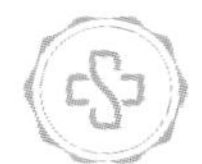

(2) 精神状态评估:采用简明精神状态检查量表(MMSE)(表 4-3)。

(3) 记忆能力测验:常用韦氏记忆量表(WMS,1945)测验,测试共 10 项,内容包括瞬时记忆、短时记忆、长时记忆和记忆商(MQ);Rivermead 行为记忆测验(RBMT)是一种实用的标准化评价手段,侧重于日常记忆的测试,有较高的信度和效度,且内容和评分简单,患者容易完成。反复进行评价,既能测定记忆障碍的程度,又能观察治疗过程中的改善情况。

(4) 注意力测试:注意力(attention)一般是指人们集中于某特殊内、外环境刺激而不被其他刺激分散的能力。这是一个主动过程,包括警觉、选择和持续等多个成分。注意按其水平可分为以下五种类型:重点注意、连续注意、选择性注意、交替注意、分别注意。注意力评定方法包括日常专注力测验、划消测验、同步听觉系列加法测验、连线测验等。

(5) 知觉障碍评定:知觉是人脑对直接作用于感觉器官的客观事物整体属性的综合反映。各种类型的刺激兴奋人体不同的感觉器,这些特定的感觉信号在感觉通路中经过复杂的加工处理后传到中枢神经,最终形成知觉,包括对各种感觉刺激的分析及对不同刺激的辨别能力。知觉障碍(perception deficit)是指在感觉传导系统完整的情况下,大脑皮质特定区域对感觉刺激的认识和整合障碍,可见于各种原因所致的局灶性或弥漫性脑损伤患者。根据损伤部位和损伤程度的不同,知觉障碍可有各种不同的表现形式。临床上以各种类型的失认症、失用症、躯体构图障碍以及视觉辨别障碍较为常见。

①失认症(agnosia)是指因脑损伤致患者在没有感觉功能障碍、智力衰退、意识不清、注意力不集中的情况下,不能通过感觉辨认身体部位和熟悉物体的一类临床症状。包括视觉失认、触觉失认、听觉失认、单侧忽略、躯体失认、手指失认、疾病失认等。在失认症中发病率最高的为单侧忽略、疾病失认和格斯特曼综合征。其中单侧忽略可采用 Albert 划线检查、二等分线段测验、字母删除测验、临摹测验、自由画检查等评定。疾病失认和格斯特曼综合征主要依据临床表现和医生检查做出评定。

②失用症(apraxia)是指在无肌力下降、肌张力异常、运动协调性障碍、感觉缺失、视空间障碍、语言理解障碍、注意力差或不合作等情况下,不能正确地运用后天习得的运动技能进行目的性运动的运用障碍。根据症状表现和发生机制的不同,临床上将失用症分为运动性失用、意念运动性失用、意念性失用、结构性失用、穿衣失用、步行失用、发音失用、口颜面失用等,失用症可以表现为双侧或单侧的失用。多见于左侧脑损伤的患者,且常合并失语。

a. 意念运动性失用:意念中枢与运动中枢之间联系受损所引起的。患者不能执行运动口令,不能按口令徒手表演使用某一工具的活动,但如果交给患者某一常用工具,则可自动做出使用该工具的动作。意念运动性失用是最常见的失用症,其评定方法:请患者将检查者所说的内容用动作表示出来,只在提供实物的情况下才能正确完成者提示存在异常。

b. 意念性失用:意念或概念形成障碍,是动作构思过程受到破坏而导致的复杂动作的概念性组织障碍。患者对于办一件事的目的和办成一件事需要做什么、怎么做和用什么做都缺乏正确的认识和理解。其是较严重的一种运用障碍。其评定方法:A. 备好信纸、信封、邮票、胶水等,请患者折叠信纸放入信封,贴好邮票写上地址。B. 备好蜡烛、火柴,请患者立起蜡烛,用火柴点燃,再吹灭火柴。C. 备好牙刷、牙膏、牙杯,请患者从牙杯中取出牙刷,将牙膏涂在牙刷上。

【注意事项】

(1) 选择安静的房间,避免干扰。

(2) 评定前向患者及其家属说明评定目的、要求和主要内容,取得其合作。

(3) 检查应在融洽的气氛中进行,检查中注意观察患者的状态、是否合作、是否疲劳。

(4) 检查中勿随意纠正患者的错误反应,不得暗示或提示患者,记录患者反应的正误及其原始反应(如替代语、手势、体态语、书写表达等)。

(5) 如患者身体情况不佳或情绪明显不稳定,不应勉强继续检查。根据患者恢复情况,在适当的时候完成标准化的系统检查。

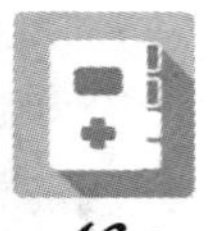

Note

项目实施

1. 操作前准备

(1) 护士准备:洗手、戴口罩。

(2) 用物准备:心理功能评定量表、认知功能评定量表、A4 纸、铅笔、手表、碳素笔、录音机、成套识记卡片,其他各种认知功能评定用具、PT 床、实训室等。

2. 内容与步骤

操作内容与步骤见表 4-9。

表 4-9 心理与认知功能评定

步骤	操作内容与要求	要点提示	注意事项
评估	评估患者病情; 确定颅脑损伤患者损伤的类型、部位、性质和程度; 确定患者心理状态和配合程度	—	—
操作过程 1——心理功能评定	1. 应用简明精神状态检查量表(MMSE):向患者提问今年是哪一年、现在是什么季节等 30 个项目进行痴呆筛查,患者文化程度不同,痴呆评分值不一样。 2. 应用 Zung 抑郁自评量表(SDS):SDS 由 20 个问题条目组成,20 个条目反映抑郁状态的 4 组特异性症状:①精神性-情感症状;②躯体性障碍;③精神运动性障碍;④抑郁的心理障碍,要求自评者仔细阅读每一条,把意思弄明白,然后根据自己最近 1 周的感觉,在适当的数字上标"√"。如果自评者的文化程度太低,不能理解或看不懂 SDS 的问题,可由工作人员念给他听,逐条念,让自评者独自做出决定。 3. 应用 Zung 焦虑自评量表(SAS):焦虑自评量表含有 20 个反映焦虑主观感受的项目,如焦虑、害怕、惊恐、发疯感等问题项目。在自评者评估以前,一定要让其将整个量表的填写方法及每个问题的含义都弄明白,然后做出独立的、不受任何人影响的自我评估。如果自评者的文化程度太低,不能理解或看不懂 SAS 的问题,可由工作人员念给他听,逐条念,让自评者独自做出评估	MMSE 有 30 个项目,正确回答 1 项记 1 分,总分 30 分。 患者文化程度不同,评估痴呆的标准不同:文盲,<17 分;小学程度,<20 分;中学以上,<24 分。 SDS 可以评定抑郁症状的轻重程度及其在治疗中的变化,特别适用于发现抑郁症患者。其评定对象为具有抑郁症状的成年人。按照中国常模结果,SDS 标准分的分界值 53 分,其中 53～62 分为轻度抑郁,63～72 分为中度抑郁,72 分以上为重度抑郁。 焦虑自评量表可以评估焦虑症状的轻重程度及其在治疗中的变化,适用于具有焦虑症状的成年人。主要用于疗效评估,不能用于诊断。按照中国常模结果,SAS 标准分的分界值为 50 分,其中 50～59 分为轻度焦虑,60～69 分为中度焦虑,69 分以上为重度焦虑	(1) 亲切问候患者,表示要为他做护理评定,需要他的配合。 (2) 告知患者放松心情,消除顾虑。 (3) 工作认真仔细,不要漏题。 (4) 鼓励患者树立信心,积极配合康复评定

Note

续表

步骤	操作内容与要求	要点提示	注意事项
操作过程2——认知功能评定	1. 意识状态评估：采用 GCS，检查患者的睁眼反应、言语反应和运动反应 3 项指标，根据计分和昏迷时间长短评定严重程度。 2. 精神状态评估：采用简明精神状态检查量表（MMSE）。 3. 记忆能力测验： （1）韦氏记忆量表（WMS，1945）测验，测验共 10 项，内容包括长时记忆、短时记忆、瞬时记忆、记忆商（MQ）等。 （2）Rivermead 行为记忆测验，正常人总分应为 7～10 分。 4. 注意力测试：即韦氏智力测试的算术测试、数字广度测试、数字符号测试等	测试时必须注意减少干扰； 各量表使用时均有各自的判定标准，如意识和精神状态以及记忆的判断标准； 全程密切观察患者情绪和面色变化	（1）亲切问候，向患者解释评定目的，表示要做哪些测试，需要患者配合。 （2）询问患者身体情况，是否有头痛、恶心等不适感。 （3）告知患者不要紧张、恐惧，放松心情，树立信心，对于患者完成的测试及动作要及时赞美和肯定，如果在测试过程中患者出现头痛、头晕等不适，请其立即告知等
操作后护理	让患者放松，适当休息	—	向患者致谢，请患者注意休息，2 天后会告知评估结果，有不适请通知
记录	做好相关记录并签名，内容包括评估结果、评估过程中的问题与处置等类型，可能存在哪方面认知障碍，有哪些康复护理问题，这些护理问题对日常生活活动能力有哪些影响，记录并签名	—	—

实践考核

心理与认知功能评定的实践考核见表 4-10。

表 4-10　心理与认知功能评定的实践考核

项目	分值	技术操作要求	评分等级				得分	存在问题
			Ⅰ	Ⅱ	Ⅲ	Ⅳ		
仪表	5	着装整齐，举止端庄、态度亲切	5	4	3	2		
评估	5	评估患者功能障碍的程度和患者的合作态度	5	4	3	2		
操作前准备	5	洗手、戴口罩	5	4	3	2		
	10	物品准备：心理功能评定量表、认知功能评定量表、A4 纸、铅笔、手表、碳素笔、录音机、成套识记卡片，其他各种认知功能评定用具、PT 床、实训室等	10	8	6	4		
操作程序	30	心理状态评估	30	20	10	5		
	30	认知功能评估	30	20	10	5		
评价	5	操作过程有效沟通	5	4	3	1		
	5	操作熟练、观察仔细	5	4	3	1		
	5	操作过程注意患者安全	5	4	3	1		
总分	100							

（徐亚超）

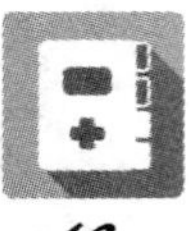

学习情境二

康复护理治疗技术

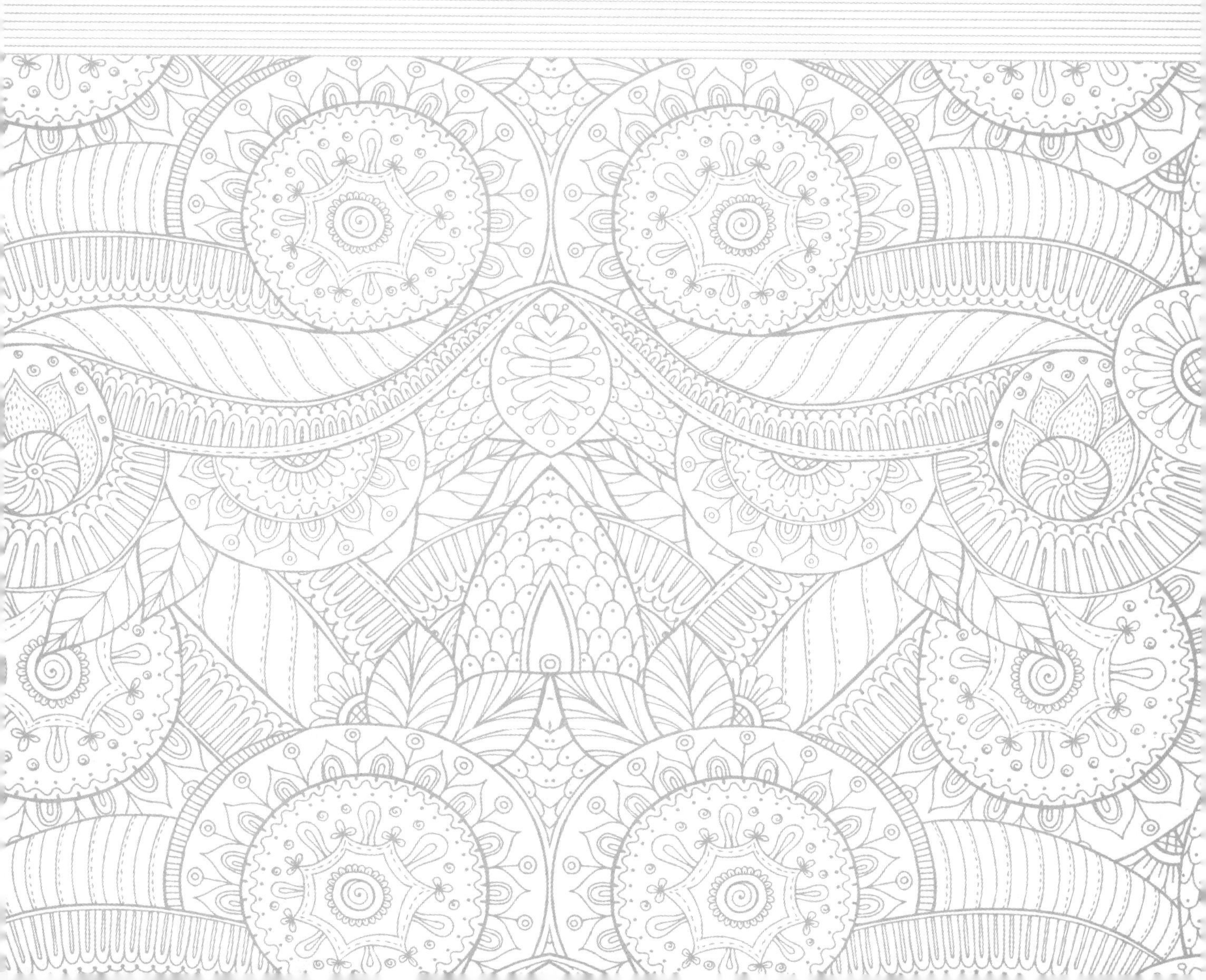

本情境是通过物理治疗、作业治疗、言语与吞咽障碍治疗、心理与认知康复四个项目的学习和实践，掌握康复护理治疗的基本技术。

教学目标

知识目标：掌握物理治疗、运动治疗、作业治疗的基本概念和主要方法；明确言语与吞咽障碍治疗、心理与认知康复的主要内容和方法；区分物理治疗和作业治疗的异同；熟悉康复治疗的常用仪器设备和使用方法。

能力目标：能正确运用各种康复护理治疗技术为患者提供具体的康复服务。

素质目标：具有尊重患者、保护患者的安全意识，运用临床思维对患者进行个性化的康复护理。

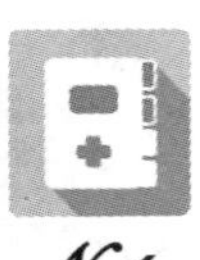
Note

项目五　物理治疗

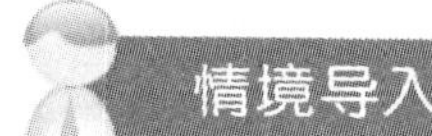

患者，男，67岁。4天前出现左侧肢体不能活动，无头痛、恶心及呕吐症状，饮水偶有轻度呛咳。

查体：血压160/90 mmHg，神志清楚，言语流利，智力正常，左侧鼻唇沟变浅，左侧肢体肌力0级(Brunnstrom分级1级)，肌张力低，腱反射稍弱，左侧霍夫曼征及巴宾斯基征阳性；右侧正常。不能保持坐位，无二便障碍，头颅CT示右侧基底节区脑梗死。

请思考：

1. 能为该患者提供哪些康复治疗服务？
2. 常用的康复治疗技术有哪些？

相关知识

物理治疗(physical therapy，PT)是指应用运动、手法以及光、电、声、磁、力和热等物理学因子作用于人体以治疗疾病的方法的总称。在康复医学中将前者称为运动治疗，而后者称为物理因子治疗。物理治疗包括运动治疗和物理因子治疗两个部分。

一、运动治疗

(一) 基本概念

1. 运动治疗

运动治疗是指以运动学、生物力学和神经发育学的基本原理，采用主动或被动的运动，通过改善、代偿和替代的途径，来纠正人的身体、心理、情感及社会功能障碍，提高健康水平的一类康复治疗措施。

2. 等长运动

等长运动是指以增高肌肉张力来对抗一个固定阻力的运动，如举重、倒立、瑜伽等运动，称为静态运动。

3. 等张运动

等张运动是肌肉收缩时肌纤维缩短，而作用在肌肉上的负荷不变，运动过程中肌肉张力不发生明显变化，如慢跑、步行和游泳等运动，亦称为有氧运动。

4. 等速运动

等速运动是指在关节运动过程中，运动速度恒定而阻力可变，运动速度预先在等速装置上设定，在测试过程中肌肉用力，仅使肌肉力量增加、力矩输出增加，而不改变运动过程中角速度的大小，即运动速度恒定。

(二) 运动治疗的特点

1. 主动参与

在运动治疗过程中，应注重调动患者的主观能动性和激发其潜在功能，要求患者及相关人员积极主

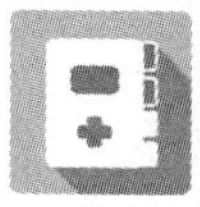

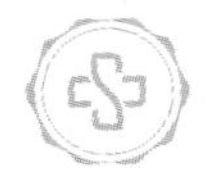

动配合并参与治疗全过程，促进患者的身心功能恢复。

2. 防治结合

运动治疗不仅能促进疾病的临床治愈和功能恢复，还可防止和减少并发症的发生或减轻不良后果，提高患者意志力，强身健体。

3. 整体康复

运动治疗中肌肉关节的活动可锻炼局部器官功能，也可通过神经反射和体液调节来改善全身情况，以达到全面康复的目的。

（三）运动治疗的分类

1. 依据肌肉收缩方式分类

可分为等张运动、等长运动和等速运动，等张运动又有向心性运动和离心性运动之分。

2. 依据运动方式分类

可分为被动运动、助力运动、主动运动和抗阻运动。

（四）运动治疗的主要内容

运动治疗技术内容丰富、项目较多，依据目前临床常用的治疗方法，主要分为基本技术和特殊技术两大类。基本技术包括肌力训练、关节活动度训练、牵伸技术，体位转移技术、平衡与协调训练、步行训练、呼吸训练及医疗体操等；特殊技术包括 Bobath 技术、Brunnstrom 技术、Rood 技术、PNF 技术、运动再学习等。

1. 肌力训练

肌力训练是增强肌力的主要方法，广泛应用于神经系统疾病和骨关节疾病引起的运动功能障碍，通过肌力训练可以增强患者的肌力，使其能够完成更高水平的肌力活动，为日常生活动作、协调、平衡及步态训练做准备。肌力训练前必须先对训练部位的肌力进行评价，可依据 Lovett 分级法，针对不同级别的肌力采用不同的方式进行肌力训练。

（1）0～1 级肌力：因为肌肉失去神经支配后呈迟缓性瘫痪，应采取被动保护措施，由人力或器械进行肌肉刺激，如肌肉电刺激或推、揉、捏等，也要进行关节的被动活动来强化患者对运动的感觉，因而应该缓慢地进行运动，并且必须使患者的注意力集中于运动。

（2）1～2 级肌力：因为肌力较弱，尚不能独立主动完成运动动作，需采取助力运动训练，常用徒手、悬吊、浮力等助力运动方式。

（3）3～5 级肌力：因为肢体能对抗重力，可以进行主动运动，逐渐由主动运动发展到抗阻运动。训练中应采取正确的体位和姿势，防止代偿运动。这类训练根据肌肉收缩类型分为抗等张阻力运动、抗等长阻力运动及等速运动。

2. 关节活动度训练

关节活动度训练是利用各种方法来维持和恢复因组织粘连或肌肉移变等因素所引起的关节活动障碍。关节活动度训练能改善和维持关节的活动范围，以利于患者完成功能性活动，常用于关节内、外纤维组织挛缩或瘢痕粘连所引起的关节活动度障碍。常用的训练方法有主动训练、助力训练和被动训练。

（1）关节主动运动：由患者自己完成的关节活动，如屈曲-伸展、内收-外展、旋转等主动活动，可以促进关节囊及周围组织的血液循环，具有温和的牵拉作用，能松懈疏松的粘连组织，牵拉挛缩不严重的组织，有助于保持和增大关节活动度。常用的方法是各种徒手医疗体操，可个人练习或相同关节功能障碍患者分组集体练习。

（2）关节主动助力运动：常用的有器械练习、悬吊练习和滑轮练习。

①器械练习：利用杠杆原理，以器械为助力，带动活动受限的关节进行活动。应用时要根据病情及治疗目的，选择相应的器械，如体操棒、肋木以及针对四肢不同关节活动障碍而专门设计的练习器械，如肩关节练习器、肘关节练习器、踝关节练习器等。

②悬吊练习：利用挂钩、绳索和吊带将需要活动的肢体悬吊起来，使其在去除肢体重力的前提下进行钟摆样的主动活动。

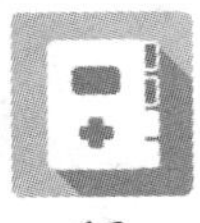

③滑轮练习：利用滑轮装置和绳索，通过健侧肢体帮助患侧肢体活动。如肩周炎患者可采用上肢滑轮练习。

(3) 关节被动运动：根据力量来源分为两种，一种是由经过专门培训的治疗师完成的被动运动，如关节可动范围的运动和关节松动技术等；另一种是借助辅助设备在关节活动允许范围内完成的运动，如持续性被动活动和关节牵引术等。

①关节可动范围的运动：由护理人员根据关节运动学原理完成的关节各个方向的被动活动，主要作用是维持关节现有的活动范围，预防关节挛缩。

②关节松动技术(joint mobilization)：由治疗师利用较大振幅、低速度的手法，在患者关节活动范围内进行的一种针对性很强的手法操作技术，主要利用关节的生理运动和附属运动被动活动患者关节，以达到维持或改善关节活动度、缓解疼痛的目的。由于澳大利亚治疗师 Maitland 发展了这项技术，故又称 Maitland 手法。常用手法包括关节的摆动、滚动、滑动、旋转、牵拉和分离等。该技术以关节活动的可动范围为标准，操作手法分为四级，临床应用时，要依据病情选择手法等级：Ⅰ、Ⅱ级适用于因疼痛引起的关节受限，Ⅲ级适用于关节疼痛伴僵硬，Ⅳ级适于关节周围软组织粘连、挛缩(图 5-1)。

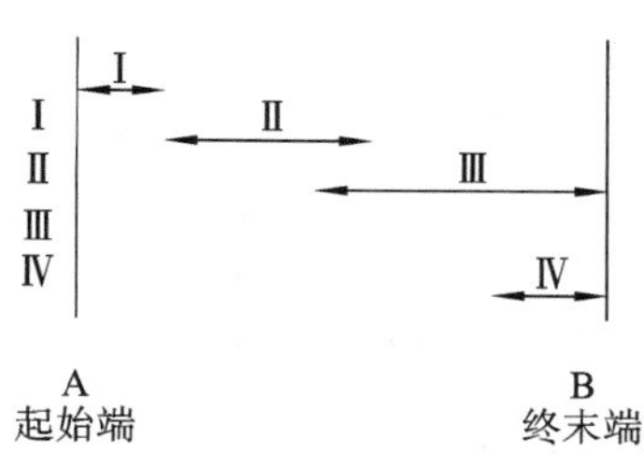

图 5-1 关节松动技术分级

A 至 B 为关节活动允许范围

③持续性被动活动(continuous passive motion，CPM)：由加拿大著名骨科医生 Albert Robert 提出并运用于临床的一种治疗方法，该方法利用机械或电动活动装置，使手术肢体在术后能进行早期、持续性、无痛范围内的被动活动。CPM 可缓解疼痛，改善关节活动度，防止关节挛缩和粘连，消除手术和制动带来的并发症。

④关节牵引术：应用力学中作用力与反作用力的原理，通过机械装置，使关节和软组织得到持续的牵伸，达到复位、固定、解除肌肉痉挛和改善关节挛缩以恢复关节功能的目的。脊柱牵引能使相应的椎间隙和椎间孔增大，从而改善神经根受压程度、解除压迫症状；使紧张痉挛的肌肉放松，牵伸挛缩肌群，改善血液循环，缓解疼痛；改善僵硬关节的活动范围。根据牵引体位分为坐位牵引、卧位牵引、立位牵引等。根据牵引部位分为颈椎牵引、腰椎牵引、四肢关节牵引等。

3. 牵伸技术

牵伸技术是指运用外力(人工或器械)牵伸短缩或挛缩组织并使其延长的一门运动治疗技术。牵伸的作用：增大关节的活动范围；防止组织发生不可逆性挛缩；调节肌张力；阻断恶性循环、缓解疼痛；提高肌肉的兴奋性。

(1) 牵伸分类：①根据牵伸力量的来源分为手法牵伸、机械(电动)牵伸、自我牵伸。②根据牵伸力量来源和参与程度分为被动牵伸、主动牵伸。

(2) 牵伸程序：

①牵伸前评估：明确关节活动受限的相关情况；选择适当的牵伸方法。

②牵伸前准备：解释训练目的与步骤，取得患者的理解与配合。

③将患者置于舒适、稳定的体位，使训练在最佳运动平面完成；尽量暴露治疗部位；让患者尽可能放松，并告知训练强度为可耐受水平；必要时在牵张前应用放松技术、进行热疗和热身训练，以增强被牵张组织的延展性，降低损伤的可能性。

④牵伸技术参数设置：a. 患者体位：一般选择卧位、坐位和立位(根据不同牵伸方法选择)。b. 治疗师位置和规范术语：根据牵伸部位需要及时调整。c. 牵伸方向：牵伸力量的方向应与肌肉紧张或挛缩的方向相反。d. 牵伸强度：以不导致疼痛或损伤为度。正常情况下，患者在牵伸过程中感到轻微疼痛是允许的，但要以能够耐受为原则，一般低强度长时间的持续牵伸效果优于高强度短时间的牵伸。e. 牵伸时间：手法被动牵伸是最常用的牵伸技术，牵伸持续时间为每次 10～15 s，重复 10～20 次；机械牵伸为 15～20 min，每天 1～2 次，10 次为一疗程，一般进行 3～5 个疗程。

⑤牵伸顺序：牵伸操作时应按照一定的顺序，如由头到脚、由近端到远端等。

⑥牵伸过程：牵伸力度的施加应缓慢进行，在牵拉的末端(或关节活动范围的末端)做 5～10 s 的短

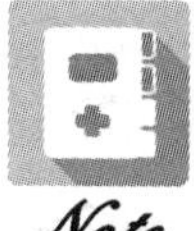

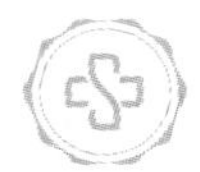

暂停留，在感觉肌张力降低后，再增大关节活动度。

⑦关注治疗反应：在康复过程中需对患者进行定期评估，根据具体情况和个体差异制定合理的参数。

(3) 适应证：由于软组织挛缩、粘连或瘢痕形成，肌肉、结缔组织和皮肤缩短，导致关节运动范围缩小；软组织挛缩影响了日常功能活动。

(4) 禁忌证：关节内或关节周围组织有炎症，如结核感染，特别是在急性期；新近发生的骨折；新近发生的肌肉、韧带损伤，组织内有血肿或有其他创伤体征存在；神经损伤或神经吻合术后1个月内；关节活动或肌肉被拉长时剧痛；严重的骨质疏松。

(5) 注意事项：①牵伸前必须先进行康复评估。②避免过度牵伸，力量要适度、缓慢、持久。③避免牵伸水肿组织。④避免过度牵伸肌力较弱的肌肉。⑤为了避免牵伸中挤压关节，对关节可稍加分离。⑥患者必须积极配合治疗。⑦牵伸结束前，应逐渐减弱牵伸力。⑧牵伸训练后，患者出现牵伸部位肿胀或明显疼痛，提示牵伸强度过大，应注意调整。

4. 体位转移技术

体位转移技术是指患者从一种体位转换到另一种体位的过程，包括床上转移、卧坐转移、坐站转移，轮椅与床、轮椅与坐便器间的转移等内容。依据患者的实际情况分为被动转移、辅助转移和主动转移三种，不同的转移方法所遵循的训练原则不同，在后面“常用康复护理技术”部分有详述。

5. 平衡训练

平衡训练主要包括静态平衡和动态平衡(自动动态、他动动态)。训练时所取的体位应由最稳定的体位逐渐过渡到最不稳定的体位。逐步缩减患者的支撑面积和提高身体重心，在保持稳定的前提下逐步增加头颈和躯干运动，由睁眼训练保持平衡，过渡到闭眼的平衡训练。目前针对平衡训练的方法有很多种，如转身、伸手取物、抛接球训练等。平衡训练前，应要求患者精神放松，减少紧张或恐惧心理；训练过程中，医护人员应在患者身旁密切监护，避免患者跌倒发生二次损伤，当患者出现头晕、头痛或恶心症状时则应停止训练。

6. 协调训练

协调功能障碍又称共济失调，包括深感觉性、小脑性、前庭迷路性及大脑性的运动失调，帕金森病及由不随意运动所致的协调性障碍。协调训练是以发展神经肌肉运动控制协调能力为目的的训练，常用于神经系统和运动系统疾病的患者。它是利用残存部分的感觉系统以视觉、听觉和触觉来管理随意运动，其本质在于集中注意力，进行反复正确的练习。

协调训练方法要适合患者现有功能水平，上肢着重训练动作的准确性、节奏性与反应的速度，下肢着重训练正确的步态。训练顺序：①先易后难，先卧位，再在坐位、立位、步行中进行训练；②先单个肢体、一侧肢体(多先训练健侧或残疾较轻的一侧)，再双侧肢体同时运动；③先训练双侧对称性运动，再训练不对称性运动；④先缓慢，后快速；⑤先睁眼做，再闭眼做。

7. 步行训练

步行是在神经系统和运动系统的双重支配与控制下完成的高度自动化的协调、对称稳定运动。步行训练前要求患者肌力、平衡能力和协调能力等均达到一定水平。步行训练的特点是利用各种康复手段，最大限度地帮助患者提高步行能力、矫正异常步态，促进患者独立转移，提高生活质量，回归社会。步行训练的方法包括基础训练、步行分解训练、下肢机器人训练、室内步行训练和社区性步行训练。

8. 呼吸训练

呼吸训练的训练目标：改善通气；改善呼吸肌的肌力、耐力及协调性，减少肌肉强直的固定作用；促进排痰和痰液引流；保持或改善胸廓的活动度；建立有效的呼吸方式；促进放松；增强患者的整体功能。

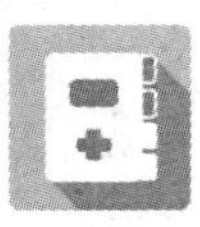

呼吸肌强化训练内容：①增强膈肌、肋间肌和腹外肌的训练。a. 对于只能取卧位的患者，由治疗师用手法按摩肋间肌。b. 对于可以坐起的患者，进行缓慢起坐练习和侧方起坐练习以增强腹肌。②增强胸肌、腰背肌的训练：a. 可取坐位，以前屈辅助呼气，以后伸辅助吸气；b. 可取立位，双手持体操棒，双足

Note

开立，上举时吸气，放下时呼气；c. 双手斜向上举体操棒，向右侧屈时吸气，向左侧屈时呼气，双手持体操棒向后转体时吸气，转回原位时呼气。

9. 医疗体操

医疗体操是专门用来防治疾病的体操，对创伤、术后及瘫痪的功能恢复及预防和治疗内科疾病具有良好作用。该方法选择性强、动作简单易学、易控制运动量、易掌握且适应性广。常用的医疗体操有颈椎操、腰椎前凸矫正操、脊柱侧弯矫正操、肩周炎操、呼吸操和下腰痛的医疗体操等。

10. 特殊技术

(1) Bobath 技术：又称神经发育疗法(NDT)，是英国物理治疗师 Bobath 夫妇创立的治疗技术。其主要应用于神经系统损伤引起的运动功能障碍的康复治疗。临床应用于脑瘫患儿和偏瘫患者有一定的效果。

其理论基础：中枢神经系统损伤患者常常表现为异常的姿势和运动模式，影响了肢体的正常活动。Bobath 技术是通过评定患者发育过程中的主要问题，通过抑制患者异常的运动模式和异常的姿势反射，并通过控制关键点诱导患者逐步学会正常的运动模式。

(2) Brunnstrom 技术：瑞典物理治疗师 Brunnstrom 在 20 世纪 50 年代提出的，他在综合临床观察和应用的基础上，提出了脑损伤后恢复的 6 阶段理论，并据此创立了一套治疗脑损伤后运动障碍的方法。

该技术最基本的治疗方法是强调早期利用异常的运动模式，应用联合反应、原始反射、皮肤及本体刺激等引出刻板的共同运动，共同动作逐渐被修正和抑制，分离为较单一的动作，最终出现随意的分离运动。

(3) Rood 技术：源自 20 世纪 30 年代的发育和神经生理理论，又称多种皮肤感觉刺激技术，是美国物理治疗师 Margaret Rood 在 20 世纪 40 年代提出来的。其治疗原理：任何人体活动都是由先天存在的各种反射，通过不断的应用和发展，并由反复的感觉刺激不断被修正，直到在大脑皮质意识水平上达到最高级的控制为止。应用正确的感觉刺激，按正常的人体发育过程来刺激相应的感觉感受器，就有可能加速诱发运动反应或引起运动兴奋，并通过反复的感觉刺激诱导出正确的运动模式。

(4) PNF 技术：又称本体感觉神经肌肉易化法，由美国生理学家 Herman Kabat 于 20 世纪 40 年代创立，并在脊髓灰质炎患者的康复治疗中使用。物理治疗师 Margaret Knott 和 Dorothy Voss 参与了此项技术的发展工作，并把其应用范围逐步扩展到中枢神经系统障碍患者的康复治疗中。其治疗原理是利用本体刺激，应用多关节、多轴位的螺旋-对角线运动模式，最大限度地使运动肌纤维参与活动，以促进神经肌肉反应和运动功能的恢复。PNF 技术适用于任何有运动控制障碍的患者，目标是调动患者残存的功能，帮助患者获得最高功能水平。

(5) 运动再学习技术(MRP)：澳大利亚治疗师 Carr 和 Shepherd 提出的一种治疗方法，近年来受到我国康复治疗者的重视。其原理是脑卒中患者丧失了发病前已熟练掌握的日常生活活动能力。此方法重点强调要对患者进行早期康复，并鼓励患者主动参与反复训练，尤其是在早期尽可能开始训练患者，重新学习丧失了的运动功能，并掌握这些运动的技巧。

(五) 运动治疗常用的器械

1. 上肢训练设备

悬吊架、弹簧拉力器、墙壁拉力器、哑铃、沙袋、肩关节练习器、前臂内外旋运动器、腕关节屈伸运动器、肘关节牵引训练器、分指板、体操棒、磨砂板、抛接球、重锤式手指肌力训练桌、肋木和肩梯等。

2. 下肢训练设备

起立床、股四头肌训练器、踝关节屈伸训练器、踝关节矫正板、平衡板、平衡杠、助行器、站立架(图 5-2)、阶梯、液压式踏步器(图 5-3)、功率自行车、活动平板等。

3. 其他

姿势矫形镜、训练球、训练床、训练椅、运动垫、牵引装置、辅助器械、等速训练仪等。

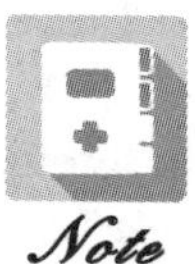

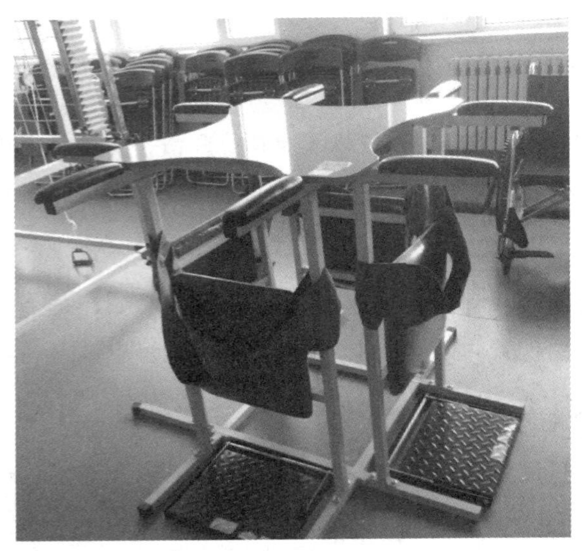

图 5-2　站立架

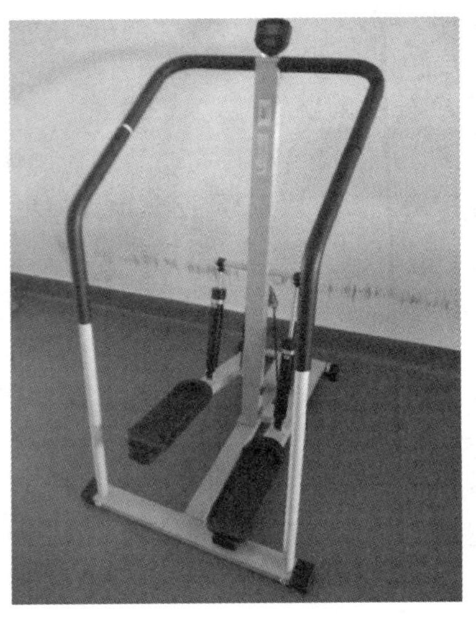

图 5-3　液压式踏步器

(六) 适应证和禁忌证

1. 适应证

骨折术后及稳定期、软组织损伤、关节病变、脱位和损伤(肩关节周围炎、踝关节扭伤、膝关节韧带损伤、髌骨软化症等)、人工关节置换术后、颈椎病、手外伤术后、腰椎间盘突出症或其摘除术后、强直性脊柱炎、类风湿性脊柱炎、截肢术后、断肢再植术后;脑血管病后遗症、脊髓损伤、脊髓灰质炎后遗症、帕金森病、多发性硬化症、周围神经损伤、进行性肌萎缩;脑性瘫痪、进行性肌营养不良;慢性充血性心力衰竭、慢性支气管炎、慢性阻塞性肺疾病、哮喘;糖尿病;风湿性关节炎和类风湿性关节炎等。

2. 禁忌证

(1) 绝对禁忌证:生命体征不平稳;存在严重并发症如肺部感染、泌尿系感染、新发深静脉血栓、压疮;患有传染性疾病;脊柱结核;严重心肺功能障碍;严重骨质疏松;合并其他部位的骨折且未愈合;病理性骨折;骨折延迟愈合、不愈合;内固定物松动等。

(2) 相对禁忌证:视网膜病变、糖尿病肾病等。

二、物理因子治疗

(一) 基本概念

物理因子治疗(physiotherapy),简称理疗,是指应用天然或人工物理因子(力、电、声、光、磁、水等),通过神经、体液、内分泌等生理调节机制作用于人体,以治疗和预防疾病的方法。该方法无创伤,无痛苦,操作简便,易为患者接受,是康复治疗的一种最基本和最重要的手段。常用的物理因子治疗包括各种电疗法、光疗法、超声波疗法、磁疗法、生物反馈疗法、压力疗法、传导热疗法、冷疗法、水疗法等。

(二) 物理因子治疗的分类

1. 自然物理因子治疗

应用大自然的物理因子治疗疾病,包括日光疗法、空气疗法、海水浴疗法、温(矿)泉疗法等。

2. 人工物理因子治疗

通过人工方式获得的电能、光能、热能、机械能等物理因子作用于机体,引起机体各种反应,借以促进、调节、维持或恢复各种生理功能,以达到预防和治疗疾病的目的。

(三) 物理因子治疗的主要内容

1. 电疗法

电疗法(electrotherapy)是指利用电能作用于人体,以防治疾病的方法。常用的电疗法包括直流电

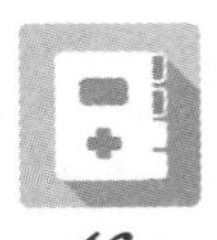

Note

疗法、低频脉冲电疗法、中频电疗法、高频电疗法等。

（1）直流电疗法（galvanization）：使用低电压的平稳直流电通过人体一定部位以治疗疾病的方法，是很早应用的电疗法之一，直流电对人体的作用取决于其在组织中引起的物理、化学变化。目前单纯应用直流电疗法的较少。用直流电将药物离子导入人体以治疗疾病的方法称为直流电药物离子导入疗法，兼有直流电和药物的综合作用。其治疗方法有衬垫法、电水浴法、穴位导入法等。用于治疗神经炎、慢性关节炎、原发性高血压、消化性溃疡、慢性盆腔炎、角膜炎等。

（2）低频脉冲电疗法（low frequency impulse electrotherapy）：应用频率在 1000 Hz 以下的电流治疗疾病的方法，可用于治疗急、慢性疼痛。其特点：①低压、低频，且可调；②无明显的电解作用；③对感觉、运动神经均有强的刺激作用；④有镇痛但无热的作用。低频脉冲电疗法包括经皮神经电刺激疗法、神经肌肉电刺激疗法等。

①经皮神经电刺激疗法：通过皮肤将特定的低频脉冲电流输入人体刺激神经达到镇痛作用的一种电疗方法。频率低限为 0.5～25 Hz，高限为 90～500 Hz，波宽 50～500 Hz，治疗时间 20～30 min，波形有方波、双向脉冲波，频率可根据情况调节。主要作用是镇痛。适用于各种急、慢性疼痛，如偏头痛、颈肩背腰腿痛、术后伤口痛等。禁用于安装心脏起搏器者，以及皮肤病患者、妊娠妇女；颈动脉部位慎用。

②神经肌肉电刺激疗法：应用低频脉冲电流刺激失去神经支配的肌肉以恢复其功能的方法，称为神经肌肉电刺激疗法。当运动神经受损时，肌肉失去了神经的营养作用，出现失神经性和失用性肌萎缩，应用神经肌肉电刺激疗法可使肌肉产生节律性收缩，改善血液循环和营养代谢，以促进神经再生，恢复神经传导功能。常采用三角波或方波的低频脉冲诊疗仪。治疗时一般有运动点刺激法，用点状电极阴极刺激小肌肉的运动点；运动点双极刺激法，用于较大的肌肉，阴极一般放置于被刺激的远端。适用于各类周围神经麻痹、失用性肌萎缩等。禁用于急性化脓性炎症、肿瘤、出血性疾病。

（3）中频电疗法（medium frequency electrotherapy）：应用频率为 1～100 kHz 的电流治疗疾病的方法。其特点：①无电解作用；②可以克服组织电阻，增加作用深度；③对机体组织有兴奋作用；④可使用较大的电流，以引起深部肌肉强烈收缩，但不引起烧灼刺痛感。临床常用方法如下。①音频电疗法：适用于瘢痕疙瘩，粘连、挛缩处，关节炎、肠粘连等时。②正弦调制中频电疗法：适用于关节周围组织的劳损、挫伤、神经痛，如颈椎病、腰椎间盘突出症、关节炎等。③干扰电疗法：适用于周围神经麻痹、肌肉萎缩、关节和软组织损伤、闭塞性脉管炎、雷诺病、胃下垂、习惯性便秘等。禁用于急性感染性疾病、出血性疾病、局部埋有金属、严重心脏病者。

（4）高频电疗法（high frequency electrotherapy）：应用频率高于 100 kHz 的高频电流作用于人体以治疗疾病的方法。其特点：①热效应与非热效应；②治疗时电极可离开皮肤；③对神经肌肉无兴奋作用。高频电疗法依据波长的不同可分为共鸣火花电疗、中波电疗、短波电疗、超短波电疗、分米波电疗、厘米波电疗和毫米波电疗（表 5-1）；依据波形分为减幅振荡电流、等幅振荡电流和脉冲等幅振荡电流，禁用于妊娠、有出血倾向、心肺功能衰竭、恶性肿瘤（小剂量时）、装有心脏起搏器及戴有金属异物者。

表 5-1 高频电疗法依据波长的分类

电疗名称	波长范围/m	波长/m	频率/MHz
共鸣火花电疗	300～3000	300～2000	15 万～100 万
中波电疗	100～300	184	1.625
短波电疗	10～100	11.06,22.12	13.56,27.12
超短波电疗	1～10	7.37	40.68
分米波电疗	0.1～1	0.3278,0.69	32.78,433.9
厘米波电疗	0.01～0.1	0.1225	2450
毫米波电疗	0.001～0.01	0.083	36000

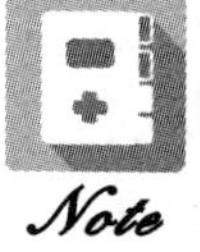

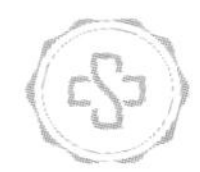

2. 光疗法

光疗法(light therapy)是利用人工光源或日光辐射能量治疗疾病的方法。光波的波长为 180 nm～1000 μm,按波长排列,光波依次分为红外线、可见光、紫外线三部分。常用的有红外线疗法、紫外线疗法、激光疗法和蓝紫光疗法。

(1) 红外线疗法(infrared therapy):应用红外线治疗疾病的方法,称为红外线疗法。红外线是位于红光之外的不可见光线,故称为红外线。治疗波长为 760～400 μm。主要生物学效应是热作用,适用于软组织损伤(24 h 后)、关节炎慢性期、神经炎、炎症浸润吸收期、冻疮、注射后硬结等。禁用于高热、恶性肿瘤、活动性肺结核、有出血倾向者。治疗时将红外线灯头对准治疗部位,距离 30～50 cm,患者感觉温热舒适为宜,每次 20～30 min,每日 1 次,15～20 次为一疗程。

(2) 紫外线疗法(ultraviolet therapy):利用紫外线治疗疾病的方法。紫外线是紫光之外的不可见光线,治疗波长为 180～400 nm,有杀菌、消炎、镇痛、改善局部血液循环、促进伤口愈合、提高免疫力等作用。适用于皮肤急性化脓性感染、急性关节炎、感染或不愈合的伤口、佝偻病、银屑病、变态反应性疾病等。禁用于系统性红斑狼疮、光敏性皮炎、肝肾功能不全等。治疗时测定患者的生物剂量,在病灶局部照射,灯管垂直对准病灶中心,距离 50 cm,用毛巾遮盖好不能照射的部位,一般用红斑量照射,根据病情每次递增生物剂量,并酌情调整。

(3) 激光疗法(laser therapy):应用激光治疗疾病的方法。激光主要有热效应、机械效应、光化效应及电磁效应。低能量激光用于治疗身体各部位表浅炎症、溃疡、过敏性鼻炎、婴儿腹泻等。中等能量激光用于治疗扭挫伤、关节炎、支气管炎、压疮、神经性皮炎等。高能量激光用于治疗皮肤赘生物、色素痣、宫颈糜烂,还可用于手术切割、止血等。禁用于皮肤结核、活动性出血、心肺功能衰竭等患者。常用激光器有氦氖激光器、二氧化碳激光器、氩离子激光器等。

3. 超声波疗法

超声波疗法(ultrasound therapy)是应用超声波治疗疾病的方法。超声波是每秒振动频率在 20 kHz 以上的机械振动波。常用频率为 800～1000 kHz。超声波作用于人体可引起微细的按摩效应、温热效应、理化效应。适用于神经痛、软组织损伤、瘢痕增生、注射后硬结、冠心病、支气管炎等。禁用于恶性肿瘤、出血倾向、心力衰竭、高热等。超声波治疗方法有直接接触法、非直接接触法、超声药物导入疗法和超声雾化吸入疗法等。

4. 磁疗法

磁疗法(magnetotherapy)是应用磁场作用于人体以治疗疾病的方法。磁疗法主要有镇痛、消炎、消肿、降压、降脂、软化瘢痕、促进骨生长等作用。磁疗法应用广泛,用于软组织损伤、关节炎、神经痛、胃肠功能紊乱、消化性溃疡、支气管哮喘、乳腺炎等。禁用于高热、有出血倾向、重度心肺功能障碍等患者。常用的磁疗法有静磁场法(磁疗帽、磁背心、磁腹带)、动磁场法(旋转磁疗机、磁电动按摩机、电磁疗机)、磁化水疗法(磁化饮水器)等。

5. 传导热疗法

传导热疗法(conductive heat therapy)是以各种热源为介质将热直接传导于人体以治疗疾病的方法,具有镇痛、消炎、解痉、加速组织修复生长、松解粘连等作用。适用于关节强直、术后粘连、瘢痕挛缩、骨性关节炎、肌肉痉挛、神经痛等。禁用于急性损伤和炎症、局部感觉减退、水肿及有出血倾向等情况。常用方法有蜡疗、泥疗、砂疗、热袋疗、蒸汽疗等。

6. 冷疗法

冷疗法(cryotherapy)是将低于人体温度的寒冷刺激作用于人体以治疗疾病的方法。冷疗法可减慢神经传导速度,降低感觉神经末梢的兴奋性,使组织代谢降低、血管收缩、温度下降。具有镇痛、解痉、降温等作用。适用于急性损伤及炎症、水肿、热灼伤、高热降温等。禁用于血液循环障碍、感觉障碍、周围血管疾病、雷诺病等。常用方法有冷敷法、冰袋法、冰块按摩法、制冷剂喷雾法、冷水浴法等。

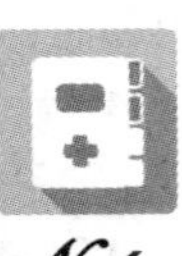
Note

7. 生物反馈疗法

生物反馈疗法(biofeedback therapy)是应用电子技术将人们正常意识不到的身体功能(如肌电、皮肤温度、血压、心率、脑电波等)转变为可以被人感觉到的视听信号,再让患者根据这些信号学会控制自身非随意功能的治疗或训练的方法。主要用于降低神经肌肉兴奋性的松弛训练和提高神经肌肉兴奋性的功能训练等。适用于神经系统功能性疾病和某些器质性病变所引起的嚼肌痉挛、痉挛性斜颈、磨牙、面肌抽动与瘫痪、口吃、职业性肌痉挛、遗尿症、大便失禁;焦虑症、恐怖症及与精神紧张有关的一些身心疾病;紧张性头痛、血管性头痛;原发性高血压、心律不齐;偏头痛;其他如雷诺病、消化性溃疡、哮喘病、性功能障碍、抑郁症、失眠等。常用治疗方法有肌电生物反馈疗法、手指皮肤温度生物反馈疗法、血压生物反馈疗法、皮肤电阻电子生物反馈疗法等。肌电生物反馈是发展最早、最成熟及应用最广泛的生物反馈疗法。

8. 压力疗法

压力疗法(compression therapy)又称加压疗法,是指通过对人体体表施加适当的压力,以预防或抑制皮肤瘢痕增生、防治肢体肿胀的治疗方法,常用于控制瘢痕增生、防治水肿、促进截肢残端塑形、防治下肢静脉曲张、预防深静脉血栓等。该方法经循证医学证实,是防治增生性瘢痕较为有效的方法之一。

9. 水疗法

水疗法(hydrotherapy)是利用水的物理性质以各种方式作用于人体治疗疾病的方法。水的治疗作用有温度刺激、机械刺激和化学刺激,其中温度刺激作用最为显著。适用于脑卒中、颅脑损伤、截瘫、脑性瘫痪、周围神经病损伤所致的肢体运动功能障碍,类风湿性关节炎、骨性关节炎、强直性脊柱炎等骨关节伤病以及肥胖、神经衰弱等的辅助治疗。水疗法包括的种类很多,如冲浴、擦浴、浸浴、淋浴、湿包裹、蒸汽浴、涡流浴、蝶形槽浴、步行浴及水中运动等。

10. 冲击波疗法

冲击波疗法(shock wave therapy)是指利用高能量冲击波进行治疗的物理治疗方法,具有促进组织修复及再生的作用。

(四)物理因子的治疗作用

物理因子的临床应用十分广泛,对许多疾病均有不同程度的治疗效果,具体可概括如下。

1. 消炎作用

多种物理因子具有消炎作用,除可直接杀灭病原微生物外,还可改善局部血液循环、加速炎症物质的消散、增强免疫力等。皮肤、黏膜、肌肉、关节及内脏器官的急、慢性炎症都属于物理因子治疗的适应证。

2. 镇痛作用

在针对疼痛病因进行治疗的基础上,应用恰当的物理因子可较好地达到镇痛目的,即炎症性疼痛可采用上述具有消炎作用的物理因子;缺血性疼痛和痉挛性疼痛可采用温热疗法,改善缺血、消除痉挛;神经性疼痛可应用直流电麻醉药物导入疗法抑制痛觉冲动传入,或可采用低、中频电疗法。

3. 抗菌作用

紫外线有较好的杀菌作用,其杀菌效力最强的光波长为254～257 nm,对金黄色葡萄球菌、枯草芽孢杆菌、铜绿假单胞菌、溶血性链球菌等均有杀灭作用。

4. 镇静和催眠

电睡眠疗法、镇静性药物电离子透入疗法、全身不感温水浴疗法、颈交感神经节超短波疗法、磁场法等能够增强大脑皮质扩散性抑制、解除全身紧张状态,因而产生明显的镇静、催眠效果。

5. 兴奋神经肌肉

低、中频电流(如间动电流、干扰电流、调制中频电流)均可引起运动神经及肌肉兴奋,以治疗周围神经麻痹及肌肉萎缩。

6. 缓解痉挛

由于热能够降低肌梭中传出神经纤维兴奋性,使牵张反射减弱和肌张力下降,故具有热效应的物理因子均可起到缓解痉挛、降低痉挛程度的作用。

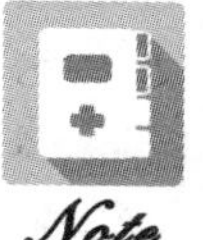

7. 软化瘢痕和消散粘连

石蜡疗法、超声波疗法、直流电碘离子透入疗法可改变结缔组织弹性，提高延展性，因而具有软化瘢痕和消散粘连的作用。

8. 加速伤口愈合

应用小剂量紫外线照射，可防止和控制伤口感染，且能刺激肉芽组织生长，加速伤口愈合。

9. 加速骨折愈合

电流较弱的直流电疗法、经皮电神经刺激疗法（TENS）、干扰电疗法和脉冲磁场法，均能促进骨质生长，加速骨折愈合。

10. 增强机体免疫力

紫外线、红外线、磁场等物理因子均有增强和调节机体免疫力的作用。

11. 脱敏作用

紫外线能将蛋白质分解生成组胺，小剂量组胺不断进入血液，可刺激产生组胺酶，当其达到足够量时，则可分解产生过量的组胺，起到脱敏作用。

12. 治疗癌症

热疗、激光的光敏效应、气化、炭化、低温冷冻等方法在癌症治疗上均取得一定效果。

（五）适应证和禁忌证

1. 适应证

（1）各种急、慢性炎症，感染。

（2）各种软组织损伤。

（3）各种疼痛。

（4）血液循环不良，如脉管炎、雷诺病。

（5）运动功能障碍，如脑损伤、周围神经损伤。

（6）其他：偏瘫、截瘫、截肢、颈椎病、腰腿痛、软组织损伤、关节病、神经炎等疾病所导致的感觉和运动功能障碍及其并发症。

2. 禁忌证

（1）恶性肿瘤、出血体质、活动性肺结核、肝肾功能严重障碍、全身衰弱。

（2）年老体弱者、婴儿、孕妇、感觉功能障碍者。

项目实施

1. 操作前准备

（1）护士准备：洗手、戴口罩，评估患者病情。

（2）用物准备：治疗（PT）床、治疗（PT）凳、康复实训室等。

2. 内容与步骤

操作内容与步骤见表 5-2。

表 5-2 物理治疗

步骤	操作内容与要求	要点提示	注意事项
评估	评估患者状况、残存功能； 评估患者心理状态； 确定患者的配合程度	—	询问患者身体状况，回答患者的问题

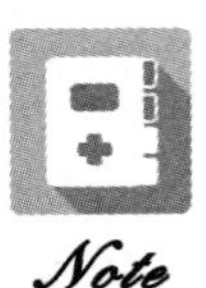

续表

步骤	操作内容与要求	要点提示	注意事项
操作过程1——肌力训练	1. 患者取舒适体位，尽最大努力在无痛范围内完成训练。 2. 根据患者功能受限程度，确定适宜的被动运动、助力运动、主动运动或抗阻运动的运动形式和运动量。 3. 阻力置于肢体远端，避免替代运动。 4. 逐渐增加运动强度或对抗阻力。 5. 训练中应给予有力的语言指令，增强训练效果。 6. 每一种运动可重复3～5次，间隔适当休息，逐渐增加训练次数	1. 训练时应避免用力憋气，尽量选择准确适宜的阻力负荷，在无痛和轻度疼痛范围内进行训练。 2. 注意正确的阻力方向，固定相关肢体。 3. 神经系统疾病的早期可进行肌力训练，需严格控制总的运动量；恢复期或后遗症期可继续肌力训练，以增强肌肉肌力训练效果	对患者进行讲解和鼓励以提高患者的信心和积极性； 严格掌握训练适应证与禁忌证； 选择适宜的运动量和训练节奏； 注意观察患者的心血管反应； 避免代偿运动的出现
操作过程2——牵伸技术	1. 牵伸前评估。 2. 牵伸前准备。 3. 将患者置于舒适、稳定的体位，使训练在最佳运动平面完成；尽量暴露治疗部位；让患者尽可能放松，并告知训练强度为可耐受水平；必要时在牵张前应用放松技术、进行热疗和热身训练，以增强被牵张组织的延展性，降低损伤的可能性。 4. 牵伸技术参数设置。 5. 牵伸顺序。 6. 牵伸过程。 7. 关注治疗反应	牵伸后根据损伤部位、病情的不同对患者治疗反应进行定期评定，从而制定合理的参数。 可对牵伸后的软组织进行冷疗，减少牵伸后肌肉疼痛。 鼓励患者应用获得进展的活动范围进行主动训练或功能性活动	—
操作后护理	让患者放松	—	—
记录	做好相关记录并签名	—	—

实践考核

物理治疗的实践考核见表5-3。

表5-3　物理治疗的实践考核

项目	分值	技术操作要求	评分等级				得分	存在问题
			Ⅰ	Ⅱ	Ⅲ	Ⅳ		
仪表	5	着装整齐，举止端庄、态度亲切	5	4	3	2		
评估	5	1. 评估患者功能障碍、残存功能 2. 评估患者心理状态 3. 确定患者的合作程度	5	4	2	0		
操作前准备	2	洗手、戴口罩，着装整洁	2	1	0	0		
	3	物品准备：PT床、PT凳等	3	2	1	0		

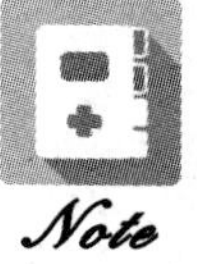

续表

项目	分值	技术操作要求	评分等级				得分	存在问题
			Ⅰ	Ⅱ	Ⅲ	Ⅳ		
操作程序	5	患者准备:将肢体置于舒适的体位、避免束缚	5	4	2	0		
	50	0～5级徒手肌力训练、牵伸技术	50	40	30	20		
	5	观察患者反应,询问患者感受	5	4	3	2		
	10	回答问题正确	10	8	6	4		
	5	时间:20 min	5	4	2	0		
评价	3	操作过程有效沟通	3	2	1	0		
	5	操作熟练度、操作后回答问题的准确性	5	4	2	0		
	2	操作过程注意患者安全	2	1	0	0		
总分	100							

(徐亚超　郭　强)

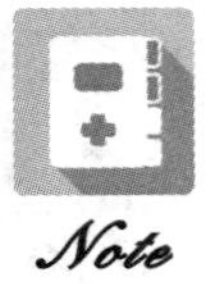

项目六　作业治疗

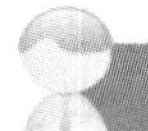

情境导入

患者张某，男，65岁，主因左侧肢体活动不利3天入院。既往有高血压5年，冠心病3年。患者于3天前晨起发现左侧肢体无力，立即到医院就诊，行头颅CT检查，未见异常。给予治疗后，病情仍进一步加重，复查头颅CT示右侧基底节区脑梗死。1天前患者左侧肢体完全瘫痪，现病情无明显变化。查体：血压160/90 mmHg，心肺查体大致正常。神志清楚，言语流利，智力正常，饮水偶有轻度呛咳，左鼻唇沟浅，左侧肢体肌力0级，肌张力低，腱反射稍弱，左侧巴宾斯基征阳性，右侧正常，不能保持坐位。诊断"脑梗死"。请对此患者做出康复评定及日常生活活动训练设计。

相关知识

作业治疗(occupational therapy，OT)是康复医学的重要组成部分，是一个相对独立的康复治疗专业。其是应用有目的的、经过选择的作业活动，对由于身体上、精神上、发育上有功能障碍或残疾，以致不同程度地丧失生活自理和劳动能力的患者，进行评价、治疗和训练的过程，是一种康复治疗方法。

一、概述

（一）概念

WHO对作业治疗的定义：协助残疾者和患者选择、参与、应用有目的和有意义的活动，以最大限度地恢复躯体、心理和社会方面的功能，增进健康，预防能力的丧失及残疾的发生，以发展为目的，鼓励他们参与及贡献社会。

（二）特点

作业治疗着眼于帮助患者恢复或取得正常、健康、有意义的生活方式和能力，有以下几个特点。

(1) 用于治疗的作业是以患者的需要为中心选择的，是有目的的活动。既考虑患者个人日常生活方面的需要，还考虑其家庭生活、社会和职业等方面需要，并且所选择的活动要与患者的环境相关联。

(2) 根据训练和治疗的重要目标，运用作业分析的方法，选择以躯体运动为主，或以情绪调节为主，或以认知训练为主的作业。

(3) 作业治疗的目标是最大限度地恢复或提高患者日常生活活动的自理能力，最终提高生活质量，训练患者成为生活中的主动角色，积极地进行必需的生活活动，而不是被动地成为他人的负担。

(4) 作业治疗重视利用各种辅助器械、工具，以最大可能地补偿器官功能上的不足，用新的方式和器械帮助患者完成生活和工作。

总之，作业治疗是从患者的需要和个人功能的潜力出发，经过作业的训练和治疗，使之逐步适应家庭和社会环境，早日回归社会。作业治疗是联系患者与家庭、社会的纽带，是患者走向社会的助力。

（三）作业治疗与运动治疗的比较

作业治疗与运动治疗都是康复医学的重要组成部分，在康复治疗中具有同等重要的价值，但它们各

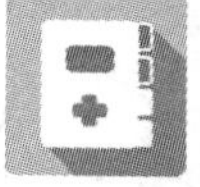

Note

自又有着完整而独立的学科体系。作业治疗与运动治疗的比较见表6-1。

表6-1 作业治疗与运动治疗的比较

项目	作业治疗(OT)	运动治疗(PT)
目标	恢复躯体功能、认知能力、生活自理能力和工作能力	恢复躯体运动功能
范围	针对躯体和心理功能障碍	针对躯体功能障碍
方法	日常生活活动、游戏、趣味性锻炼、辅助器具使用、环境调整等	手法治疗、牵引、医疗体操、耐力训练、肌力训练、各种器械训练等
特点	改善肢体精细协调控制能力,使患者发挥最大潜能,增强手的灵活性和手眼协调性、增强动作控制能力和工作耐力、提高感知认知功能	改善肌力、耐力,增加关节活动度,增强机体的平衡能力,增强运动的协调性
介入时间	一般介入较晚,趣味性较强,主张患者主动参与	较早,多急性期就介入
举例	上街购物(实用步行训练)	平行杠内训练(步态训练)

二、作业治疗的作用

1. 促进机体功能的恢复

包括肌力、耐力、关节活动度、协调性和灵活性等躯体功能,以及认知等心理功能的恢复。

2. 促进职业能力的恢复

伤残者和患者正常生活和工作能力的恢复,必须经过一段时间的调整和适应,作业治疗是恢复他们适应能力最好的形式。

3. 促进残余功能最大限度地发挥

患者利用残余功能参与作业活动,可以预防肌肉萎缩、减轻和预防畸形发生,提高对疼痛的忍受能力。

4. 有助于改善精神状况

通过作业治疗可以调节患者情绪、放松精神,减轻伤残者和患者的恐惧、抑郁、依赖等异常心理和异常行为,帮助他们树立信心,更好地配合康复治疗,提高疗效。

5. 增加就业机会

就业前功能测评,帮助患者确定适合的工种,根据患者实际情况进行技能训练,增加就业可能性。

三、作业治疗的分类

(一)按作业治疗的名称分类

1. 日常生活活动

日常生活活动包括自我照料,如进食、洗脸、刷牙、如厕、更衣等;家务活动,如烹调、打扫、购物等;睡眠活动,如午睡、间歇的休息等。

2. 木工作业

木工作业主要有拉锯、推刨、砂磨木板,可维持和增强上肢肌力,维持上肢关节活动度。

3. 手工业作业

手工业作业包括皮革工艺、木雕工艺及其他小手工业制作。具有提高注意力、培养创造性和耐心、缓和紧张情绪的作用。

4. 编制作业

如手工编织作业可训练手的功能,改善手眼协调能力。

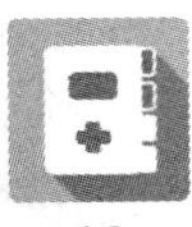

5. 黏土作业

通过对各类黏土进行造型、着色、烧制等活动，可改善细微运动协调，增强手的肌力和增加上肢关节活动度。

6. 电气装配与维修

如家用电器组装与维修、拧螺丝等。

7. 文书类、计算机操作

如电脑打字、接电话、复印、记录等。

8. 认知作业

包括注意、记忆、理解、复杂操作能力等方面作业。

9. 治疗性游戏

治疗性游戏分为智力游戏和活动性游戏，如下棋、搭积木、拼图、追逐、接力等，能有效地促进“参与”，增加患者与他人的沟通，还可放松心情、增加乐趣等，同时可提高手的抓握能力及身体平衡能力。

10. 书法、绘画、园艺活动

这些是一种综合性的作业活动，利用书法、绘画、园艺活动强化全身肌力，维持扩大关节活动度，改善躯体平衡协调能力。

（二）按作业治疗的实际要求分类

1. 维持日常生活所必需的基本作业

如衣食住行、个人卫生等。

2. 消遣性的作业

利用业余时间，进行各种运动、游戏等。

3. 教育性作业

如各种教学活动、唱歌、跳舞等，其目的是提高一种能力。

4. 能创造价值的作业

力求通过作业活动生产出有用的产品，但又不仅仅以产品为目的，如园艺、纺织、陶艺、雕塑、刺绣等。其目的是获得一定的技能。

5. 矫形器和假肢训练

这属于一项特殊的作业活动，即在穿戴矫形器和假肢后进行的各种作业。

（三）按作业活动的目的和作用分类

（1）增强肌力的作业。

（2）减轻疼痛的作业。

（3）增强机体耐力的作业。

（4）改善关节活动度的作业。

（5）改善平衡协调性的作业。

（6）改善灵活性的作业。

（7）改善整体功能的作业。

（8）改善步态的作业。

（9）改善认知、知觉功能的作业。

（10）改善精神和转移注意力的作业。

（11）提高日常生活活动能力的作业。

（12）提高劳动技能的作业。

四、作业治疗评定

作业治疗评定包括收集、归纳、分析资料，诊断和制订个体性治疗计划。通过全面检查，发现患者的日常生活活动受到影响的情况，寻找出患者的问题所在，即进行或完成作业活动能力和技能的过程中存

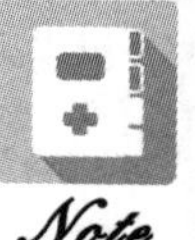

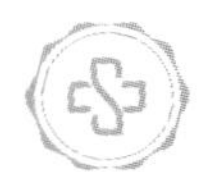

在哪些功能障碍，确定治疗目标，制订有针对性的治疗计划，之后对患者进展和恢复的不同阶段再行评定，最终达到康复的目的。

（一）感觉运动功能

1. 运动功能检查

运动功能检查主要包括关节活动度、肌力、耐力、关节稳定性、姿势控制、粗大运动、精细运动、运动协调性检查等。

2. 感觉功能检查

感觉功能检查主要包括痛觉检查、触觉检查、温度觉检查、位置觉检查及形态觉检查。

（二）认知综合功能

认知综合功能是指运用脑的高级功能的能力，包括觉醒水平、定向力、注意、认识、记忆、顺序、定义、关联、概念、归类、解决问题、安全保护、学习概括等。

（三）日常生活活动能力

日常生活活动能力是指日常生活中的功能性活动能力。日常生活活动可分为基础性日常生活活动和工具性日常生活活动。另外，性生活也是日常生活活动以及生活质量的一个重要方面。

1. 基础性日常生活活动

最基本的生存活动技能，包括活动（如床上的活动、转移）、自我照顾（如穿衣、吃饭、如厕、装饰、洗澡）、交流（写字、打电话）、环境设施的使用（使用钥匙、使用水龙头）等。

2. 工具性日常生活活动

需要更多的解决问题的能力、社会能力和有更复杂的环境因素介入，包括家务活动（做饭、洗衣、打扫卫生）、社会生活技巧（如购物、使用公共交通工具）、个人健康保健（就医、服药）、安全意识（对环境中危险因素的意识、拨打报警电话）、环境设施及工具（如冰箱、微波炉）的使用等。

（四）社会心理功能

社会心理功能是指进入社会和处理情感的能力，包括自我概念、价值、兴趣、介入社会、人际关系、自我表达、自我控制、应对能力、时间安排等。

（五）环境

环境评定是评估患者生活、工作、社会活动中周围环境条件是否对其造成一定的障碍，如对于坐轮椅的患者，在其经常出入的道路中有无轮椅通道有很大影响，需要对其所在的环境设施进行评估，找出不利于患者活动的设施障碍，提出改造的可能。

五、作业治疗功能训练

作业治疗功能训练是指根据不同的个体，选择对其躯体、心理和社会功能有一定帮助的、适合患者个体需要的作业活动，同时考虑患者的兴趣、文化、生活及社会地位等因素。训练重点是对患者进行感觉运动功能、认知综合功能、日常生活活动能力及职业前活动功能训练等，从而使患者达到身体功能、心理社会功能和生活能力的康复，重返社会。

（一）感觉运动功能训练

1. 治疗性练习

（1）增加肌力的练习：主要类型如下。①抗阻等张运动：如使用抗阻的斜面磨砂板。②主动等张练习：如使用锤子，训练上肢肌力，使用橡皮泥训练手的力量。③主动助力练习：如上肢借悬吊带进行一些活动，此种活动主要是等张收缩形式。④被动牵拉：可增加关节活动度。⑤主动牵拉：利用主动肌的力量牵拉拮抗肌。⑥无抗阻的等张练习。⑦抗阻等长练习：用于肌力 2 级以上的肌肉，任何需要保持姿势的动作均为此种练习，如抬高上肢绘画。⑧神经肌肉控制练习。

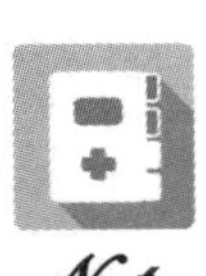

（2）增加耐力的练习：低负荷、重复多次的练习，可增加肌肉的耐力。训练不同姿势下的耐力。

(3) 增加关节活动度和灵活性的练习：主动运动和被动运动均可增加关节活动度与灵活性。被动运动可借助治疗师或一些装置的外力来完成。在这种练习中，稍加阻力的持续牵拉的效果比大阻力的反复快速振动要好。

(4) 增强心肺功能的练习：主要是有氧练习，要达到最大耗氧量的 50%～85%。

(5) 增加协调性的练习：协调性是由本体感觉反馈所控制的自动反应。通过多次的练习，患者的神经系统可以自发地控制肌肉的运动，动作就越发地圆滑自如，无须集中更多的注意力。如利用洗碗等增加双侧上肢协调能力。

(6) 站立训练、感觉刺激及物理治疗等方法可在作业活动之前作为准备工作，或在作业活动中，来增强作业活动的效果。

(7) 感觉训练：对存在感觉障碍的患者有针对性地进行健侧和患侧的同步治疗，强化正确感觉的输入，包括疼痛觉、触觉、温度觉、本体觉等，反复练习，以达到最好的效果。

2. 生物机械方法

运用运动的生物力学原理进行作业活动的方法是生物机械方法。主要适用于非中枢神经系统疾病导致的运动障碍者，如类风湿性关节炎、骨折、截肢、烧伤、脊髓损伤、肌营养不良者等。分为以下两种。

(1) 实用性活动：它是作业治疗最主要的内容和最基本的治疗方式，同时也只有作业治疗将实用性活动作为重点。实用性活动是患者在日常生活及工作中可应用的、有目的、有功能性的活动，是患者主动参与的活动。实用性活动包括绘画、书法、演奏、舞蹈、编织、剪纸、泥塑、金工、木工、游戏、体育项目、娱乐活动、自我照顾活动、家务料理等。通过实用性活动，可以促进患者的自主随意运动，加强患者的社会意识，同时，也可发现患者的潜能，进行再就业方面的训练。

(2) 非实用性活动：它是强调利用患者的运动功能来完成的活动，活动本身无实用性。此类活动又分为以下两种。①可能性活动：常用的有使用斜面磨砂板、在桌面上堆积木、使用桌面训练板（如拼图、匹配等）、生活工作中各种精细运动的物品的应用（如拉链、纽扣、门把手、水龙头、电源插座、电灯按钮等的应用）、高级技能训练活动（如计算机操作等）。可能性活动为患者进行实用性活动提供了可能性，这种活动需每天练习，并要纠正其错误。②附加活动：附加活动是为作业活动做准备的，包括站立训练、感觉刺激及物理方法等。

（二）认知综合功能训练

对患者的定向力、注意、记忆、关联、概念、归类、解决问题、安全保护等分别进行训练。如：可用简单的问题提问，或反复声音刺激来提高觉醒水平；让患者每天说出空间、时间来刺激提高患者的定向能力；用患者熟悉的事物帮助患者提高记忆等。

计算机辅助训练是最直观、省力，又能提供反馈的治疗方法。由计算机输出的声音信号帮助患者促进听觉记忆，输出的文字、图画等促进文字、图像记忆，并有利于定义、概念、解决问题的训练，计算机中的各种游戏对患者的注意力、认知能力、学习能力等有很好的促进作用。

（三）日常生活活动能力训练

1. 基础性日常生活活动

按吃饭→洗漱→转移→上厕所→脱衣服→穿衣服的顺序来训练，但还需根据患者的特殊残疾和局限性、家庭条件等制订训练程序。根据患者的具体情况，教给患者一些技巧并进行指导，主要包括穿、脱衣服，吃饭、洗漱、上厕所、洗澡等活动的技巧和方法，必要时为患者配置辅助用具。

2. 工具性日常生活活动

应当教会患者如何安排并进行家务活动（如做饭、洗衣、打扫卫生），让患者学会社会生活技巧（如购物、使用公共交通工具）、个人健康保健（就医、服药）技巧，树立安全意识（对环境中危险因素的意识、拨打报警电话），学会环境设施及工具（如冰箱、微波炉）的使用方法。

（四）心理性作业活动功能训练

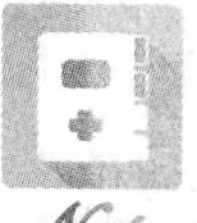

通过活动给患者以精神上的支持，减轻患者的不安和焦虑，或给患者提供发泄不满情绪的条件，主

要包括各类文体活动和园艺活动，要设法创造条件，促进患者与其家人、朋友的沟通，调动患者参与的积极性，增强患者内在的价值感和自尊感，是一种特殊的心理治疗方法。心理性作业活动可以是适合患者年龄的各种娱乐活动，如球类活动、游戏、下棋等。

（五）职业前活动功能训练

职业前活动功能训练是为最大限度地使患者重返工作岗位而专门设计的有目标的个体化治疗程序，以真实的或模拟的工作活动作为手段，包括能够为社会创造物质或提供服务的活动。可有报酬或无报酬。

（六）矫形器、自助具的使用训练

矫形器与自助具的使用是作业治疗的方法之一，是患者在日常生活娱乐和工作中充分利用残存功能、弥补丧失的功能而研制的一种简单、实用的帮助障碍者自理的器具，如改造的碗、筷子，加粗改进的勺、叉等。

六、作业治疗的注意事项

(1) 作业治疗强调患者的主动参与，需充分调动患者的主观能动性，使其尽全力。若患者主动性不足会影响治疗效果，应寻找原因，必要时调整治疗方案。

(2) 选择治疗项目应根据患者的具体情况因人而异，充分利用已有有利条件，因地制宜。

(3) 训练过程中应有治疗师或家属在旁边指导和监护，保证安全。

(4) 注意与运动治疗、心理治疗等其他治疗方法密切配合，以提高疗效。

(5) 治疗中要定期评定，依据功能状况及时调整和修订方案。

(6) 作业治疗需要长期坚持，直至患者恢复生活自理能力或劳动能力，重返社会。

课堂实践

一、实训目标

1. 知识目标

熟练掌握日常生活活动能力训练特点、日常生活活动能力评定方法，熟悉日常生活活动能力训练设计方法。

2. 能力目标

为需要日常生活活动能力训练的患者设计日常生活活动能力训练计划。

3. 素质目标

对日常生活活动能力训练患者表现出高度的责任感。

二、实训准备

1. 护士准备

洗手、戴口罩，评估患者病情。

2. 用物准备

Barthel指数评定量表、功能独立性评定（FIM）量表、洛文斯顿作业治疗认知评定成套测验（LACTA）、肌力评定用具、关节活动度（ROM）评定用具、汉密尔顿焦虑评定量表（HAMA）、纸、笔、各种认知功能评定用具、直立床、轮椅、各种运动训练器械、认知功能训练用具、日常生活物品等。

三、实训方法

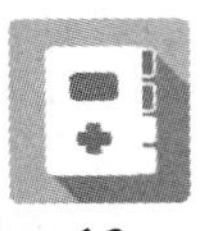

两人一组，一人扮演患者，另一人扮演康复护士，进行日常生活活动能力训练设计及康复护理操作练习。

四、实训内容及操作要求

操作内容与步骤见表 6-2。

表 6-2 作业治疗

步骤	操作内容与要求	要点提示
素质要求	着装整齐、仪表大方、举止端庄、态度亲切、精神饱满	要有较好的沟通技巧、表现出高度的责任感
评估	评估患者体质、心理状态(对患者进行全面康复评定、Barthel 指数评定、FIM 等)。 确定患者的配合程度	—
操作前准备	洗手、戴口罩。 物品准备:Barthel 指数评定量表、FIM 量表、洛文斯顿作业治疗认知评定成套测验(LACTA)、肌力评定用具、关节活动度(ROM)评定用具、汉密尔顿焦虑评定量表(HAMA)、纸、笔、各种认知功能评定用具、直立床、轮椅、各种运动训练器械、认知功能训练用具、日常生活物品等	—
操作过程——日常生活活动能力训练设计的康复护理操作	患者准备:核对患者姓名、诊断等。 评估:对患者进行康复功能,包括认知功能、情绪障碍、行为障碍、运动功能、日常生活活动能力、言语功能、感觉功能等方面的评估,相关内容参见前文。 记录评估结果并分析、制订康复治疗目标,根据康复治疗目标为患者设计日常生活活动能力训练方案。常用方法如下: 床上运动训练:①翻身运动训练;②卧、坐转换训练;③坐、站转换训练;④床、椅转换训练。 室内活动训练:①扶墙步行训练;②上下楼梯训练;③拐杖助行器使用训练;④ 轮椅使用训练。 基础性日常生活活动能力训练:①饮食训练;②更衣训练;③ 如厕训练;④ 大小便控制训练;⑤ 个人卫生打理训练。 家务活动训练:①清扫训练;②家用电器使用训练;③烹饪训练;④物品整理训练。 实施训练:根据设计好的日常生活活动能力训练方案依次指导患者进行训练。 评价:评估治疗效果是否达到预期目标	核对姓名、诊断要仔细。 评估要点参见操作内容,根据各项康复评定结果设计的日常生活活动能力训练方案要合理,注意掌握循序渐进、量力而行的原则,要控制训练负荷。 训练过程中,要密切注意患者病情变化,随时调整活动量和频度。 注意患者的活动是否合乎要求,并随时纠正不正确的动作
操作后护理	让患者放松	—
记录	记录治疗过程并签名	—

实践考核

作业治疗的实践考核见表 6-3。

表 6-3 作业治疗的实践考核

项目	分值	技术操作要求	评分等级				得分	存在问题
			Ⅰ	Ⅱ	Ⅲ	Ⅳ		
仪表	5	着装得体,举止大方、态度温和	5	4	3	2		

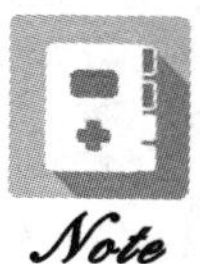

续表

项目	分值	技术操作要求	评分等级				得分	存在问题
			Ⅰ	Ⅱ	Ⅲ	Ⅳ		
评估	5	患者主要症状、相关因素、体质、心理状态	5	4	3	2		
操作前准备	2	洗手、戴口罩	2	1	0	0		
	3	物品准备:Barthel 指数评定量表、FIM 量表、洛文斯顿作业治疗认知评定成套测验(LACTA)、肌力评定用具、关节活动度(ROM)评定用具、汉密尔顿焦虑评定量表(HAMA)、纸、笔、各种认知功能评定用具、直立床、轮椅、各种运动训练器械、认知功能训练用具、日常生活物品等	3	2	1	0		
操作程序	5	认知功能评估	5	4	3	2		
	5	情绪障碍评估	5	4	3	2		
	5	行为障碍评估	5	4	3	2		
	5	运动功能评估	5	4	3	2		
	5	日常生活活动能力评估	5	4	3	2		
	5	言语功能评估	5	4	3	2		
	5	感觉功能评估	5	4	3	2		
	5	记录评估结果并进行分析	5	4	3	2		
	5	制定康复护理目标	5	4	3	2		
	5	根据康复护理目标,设计日常生活活动能力训练方案	5	4	3	2		
	5	床上运动训练方案设计	5	4	3	2		
	5	室内活动训练方案设计	5	4	3	2		
	5	基础性日常生活活动能力训练方案设计	5	4	3	2		
	5	家务活动训练方案设计	5	4	3	2		
	5	根据设计好的日常生活活动能力训练方案依次指导患者进行训练	5	4	3	2		
评价	3	操作过程有效沟通	3	2	1	0		
	5	操作熟练	5	4	3	2		
	2	操作过程注意患者安全	2	1	0	0		
总分								

(郑敏娜　郭　强)

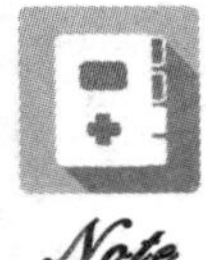
Note

项目七　言语与吞咽障碍治疗

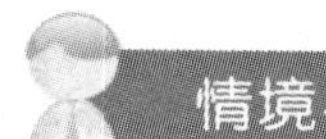
情境导入

患者，男，67 岁。4 天前出现左侧肢体不能活动，无头痛、恶心及呕吐症状，饮水偶有轻度呛咳。

查体：血压 160/90 mmHg，神志清楚，言语流利，智力正常，左侧鼻唇沟变浅，左侧肢体肌力 0 级(Brunnstrom 分级 1 级)，肌张力低，腱反射稍弱，左侧霍夫曼征及巴宾斯基征阳性；右侧正常。不能保持坐位，无二便障碍，头颅 CT 检查示右侧基底节区脑梗死。

请思考：

1. 针对该患者存在的吞咽障碍，治疗的目标是什么？
2. 如何对该患者实施吞咽功能训练？

相关知识

一、言语治疗

(一) 概述

1. 基本概念

言语治疗(speech therapy，ST)是指通过各种手段对有言语障碍者进行针对性的治疗，使其重新获得最大的沟通与交流能力，其目的是改善言语功能。所采用的手段是言语训练，或借助交流替代设备如交流板、交流手册和手势语等。

2. 训练方式

(1) 一对一训练：一名医护人员负责一名患者的训练方式。根据患者具体情况，制订个人训练计划和具体语言训练内容。训练过程中，患者注意力集中，刺激条件易控制，治疗针对性强，可及时调整。

(2) 自主训练：患者经过一对一训练后，充分理解语言训练的方法和要求，具备独立训练的基础。医护人员可将部分需要反复训练的内容让患者进行自主训练，并定期检查。训练内容及训练治疗量由医护人员设计决定。

(3) 集体训练：集中各种类型及不同程度的言语障碍者，以小组形式进行言语训练。该训练能改善言语障碍者对社会的适应性，减少其心理不安，提高其交流欲望，同时为其提供交流场所，对改善因言语障碍所致的其他障碍问题(如心理、情绪方面等)具有积极作用。

(4) 家庭训练：将评定和制订的治疗计划介绍和示范给家属，并通过观摩、阅读指导手册等方法教会家属训练技巧，再逐步过渡到回家进行训练。医护人员定期检查和评定，并调整训练内容。

3. 适用人群

凡有语言障碍者均可接受言语治疗。因言语训练是训练者与言语障碍者间的双向交流，故对伴有严重意识障碍、情感障碍、行为障碍、智力障碍、重度痴呆或有精神疾病的患者，以及无训练动机或拒绝接受治疗者，言语治疗难以实施或难以达到预期效果；出现全身状态不佳、接受一段时间的系统语言训

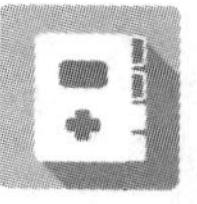

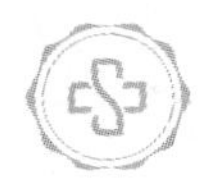

练,已达到相对静止状态(也称平台期)的患者,应停止训练。

4. 治疗原则

(1) 早期进行,抓住时机:言语训练开始得越早,康复的效果越好。一般发病后 3～6 个月为治疗康复的最佳时间。

(2) 针对性强,及时评定:言语障碍患者病因、症状、类型、程度各有不同,在治疗前要进行全面细致的功能评定,辨明患者的听、说、读、写的障碍程度,制订治疗方案及了解治疗效果。随时进行评定,肯定或修改方案。

(3) 难易适度,循序渐进:在制订治疗方案时注意难易适度,应该遵循循序渐进的原则,先易后难,使患者建立主动参与的信心和决心。如果听、说、读、写功能均有障碍,治疗应该从听理解能力开始,治疗重点放在口语的训练上。

(4) 形式多样,长期坚持:虽然发病后 3～6 个月为治疗康复的最佳时间,但其对于发病后 2～3 年的患者仍可能还有康复效果。所以言语训练需要长期坚持,不轻言放弃,要坚持多样形式的训练,提高患者对训练的兴趣。

(二) 失语症的治疗与护理

1. 治疗目标

根据波士顿诊断性失语症检查法评定的严重程度分级标准,确定患者的治疗目标(表 7-1)。

表 7-1 失语症患者治疗目标

程度	严重程度分级/级	长期目标
轻度	4、5	改善言语功能,力争恢复就业
中度	2、3	充分利用残存功能,在交流上做到基本自如
重度	0、1	利用残存功能和代偿方法,进行简单的日常交流

2. 治疗时机

言语训练开始时间应选择患者意识清楚、病情稳定、能耐受集中训练 30 min 左右。训练前需做言语等级评定,根据患者失语的类型及程度给予针对性训练。患病后 3～6 个月是言语功能恢复的高峰期,如患病 2～3 年的患者坚持系统、强化的言语治疗,仍会有不同程度,甚至明显的改善。

3. 治疗原则

(1) 给患者事先选择好刺激,如图片、文字、食物等。

(2) 若患者出现正确的反应(正反应),告知患者回答正确(正强化);若不正确(错误反应),则告知错误(负强化)。

(3) 在医护人员的帮助下,使患者努力做出正反应,并固定和保持。正反应一旦固定,则移向上一阶段的项目。

(4) 反复进行,直至达到目的阶段。

4. 治疗方法

(1) 听理解训练:Schuell 刺激法是言语治疗中最常用的方法。它通过反复的语言刺激,促进脑内语言模式的组织、储存和提取。以 Schuell 刺激法为核心,根据患者听理解障碍的严重程度选择合适的训练项目。

①语音辨识:让患者从事先录好的声音(每组一个或多个词语音,如狗叫、掌声、汽车鸣笛声等)中分辨出词语音,一般先为二选一,再逐渐增加选项。

②听词指图:将多张图片摆放于桌面,评定者说出一单词的名称,嘱患者指出所听到单词的图片。其顺序为高频名词、低频名词、任意名词,高频动词、低频动词、任意动词,高频动宾词组、低频动宾词组、任意动宾词组。

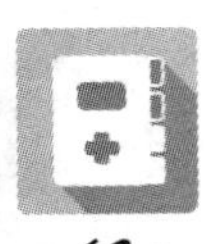
Note

③听语记忆广度训练:又称系列指点训练。用与②相似的方法,评定者说出卡片内容,嘱患者按先

后顺序指出所听到单词的图片，如给其 6 张图片，让其指出其中 2 个或 3 个词。

④句篇听理解：以语句或短文叙述情景画的内容，嘱患者指出对应画面或让患者听一段故事后，回答相关问题。

⑤执行口头指令：先从简单的一步指令开始训练，如"张开嘴"，再逐渐增加到三步或更多指令。

（2）口语表达训练：

①言语表达技能训练：通过逐个训练音素、字及词汇，最后结合成句子。先训练患者发元音"a""u"和易观察的辅音"b""p""m"。可用压舌板帮助患者使其发音准确，为调整发音，嘱患者对着镜子多进行练习。

②改善发音灵活度的训练：对于发音缓慢费力的患者，嘱其反复练习发音，如发"pa-pa-pa""ta-ta-ta""ka-ka-ka"，然后过渡到发"pa-ta-ka"，反复练习。

③命名训练：先进行听觉训练图片与文字卡片匹配作业，然后用图片或实物让患者呼名。如有困难，可给予词头音、姿势语、选词等提示；亦可利用关联词（成语、谚语、诗词等）引导。如患者不能命名"杯子"，可采用手势、口型、词头音或利用上下文的方式进行提示，可对其说"用来喝水的，有陶瓷的、塑料的……"，经过几次提示，常可获得满意效果。

④扩大词汇的训练：通过单词复述、图片与单词匹配等作业扩大词汇，亦可应用反义词、关联词、惯用语等鼓励患者进行口头表达，如男—女、冷—热、饭—菜、跑—跳等。

⑤复述训练：根据患者复述障碍的程度进行直接复述（单音节、单词、词组、短句、长句等）、看图或实物复述、延迟复述、重复复述等。

⑥描述训练：向患者出示有简单情景的图片，让其描述。

⑦日常生活活动能力交流训练：将训练的单词、句子应用于实际生活，如提问"杯子里装着什么东西？""口渴时，你会怎样？"重症患者进行交流训练时，应运用代偿手段且训练患者正确使用，包括姿势语言（如手势、点头、摇头等）训练和交流板的应用。

（3）阅读理解和朗读训练：根据患者的功能水平（视觉匹配水平、单词水平、语句理解水平和篇章水平），选择适合的阅读和朗读训练。①视觉匹配水平：如词图匹配训练。②单词水平：如给几个反义词连线，语义有联系的词连线（如老师—学校，营业员—商店）。③语句理解水平：如执行指令训练，请把手伸出来。④篇章水平：如阅读理解一段文字叙述，然后回答问题。

（4）书写训练：对于失写患者，训练时应循序渐进，训练顺序为临摹、抄写、自发性书写（看图书写、听写、功能性书写等）。训练中，可根据患者情况选择不同的书写训练内容，如数或词的书写、命名书写、便条书写、信件书写、写日记等。

（5）增强或替换交流系统：当重度失语症患者存在严重的言语表达、书写、手势障碍时，可采用增强或替换交流系统。最简单的是交流板/交流册，也可应用高科技辅助交流代偿仪器，如触按说话器、环境控制系统等。简单的交流板应包括日常生活用品与动作的图画，并根据患者需要和不同的交流环境设计。设计前应考虑患者能否辨认常见物品图画、能否辨认常用词、能否阅读简单语句，以及潜在的语言技能是什么。对有阅读能力的患者，可在交流板上补充文字。

（三）构音障碍的治疗与护理

1. 治疗原则

（1）针对言语表现进行治疗：言语的发生受神经和肌肉控制，身体姿势、肌张力、肌力和运动协调的异常均会影响言语质量。言语治疗多针对异常的言语表现，并非按构音障碍的类型进行治疗。

（2）按评定结果选择治疗顺序：通常按呼吸、喉、腭和腭咽区、舌体、舌尖、唇、下颌运动逐个进行训练。轻、中度患者多以主动训练为主，重度患者因自主运动较差，多采用手法辅助治疗或使用交流辅助系统。

（3）选择合适的治疗方法和强度：恰当的治疗方法可提高疗效，反之会降低患者的训练欲望，使其形成错误的构音动作模式。原则上，治疗的次数越多越好、时间越长越好，但应根据患者的具体情况进行调整，避免过度疲劳，每次治疗时间以 30 min 为宜。

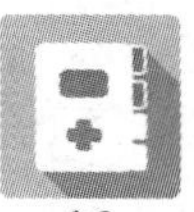

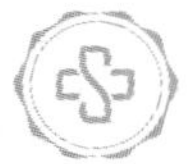

2. 治疗方法

(1) 呼吸训练:呼吸是改善发声的基础。应先调整坐姿,常用的训练如下。

①延长呼气时间的训练:医护人员数1、2、3时,患者吸气;然后数1、2、3,憋气;再数1、2、3,呼气,以后逐渐延长呼气时间直至10 s。呼气时尽可能长时间地发"s""f"等摩擦音,但不出声音,经数周练习,呼气时发音达10 s,并维持这一水平。

②呼出气流控制训练:继续上述练习,在呼气时摩擦音由弱至强,或由强至弱,加强和减弱摩擦音强度;在一口气内尽量做多次强度改变。指导患者感觉膈部的运动和压力,表明患者能够对呼出气流进行控制。亦可嘱患者在数1、2、3、4、5时,改变发音强度。

(2) 放松训练:痉挛型构音障碍的患者常出现咽喉肌群紧张,同时肢体肌张力增高,通过放松肢体的肌紧张,可使咽喉部肌群相应放松。放松训练顺序应为由下肢、躯干、上肢至肩颈头部。

①下肢放松训练:由远端开始做足趾屈曲,膝关节伸直等动作。

②躯干放松训练:收腹深呼吸。

③上肢放松训练:手握紧,双臂前伸直举至肩水平。

④肩颈头部放松训练:耸肩,颈屈伸、旋转,皱眉闭目,用力咬牙闭唇,下颌上下左右移动旋转,舌用力抵硬腭。每个动作保持3 s,然后放松,重复10次左右。

(3) 发音训练:痉挛型构音障碍患者的喉运动异常主要为内收增强,而弛缓型构音障碍患者的喉运动异常则为内收减弱。根据患者具体情况选择下列训练内容。

①发音启动:呼气时,嘴张圆发"h"音的口形,然后发"a"音。反复练习后可发不同长短的"h""a"和"ha"音。因喉紧张出现沙哑时,可做局部按摩和放松动作,在颏舌骨肌和下颌舌骨肌处进行按摩,喉紧张降低后,可继续进行发音练习。弛缓型构音障碍患者常伴有不同程度的喉内收肌瘫痪,可双手握拳,双臂水平上举至胸前,然后突然向下摆动,同时呼气,从口腔排出气体。

②持续发音:当患者能正确启动发音后,可进行持续发音训练,患者一口气尽可能长时间地发元音,用秒表记录持续发音时间,最好达到15~20 s。

③音量控制:数数的音量由小至大,然后由大至小,或音量大小交替,或发元音时音量逐渐改变。在复述练习中,鼓励患者用最大音量,医护人员逐步增大与患者的距离,直到治疗室可容下的最长距离,鼓励患者让声音充满房间,提醒患者尽可能地放松、深呼吸。

④音高控制:扩大音高范围,指导患者唱音阶;当患者的音高建立后,可进行"滑移"训练。

⑤克服费力音的训练:费力音是因声带过分内收所致,声音似从喉部挤出,听音充满力量,故治疗目的是让患者获得容易的发音方式。为诱导发音,嘱患者打哈欠,使声带完全打开而停止其过分内收。打哈欠同时伴随呼气,并在呼气相训练患者发出词和短句。

(4) 发音器官的运动训练:运动性言语的各方面包括呼吸、发音、共鸣、发音动作和语调等,其中发音动作和发音肌群的损害最为常见。发音动作要求颌、唇、舌和腭的功能正常,发音器官的任何功能异常均可破坏言语信号。首先集中训练运动的力量、范围和准确性,然后进行速度、重复和交替运动的训练,这些训练对产生准确、清晰的发音至关重要。

①感觉刺激:用一小块冰由嘴角沿颧肌肌腹向外上滑动,或由下向嘴角滑去,时间为3~5 s,反复刺激,引起肌肉收缩。其作用可立即出现,但持续时间短。亦可用软毛刷沿上述部位快速轻刷1 min,刷擦后约30 min产生效果。

②压力、牵拉与抵抗:压力是由手指或拇指尖实施,如对颏下舌肌外部施行触压,对舌骨施行压力;牵拉是用手指对收缩的肌纤维施行反复的轻击,刺激和诱发更大收缩;抵抗是对运动施加一个相反方向的力量,以加强这一运动。通常先实施压力和牵拉技术,功能改善后再实施抵抗技术。

(5) 语音训练:多数构音障碍患者表现为发音不清,虽能正确读字、词,但对话时单辅音不正确,故应先进行发单音训练,再逐渐过渡到练习字、词、词组,再到语句朗读。要求患者在朗读和对话时减慢说话速度,使其有足够时间完成每个音的发音动作。为控制言语速度,可让患者朗读散文、诗歌等。

(6) 非言语交流方法的训练:根据患者具体情况及未来交流的实际需要,选择设置替代言语交流的

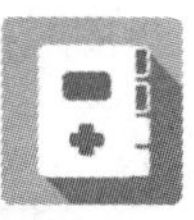
Note

方法并予以训练。目前我国常用且简单易行的方法包括图画板、词板、句子板等。文化水平较低和失去阅读能力的患者，常选用画有多幅日常生活活动画面的图画板；有一定文化水平和运动能力的患者常选用词板、句子板。

（四）言语治疗注意事项

1. 训练项目的选择

根据言语障碍的类型、程度及患者的障碍表现，结合患者年龄、性别、职业及性格特点，选择合适的项目。

2. 治疗环境的要求

因言语治疗的特殊性，治疗时除需一定的设备，还应要求环境尽可能安静、避免噪声，以免影响患者情绪、分散注意力、加重紧张感。安排舒适稳定的座椅及高度适当的桌子，室内照明、温度、通风等适宜。

3. 患者反馈的确定

反馈是指治疗过程中，患者对自己反应（如指出图片或发出声音等）有意识的认识。除对自己所进行的活动有客观的把握，还能认识到反应的正确与否。

4. 有效交流的保持

利用手势、笔谈、交流板等交流工具建立非语言交流的方式，以确保有效交流。

5. 自我训练和家庭训练相配合

除在治疗室训练外，在家庭的日常生活中也应进行训练，训练项目和内容可与治疗室训练内容相同。因家属在场可能会影响接受治疗的患者的情绪，故可使用有单向玻璃的观察窗口，家属通过观察患者整个训练过程掌握训练方法，帮助患者进行家庭训练和自我训练。

6. 警惕异常反应

治疗前应了解患者的原发病、并发症及可能出现的意外情况；还应注意患者的身体状况、疲劳表现，出现异常状况时应及时终止治疗，并处理异常反应。

7. 增加患者的信任

医护人员应充分理解、尊重患者，使其对自身障碍有正确的认识；以认真、耐心的态度帮助患者，与其建立充分信赖的关系。

8. 注意心理治疗

大多数的患者不仅是躯体功能的不健全，心理行为方面的不健全往往也是影响他们康复效果的主要因素。医护人员应注意观察，并加以正面的引导，避免否认患者的言行。对患者的细微进步，都要加以鼓励和支持，提高其参与训练的意愿。

二、吞咽障碍的治疗

（一）基本概念

吞咽障碍是指食物从口腔至胃、贲门运送过程中受阻而产生咽部、胸骨后或食管部位的梗阻停滞感觉，是脑卒中、脑外伤等神经系统疾病常见的并发症，由双侧大脑半球及脑干损害后引起，可影响摄食及营养吸收，常出现吞咽的食物误入气管而引起肺部感染，发生吸入性肺炎，严重者可危及生命。

（二）吞咽障碍的分类

1. 器质性吞咽障碍

由局部解剖结构异常所引起的吞咽障碍，常见于口腔、咽部、喉部的恶性肿瘤术后患者。

2. 功能性吞咽障碍

由中枢神经系统及末梢神经系统功能障碍或吞咽肌病变引起。

（三）吞咽障碍的治疗

吞咽训练宜尽早进行，常在患病后3～5天、神志转清、生命体征稳定后开始，分为基础训练及摄食训练，早期康复有效率可达89.3％。

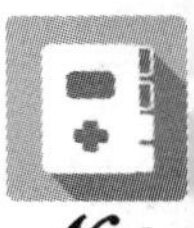

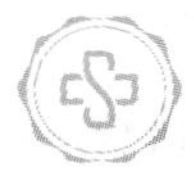

1. 基础训练

基础训练是针对与吞咽活动有关的器官进行功能训练，因不食用食物，误吸、窒息等危险较小，故不仅适用于轻度患者，还适用于中重度摄食、吞咽障碍的患者。

(1) 口腔周围肌肉的运动训练：

①唇运动：包括闭唇、噘嘴和唇角上抬。患者紧闭唇，护士将示指与中指分别压于上下唇，用力分开双唇，促进闭唇力量；患者用力噘嘴，护士用示指置于唇角向外拉，给予阻力；患者微笑，护士将中指置于口角，抵抗唇角上抬。为促进唇角上抬，可用冰块沿口角向面颊进行快速轻擦。

②颌运动：包括张颌和闭颌。患者张嘴时，护士手置于患者下颌下，向上推，抵抗下颌的向下力量；闭颌时，患者用力咬合，护士向下拉下颌，施加反向力。

③舌运动：包括伸出、侧伸、舌根舌尖抬高。患者尽可能地向外伸舌，护士用压舌板或勺子在舌中部快速向内压，给予阻力；患者舌侧伸或在口内将两侧面颊顶起，护士用压舌板给予阻力；患者舌尖做顺时针或逆时针清扫牙齿动作；为有助于舌根部抬高，患者可发"k"音。

(2) 咳嗽训练：患者反复咳嗽，清嗓子，增强喉部闭锁的效果。

(3) 构音训练：患者张口发"a"音，再发"yi""wu"音，每次每音发 5 次。亦可缩唇后发"hu"音，像做吹蜡烛、吹哨动作时的嘴形；发"你、我、他"简单音；鼓励大声唱熟悉的歌曲，通过张闭口动作、声门开闭增强口唇肌肉运动和声门的闭锁功能。

(4) 屏气-发声运动训练：患者坐于椅上，双手支撑椅面做推压运动，屏气，突然松手，大声用力发"a"音。亦可改为推墙。护士面对患者，将双手置于其双肩，患者发声时推动身体向前，患者抵住护士双手。此运动可训练声门闭锁功能、强化软腭肌力，有助于除去咽部残留的食物。

(5) 屏气吞咽训练：丧失呕吐反射、丧失咳嗽反射、声带麻痹易造成吸入性肺炎。为防止误咽，可改进进食步骤，进行声门上吞咽，用鼻深吸一口气后完全屏住呼吸，做吞咽动作，吞咽后立即咳嗽。

(6) 咽部冷刺激与空吞咽训练：寒冷刺激能有效强化吞咽反射，反复训练可使之易诱发且吞咽有力。训练时，用冰冻棉棒轻刺激软腭、舌根及咽后壁(图 7-1)，嘱患者做空吞咽动作，3 次/天，每次 10 min。

(7) 门德尔松(Mendelsohn)手法：为了增强喉部上抬的幅度与时间而设计，并借此增加环咽肌开放的时间与宽度的一种呼吸道保护方法。此手法可改善整体吞咽的协调性，主要用于提升咽喉部，以利于吞咽。患者做空吞咽动作并保持喉部上抬的位置，吞咽时用舌抵住硬腭，屏住呼吸，保持数秒，同时用示指置于甲状软骨上方、中指置于环状软骨上，感受喉部上抬(图 7-2)。如喉部上抬无力，可按摩颈部、上推其喉部，以促进吞咽。

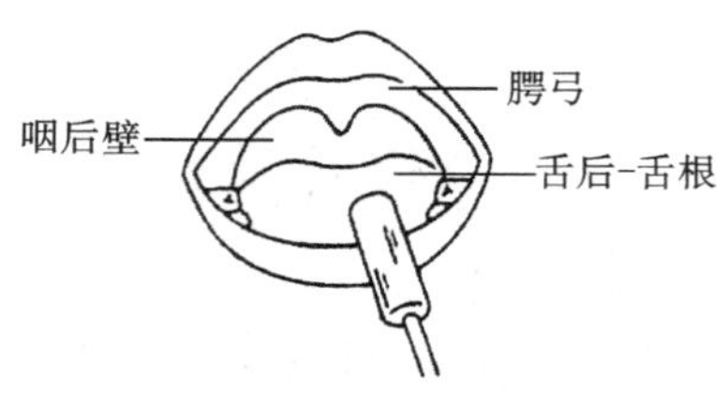

图 7-1　咽部解剖示意图

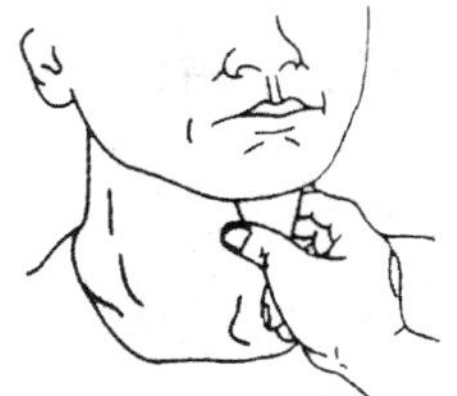
图 7-2　感受喉部上抬

(8) 吸吮和喉头上举训练：患者将戴胶套的示指放于护士口中，护士吸吮手指。患者再将手指放于自己口中，模仿吸吮动作，体验吸吮感觉，反复练习，直至产生中度吸吮力量。患者将手指放于护士甲状软骨上缘，感受其运动，护士做吞咽动作，患者再将手指置于自己的甲状软骨上，做模仿动作。

2. 摄食训练

摄食训练是实际进食的训练，适用于意识清醒、病情稳定、能产生吞咽反射、少量误咽能通过随意咳嗽咳出的患者。

(1) 摄食体位：根据患者身体状况选择既安全又有利于进食的体位。如患者病情许可，进食时以端坐位为最佳，头部向前，颈部弯曲，全身放松。如患者不能坐起，可选择仰卧位将床头摇起 30°，头部前

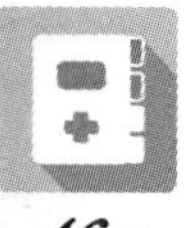
Note

屈。选择这样的体位进食，食物不会从口中漏出，又有利于食团向舌根运送，还可以减少食物从鼻腔逆流及误咽造成的危险。

（2）食物的种类和数量：

①种类：根据患者饮食特点及吞咽障碍程度，选择有适当黏性、不易松散、表面光滑、通过咽部及食管时易变形，且不在黏膜上残留的食物，顺序一般为软食、半固体食物、固体食物、流食。饮水呛咳者可尝试用食物增稠剂改变食物性状，还应注意食物的营养、温度、色、香、味等。

②数量：注意"一口量"，即最适于吞咽的每次摄食入口的量，正常人约为 20 mL。一口量过多，食物会从口中漏出或引起咽部食物残留而导致误咽；过少，则会因刺激强度不够，难以诱发吞咽反射。患者先摄入 3～4 mL，再逐渐增加。

（3）咽部残留食物去除吞咽方法：

①重复吞咽：即每次进食吞咽后，反复做几次空吞咽动作，使食物全部咽下，再继续进食。

②交互吞咽：患者交替吞咽固体食物和流食，亦可每次吞咽后饮 1～2 mL 水，既有利于刺激诱发吞咽反射，又能除去咽部残留食物。

③侧方吞咽：咽部两侧的"梨状隐窝"最易残留食物，患者下颌分别左右转，做侧方吞咽，可除去隐窝的残留食物。

④点头样吞咽：颈部尽量前屈，形似点头，同时做空吞咽动作，以去除残留食物。

3. 吞咽体操

结合吞咽动作设计，包括呼吸运动、耸肩运动、头颈部侧屈旋转、上肢伸展体侧屈运动、鼓-缩腮运动、伸舌运动、构音训练和深呼吸运动共 8 个动作。可将该资料交给出院患者，让其坚持练习以巩固治疗效果。

4. 其他治疗

（1）物理治疗：可应用吞咽障碍理疗仪等，增强吞咽相关肌的肌力，促进吞咽动作的协调性，达到改善吞咽功能的目的。

（2）针灸治疗：常用中医针灸相关穴位来促进咽喉部肌群协调及吞咽功能的恢复，具体操作方法详见各医院针灸师的训练操作。

（3）药物辅助治疗等。

（四）吞咽障碍治疗注意事项

1. 调动患者主动性

吞咽障碍的康复护理是强化正确反应的主动训练，患者应建立正确反应的欲望，并为此努力，给予积极帮助，鼓励进食。

2. 预防原发病、合并症及事故发生

详细了解患者的病史，预测危险性；为防止误咽，应掌握必备的抢救方法。

3. 充分训练

鼓励患者将吞咽训练中学到的吞咽动作有意识地加以利用，包括自我训练和家庭训练，常提示患者闭口、咽口水等，这是达到充分训练的最有效方法。

项目实施

1. 操作前准备

（1）护士准备：洗手、戴口罩，评估患者病情。

（2）用物准备：长柄棉签、间接喉镜、镜子、压舌板、冰块、PT 床、PT 凳、医用纱布、康复实训室等。

2. 内容与步骤

操作内容与步骤见表 7-2。

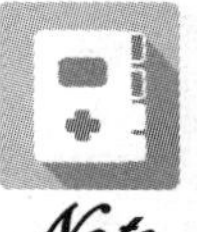

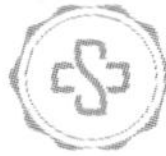

表 7-2　言语与吞咽障碍治疗

步骤	操作内容与要求	要点提示	注意事项
评估	评估患者状况、残存功能。 评估患者心理状态。 确定患者的配合程度	了解患者总体情况，排除训练禁忌	询问患者身体状况，回答患者问题
操作过程1——失语症治疗	1. 听理解训练。 2. 口语表达训练。 3. 阅读理解和朗读训练。 4. 书写训练。 5. 增强或替换交流系统	1. 训练时间以上午为宜，每次在 30 min 以内，以避免患者疲劳。 2. 训练内容要适合患者的文化水平、生活情趣，由易到难，循序渐进，充分调动患者积极性	言语训练室的环境温度、通风及照明适宜
操作过程2——构音障碍的治疗	1. 呼吸训练。 2. 放松训练。 3. 发音训练。 4. 发音器官的运动训练。 5. 语音训练。 6. 非言语交流方法训练	1. 对构音器官、构音及相关障碍进行评价与分析，针对言语障碍的表现进行治疗。 2. 按照评定结果选择治疗顺序。 3. 选择合适的治疗方案和治疗强度	—
操作过程3——吞咽障碍治疗	1. 基础训练 (1) 口腔周围肌肉运动训练。 (2) 咳嗽训练。 (3) 构音训练。 (4) 屏气-发声运动训练。 (5) 屏气吞咽训练。 (6) 咽部冷刺激与空吞咽训练。 (7) 门德尔松手法。 (8) 吸吮和喉头上举训练。 2. 摄食训练 (1) 摄食体位。 (2) 食物的种类和量。 (3) 咽部残留食物去除吞咽方法	1. 不能主动闭唇者应先帮助患者进行被动闭唇，逐步过渡到主动闭唇、抗阻闭唇。 2. 有节律地进行咀嚼运动，上下牙齿发出叩齿声；通过主动、被动运动让患者体会开合下颌的感觉。 3. 前伸、后缩、上抬、下抵、左右旋转等舌的基本灵活性练习，每日每种运动做 20 次以上，可促进对食团的控制及向咽部输送的能力。 4. 闭锁声门练习又称声带内收训练，以达到屏气时声带闭锁、防止食物进入气管的目的，能有效地防止误咽。 5. 寒冷刺激法能有效提高软腭和咽部的敏感度，使吞咽反射容易发生，若患者已经开始经口腔摄食，进食前以冷刺激进行口腔清洁，能提高对食团知觉的敏感度。 6. 颈部屈曲位容易激发吞咽反射，在训练前和进食前放松颈部肌肉韧带可以防止误咽	1. 亲切问候，表示要为患者做康复训练，需要患者的配合，务必要取得患者的信任。 2. 告知患者精神要放松，消除思想顾虑，训练过程没有创伤性，按照康复护士要求进行练习，嘱其训练过程一定要坚持。 3. 鼓励患者树立信心，积极康复训练，不怕吃苦和困难，克服自卑心理。 4. 争取早日恢复功能，护患有效沟通很重要
操作后护理	让患者放松，适当休息	叮嘱患者在空闲时也可适当训练	请患者注意休息，如有不适请通知
记录	做好相关记录并签名	—	询问患者身体状况，回答患者问题

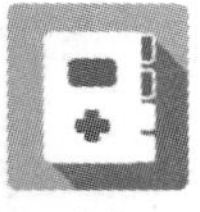

Note

实践考核

言语与吞咽障碍治疗实践考核见表 7-3。

表 7-3 言语与吞咽障碍治疗实践考核

项目	分值	技术操作要求	评分等级				得分	存在问题
			Ⅰ	Ⅱ	Ⅲ	Ⅳ		
仪表	5	着装整齐，举止端庄、态度亲切	5	4	3	2		
评估	5	了解患者所患疾病的性质及言语或吞咽情况等	5	4	3	2		
操作前准备	5	洗手、戴口罩，着装整洁	5	4	3	2		
	5	物品准备：长柄棉签、间接喉镜、镜子、压舌板、冰块、PT 床、PT 凳、医用纱布、康复实训室	5	4	3	2		
操作程序 1	30	失语症的治疗	30	20	10	5		
	35	构音障碍的治疗	35	25	15	10		
操作程序 2	65	吞咽障碍的治疗	65	45	25	15		
评价	5	操作过程有效沟通	5	4	3	2		
	5	操作熟练、操作后回答问题的准确性	5	4	3	2		
	5	操作过程注意患者安全	5	4	3	2		
总分	100							

注：考核言语治疗时选用操作程序 1，考核吞咽障碍治疗时选用操作程序 2。

（徐亚超）

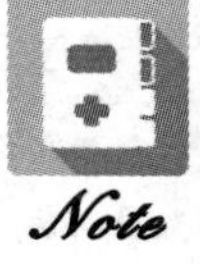

Note

项目八　心理与认知康复

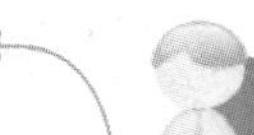

情境导入

患者，男，67岁。4天前出现左侧肢体不能活动，无头痛、恶心及呕吐症状，饮水偶有轻度呛咳。

查体：血压160/90 mmHg，神志清楚，言语流利，智力正常，左侧鼻唇沟变浅，左侧肢体肌力0级（Brunnstrom分级1级），肌张力低，腱反射稍弱，左侧霍夫曼征及巴宾斯基征阳性；右侧正常。不能保持坐位，无二便障碍，头颅CT检查示右侧基底节区脑梗死。

请思考：

1. 能为该患者提供哪些康复治疗服务？

2. 常用的康复治疗技术有哪些？

相关知识

一、心理康复

（一）概述

1. 基本概念

心理康复（psychological rehabilitation）是运用系统的心理学理论与方法，从生物-心理-社会角度出发，对患者的损伤、残疾和残障问题进行心理干预，以提高残疾患者的心理健康水平。

护士在工作中，应针对患者现存的或潜在的心理问题，了解其心理特点及影响因素，理解其心理状态，遵守心理护理原则，发现其心理问题，运用心理学的理论、方法及技术，为患者提供关怀、支持与帮助，减轻或消除负面情绪，增强疾病状态下的适应能力和战胜疾病的信念，从而促进患者的康复。

2. 病、伤、残者的心理特点

病、伤、残者是一个特殊的社会群体，除具有正常人的共同心理特点外，还有因功能障碍而形成的特殊心理表现，且随功能障碍类别、程度、发生时间及发病年龄的不同而有所不同。常见有以下心理特点。

（1）心理危机：在生活中，人们突遇应激事件时都会经历不同程度的心理危机。面对突然而至的功能障碍这种严重的应激源，残疾者一般会经历否认期、愤怒期、磋商期、抑郁期和接受期五个时期的心理变化，故护士应随时注意观察，给予适当的心理干预。

（2）焦虑：机体功能丧失和身体外观异常会导致患者出现焦虑情绪。表现为身体不适、心烦意乱、失眠、多梦、无助等情绪。严重的焦虑会增加患者生理和心理上的不适，而且影响康复效果。

（3）抑郁：当患者认识到自己所受的伤病将导致终生功能障碍时，常产生抑郁心理。表现为心情沉重、忧伤、悲观、无助、绝望等，甚至对生活失去兴趣、对前途失去信心，严重者可能出现自杀行为。

（4）自尊心敏感：因为残疾使自我价值感严重受挫，患者自尊心受到不同程度的伤害而变得异常敏感，斤斤计较。

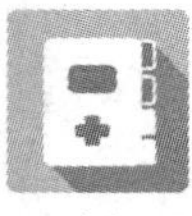

Note

（5）自卑感：患者对于自我、自我能力的评价或自我信念均处于消极状态。表现为敏感多疑，过分的自我意识，不愿意参加社会活动，甚至与外界隔离、自我封闭。

(6) 依赖心理：有些患者失去自信心，不相信自己能独立，不积极配合治疗和功能训练，而是尽量让医护人员或家属为其处理生活，产生严重的依赖心理。

(7) 孤独心理：功能障碍者常因为功能缺失或身体外观异常而受社会歧视，没有社会地位和价值，加上自卑心态、活动或交流障碍，与社会接触减少，产生孤独感。

(8) 期待心理：患者期待功能恢复，甚至有奇迹出现。这种期待对患者是精神支柱，是一种积极的心态，对康复有利；但是如果期望值过高则很容易导致失望，从而影响患者生活的积极性。

3. 影响康复的心理因素

(1) 认知活动的影响：

①否认：一般来说，否认对康复不利，会让患者错失最佳康复时机。例如：有些截瘫患者往往抱有侥幸心理，怀疑自己的功能障碍是暂时的或没那么严重，因而不及时求医或盲目救治，延误了病情或错失了可能康复的时机。在健康心理学和康复医学中，已把患者的否认心理和不遵医嘱行为列入专门研究课题。

②偏见：多见于缺乏卫生科学知识人群。他们对卫生、保健和康复的理解和态度，受到传统观念和某些错误理论的影响，从而做出很多不利于康复的行为。例如，坚持病了就应长期卧床休息，结果会引起肢体的肌肉萎缩、各种心理和生理功能退化。

③偏信：由于有偏见，就易偏信。对医生的科学指导不相信，反而对某些“灵丹妙药”“祖传秘方”和非医务人员的不科学建议坚信不疑；也有人虽不全信，但往往抱着“试试看”的心态，结果上当受骗，延误康复治疗时机。

④依赖：过分强调自己的患者身份，出现对医生、护士和家属的依赖。在治疗康复过程中，被动、不重视自我调节和自我训练，阻碍了主观能动性的发挥，不利于及时康复。

⑤固执：可能是人格特点的反映，也可能是偏见的影响，少数人也可能受特殊地位的影响。他们坚持己见，自以为是，摆布医生、护士和家人、百般挑剔，干预诊断、治疗和康复方案，常常打乱康复计划。这些人常有敏感、多疑的特点，一旦违反其意志，就发脾气，采取不合作态度。

⑥宿命观：一些患者，在不幸面前，往往有自怜、自责或罪孽感，误认为生病是命中注定，是报应，理当受罪；有的甚至自卑、自责，把自己视为等外公民，甚至没有求治和康复的信心与要求。在康复治疗中，患者必须抛弃宿命观，振作精神，才有利于康复。

(2) 情绪的影响：病、伤、残者在心理上的变化，最明显的是情绪障碍。由于残疾，多伴有形象的破坏，因而就出现对自我形象的不满意，自卑、羞愧、孤独，不愿参加社交活动，自我封闭，由此引起空虚感、孤独感、焦虑、抑郁、悲观、绝望，甚至自暴自弃，失去康复信心，出现各种躯体不适感和疼痛症状。抑郁严重时，可以有厌世和轻生的行为。

(3) 人格的影响：对挫折、残疾和病痛的反应强度、对不幸遭遇的态度，以及自我评价的高低，都与人格特点有一定的关系。具有怀疑型人格的患者敏感、多疑，对不适和病痛的耐受性低下，往往夸大病、伤、残的严重程度，对治疗、康复缺乏信心，导致康复过程的延缓。患者感情脆弱，在挫折和不幸面前，情绪极不稳定，对不适感则过分小心谨慎，拘泥于程序和治疗常规，固执、偏见，治疗程序略有变动，就对康复怀疑、信心动摇。

(4) 社会因素的影响：

①社会的态度：人们对病、伤、残者有不同态度。同情和爱护会给病、伤、残者以温暖、支持和康复的信心；怜悯虽无恶意，但会伤害他们的自尊心；嘲弄、侮辱是恶作剧行为，是不道德的，会使他们有屈辱感、愤懑或自怜感，易导致消极情绪，不利于康复。而虐待、遗弃残疾儿童或慢性病老年人，属犯罪行为，这种行为剥夺了他们康复的机会。

②家庭的态度：病、伤、残者的父母、配偶、子女对他们的态度有一个演变过程。不同阶段有不同态度。这些不同的态度，就会对康复有不同的影响。有残疾者或有后遗症患者的家庭，全家都会感到不幸，并会伴有一种内疚感。为了弥补良心的谴责，对患者开始时百般照顾，不惜花钱，四处求医。这一时

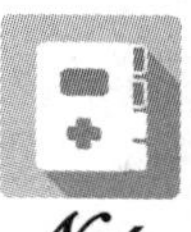

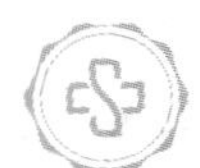

期，容易养成患者的依赖思想。如果医治无效，有的家人开始绝望、灰心丧气，以致出现一种无可奈何的沮丧感，从此对康复失去信心，不再积极寻求康复之道，甚至采取放弃态度。有的会抱怨、虐待，甚至遗弃病、伤、残者。

③企图保障个人利益：有些残疾人为了长期享受优抚、劳保，不愿降低残疾补助金等级。虽然病好应当出院，但他们仍夸大不适感，制造新症状（即不愿放弃症状），甚至抵制康复，以争取长期住院，以此获得个人利益。

④社会性干扰：家属或工作单位出于某种动机，出面阻止治疗和康复措施。应该出院者，如能及时回归社会有利于适应环境，获得康复，但一些患者所属单位和家属怕增加负担不愿来接患者出院。应该出院而不能出院的患者，由于长期住院导致社会性剥夺而出现心理退化现象。对那些希望出院的病、伤、残者来说，长期禁锢于医院中，无异于判处“无期徒刑”。因此，患者苦恼、痛苦、病情恶化，甚至因绝望而自杀。

⑤缺乏社会支持系统：社会为病、伤、残者提供支援的水平也会影响患者康复。社会保险、福利和康复医疗机构的条件中，无足够的、训练有素的康复医学家、康复心理学家、社会工作者以及为病、伤、残者服务的志愿人员（或积极分子），都会影响患者的被保障感和安全感。

（5）医源性因素对心理的影响：

①医务人员的态度简单、生硬，可以强化症状，使患者焦虑、悲观，滋生疑病观念。

②治疗操作粗暴、草率或不熟练，增加了本来可以避免的痛苦，使患者惧怕康复治疗，形成康复医疗中的心理阻力。

③康复治疗的程序复杂、时间太长，康复工具设计笨重，使用时不舒服，都会使患者放弃或中断治疗，以致达不到康复效果。

④有的康复训练太长太苦，成效慢，治疗前又未先向患者说明，导致患者不能坚持治疗，影响康复。

4. 心理护理原则

（1）服务性原则：心理护理是整体护理的重要部分，在康复护理实践中，护理人员应以心理学理论和知识为指导，以患者和家属满意为最高目标，积极主动地投入工作，及时发现患者的心理不适，并为满足他们的各种合理需要提供服务。

（2）平等性原则：护理人员应特别注意尊重患者的人格，与正常人一样平等对待。实施护理措施前要征得患者的同意，尽可能满足患者的需要，保护其自尊心。

（3）自我护理原则：自我护理是由奥瑞姆提出的护理理论，护理人员应依据患者的自理需要和自理能力的不同而分别采取不同的护理体系，突出患者在疾病恢复中的主体作用，强调患者的健康恢复首先是自我努力的结果，良好的自我护理是心理健康的表现。因而护理人员应引导患者以平等的身份参与到自身的治疗和护理活动中，以达到自我护理的目的。

（4）针对性原则：患者的心理活动由于年龄、性别、残疾程度、文化程度、宗教信仰、个性特征等不同会有明显差异，护理人员应全面详细了解患者的病情，准确地识别患者的心理问题，针对性地采取心理护理措施，获得最好的护理效果。

（5）保密性原则：心理护理过程中常涉及患者的隐私和秘密，如生理缺陷、一些疾病信息等，因而护理人员不仅要保证所获取资料的真实性，也要尊重患者，不得泄露患者的隐私。

（二）心理康复方法

1. 支持疗法

支持疗法指护理人员通过对患者的指导、劝解、鼓励、安慰和疏导来支持和协助患者处理问题，适应所面对的现实环境而度过心理危机。在支持疗法的实施过程中，重要的是帮助患者发现和找到心理资源，如物质的、生理的、心理的和社会的资源等。常用的技术包括倾听，共情，安慰与开导，解释、建议和指导等。

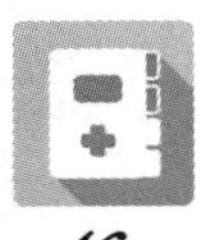

（1）倾听：护理人员在患者的讲话过程中，通过自身的视觉和听觉的同时作用，接受和理解对方思想、信息及情感的过程。倾听技术包括言语与非言语方法，如关注、重述、重读、询问、情感反应等。护理人员必须要善于倾听患者的诉说。

（2）共情：又称同理心、投情等，指体验他人内心世界的能力。护理人员通过设计好的行为，进行有效的护理干预，满足患者的心理需求，使患者的负性情绪能尽情地得到宣泄，促进患者自我分析、自我感悟、自我认知，稳定其情绪，缓解其心理压力和心理应激。常用方法包括设身处地、通情达理和神入等。

（3）安慰与开导：护理人员通过言语与非言语行为向有消极心理的患者传达理解、支持和鼓励，引导积极向上的过程。安慰与开导可使患者充分发挥主观能动性及治愈疾病的潜在能力，增强其克服困难及治疗疾病的信心。常用方法包括亲近微笑法、宣泄鼓励法和开导指导法等。

（4）解释、建议和指导：护理人员凭借自己的理论和人生经验，对患者的问题、困扰、疑虑做出说明，使患者从一个全新的角度来审视自己和自己的问题，并借助新的观念和思想加深对自身的行为、思想和情感的了解，产生领悟，促进改变。

2. 松弛疗法

松弛疗法又称放松疗法或肌肉松弛训练，指通过机体主动放松使人体验到身心的舒适，以调节因紧张反应所造成的心理生理功能紊乱的一种行为治疗方法。松弛疗法可在任何体位进行，它可使患者肌肉放松，消除紧张和疲劳，有缓解疼痛、镇静、催眠等作用。实施松弛疗法要求在安静、舒适的房间进行。

（1）渐进性松弛疗法：患者通过自我暗示来有意识地进行肌肉紧张和放松，以此来降低肌肉的张力，使机体全身进入放松状态。可借助生物反馈技术加快放松进程。现在广泛使用的松弛疗法涉及 16 个肌群，一般需要 12 个治疗小时的学习，每次治疗 20～30 min。

（2）自主治疗：让患者将注意力转向没有精神压力的意识内容的方法。包括肢体沉重感治疗、温暖感治疗、心脏治疗、呼吸治疗和额部清凉感治疗等。

3. 纠正错误认知活动，建立正确的求医行为

错误的认知活动会歪曲客观事实；偏听偏信会干扰和阻碍康复过程的进行。纠正的方法主要是靠宣传、讲科学、介绍卫生保健知识；揭露、批判、制裁一切散布迷信活动的诈骗行为，清除引人误入歧途的舆论，指导患者正确的求医行为。

4. 正确运用心理防卫方式

应用积极的心理防卫机制可以化解心理危机，帮助患者树立信心去适应困难，促使患者克服困难和寻求新的出路，最大限度地体现自己的社会价值，对个人、家庭和社会都有益。有些患者是强者，他们在不幸面前，不屈服、不低头、顽强拼搏，最终自学成才或成为学有专长的人。善于运用心理防卫方式的能较好地康复。因此，帮助患者建立有效的防卫机制是心理护理的重要目标之一，常用的积极心理防卫机制有幽默、升华、补偿等，也可以恰当利用退化、合理化、否认、转移等方式。

5. 建立良好的护患关系

防止医源性影响。医务人员和一切医疗设备原本是为患者解除痛苦的，但由于某些医务人员的医德不佳、心理素质不良和业务水平不高，往往会加重患者的痛苦与不幸。因此要为康复创造良好的条件，创造优美舒适的休养环境，防止医源性影响。医院整洁舒适的环境、医护人员娴熟的技术和权威性的语言和暗示，都会对病、伤、残者的心理活动起到积极的影响。

6. 提供康复信息和社会支持

积极开展健康教育，提供康复信息和社会支持，争取家属、亲友、领导、社会的支持和配合。全面考虑患者面临的不幸和困难，在学习、特殊训练、就业、职业选择、恋爱和婚姻等方面，使他们都能得到全社会的关心和支持，并使他们的人格受到尊重，能享受普通人应该享受的待遇。发展社会福利事业，如改造公共设施等。

二、认知障碍的康复

（一）概述

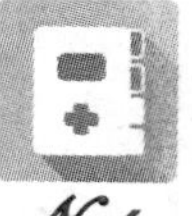

认知属于大脑皮质高级活动范畴，包括对事物的感觉、知觉、注意、记忆、理解和思维等。当病变损

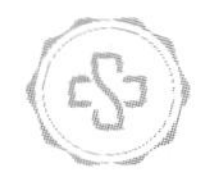

伤大脑皮质时，可引起认知障碍，出现意识改变、智力减退、记忆障碍、失认症和失用症等。认知障碍的治疗有助于缩短脑损伤患者的康复疗程，促进脑损伤的康复。

在进行认知障碍的康复训练时应注意：计划的制订应以评定为基础，要针对患者情况，实施个体化训练，将面对面训练与计算机辅助训练相结合，技能训练与日常生活活动相结合；训练的程度由易到难，循序渐进；训练的内容应具有目的性、趣味性，切忌枯燥乏味；训练中积极寻找代偿途径，解决在认知活动中无法解决的问题。

（二）常用认知障碍治疗方法

1. 记忆障碍的康复

记忆与注意关系十分密切，一个人只有先注意和理解某件事物，才有可能记住它。临床上，记忆障碍患者往往有注意障碍。因此，对于记忆障碍患者而言，改善其注意障碍是康复的前提。

（1）内辅助：内辅助指通过调动自身因素，以损害较轻或正常的功能代替损伤的功能，从而达到改善或补偿记忆障碍的目的的对策。常用复述、视觉记忆、语义细加工、视意象、首词记忆术、PQRST练习法等。

①复述：要求患者大声或无声重复要记住的信息。信息的内容依据患者的实际情况而定，如名字、地址等。随着记忆的进步，可逐渐提高信息的难度、增加信息量。

②视觉记忆：先将3～5张绘有日常用品的图卡放在患者面前，要求患者每张卡看5 s，然后将卡收起，让患者写出所看到的物品的名称，反复数次，成功后增加图卡的数目。

③语义细加工：让患者编一个故事或句子来巩固要记住的信息。

④视意象：让患者将需要记住的信息在脑中形成一幅图画以巩固记忆力，主要用于训练患者学习和记住人名。

⑤首词记忆术：让患者把需要记住的每个词或短语的第一个字，编成易记的成语或句子。

⑥PQRST练习法：给患者一篇短文，按程序进行练习。P(preview)：患者浏览阅读材料；Q(question)：就有关内容向患者进行提问；R(read)：患者再仔细阅读；S(state)：患者复述阅读内容；T(test)：通过回答问题检查患者是否理解并记住有关信息。此法是通过让患者反复阅读、理解、提问来促进记忆。

（2）外辅助：外辅助是一类代偿技术，即指借助他人或他物来改善或补偿记忆的方法，适用于记忆障碍较轻且其他认知障碍较少的患者。如：环境中张贴提醒标志以提醒患者；随身携带日记本，便于患者随时记录或查看信息；制作时间表，用手表或闹钟提醒患者，使患者较易掌握生活规律等。

（3）环境调整：环境调整是为了减轻记忆的负荷，适用于永久性记忆障碍的患者。包括环境布置应尽量简化；尽量减少环境变化、常用物品放在固定位置；用醒目的标志、提示牌等提醒患者；更换安全的家用电器等。

（4）计算机辅助认知康复训练：应用计算机辅助认知康复训练，难度分等级，循序渐进，具有挑战性，能够提高患者的兴趣。人机交互的训练题材丰富，选择性高，训练指令准确，结果反馈及时，能够增加患者的治疗积极性，便于实施个性化治疗。

2. 失认症的康复训练

（1）单侧忽略的康复训练：

①整合感觉训练：用手、粗糙的毛巾、毛刷、冰或振动按摩器等对患者忽略侧肢体的皮肤进行冷觉、热觉、触觉等刺激；指导患者自己用健侧手摩擦患侧肢体；练习向忽略侧翻身，进行坐位及立位平衡训练，增加忽略侧的本体感觉。

②注意训练：进行删除作业，如在白纸上印上字母或数字，让患者画消指定的字母或数字，反复练习，成功后增加作业难度。

③激发警觉：利用蜂鸣器，放在忽略侧，定时鸣叫振动，以提醒患者将注意放在忽略侧，可提高全身警觉；或将闹钟、手机放在忽略侧的衣服口袋里，以提醒患者的注意。

④交叉促进训练：健侧上肢越过中线在患侧进行作业。例如，进行木钉盘作业，将木钉放在忽略侧，

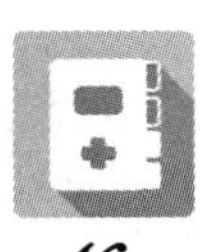

Note

让患者将木钉拿起插进位于另一侧的木钉盘中，整个过程均需在患者的目光注视下进行。

⑤健侧眼遮蔽：遮盖健侧眼，以提高患者对忽略侧物体的注意水平。遮眼时，要注意患者的安全。

⑥代偿及环境适应的训练：医护人员在查房、治疗护理、交流时，患者家属在探视时，站在忽略侧一方以增加患者对忽略侧的关心和注意；日常生活中，将红色胶带贴在靠近忽略侧的桌面或餐具上，忽略侧上空悬挂颜色鲜艳的装饰品（如气球、彩带等），在忽略侧播放患者喜欢的音乐等；在镜子前面穿衣服；床挡加在忽略侧或将床靠近忽略侧墙壁防坠床，如靠床侧有暖气要注意防护。忽略侧避免使用热水袋以防烫伤，使用椅子和硬质沙发可以减小坐下时的摔倒风险。

（2）躯体失认的康复训练：

①感觉-运动法：让患者自己用粗糙布擦拭指定的身体部位，或者触摸患者身体的某一部位，让患者说出部位的名称。在活动中鼓励运用双侧肢体或患侧肢体，若对躯体部位定位不准确时，治疗师应做口头提示。

②人体拼图、人体画像练习。

（3）视觉失认的康复训练：

①辨识训练：对面容失认者，通过反复观看照片，让患者尽量记住与其相关的人物的姓名，如家人、医生、护士等，帮助患者找出照片与名字之间的联系方式。颜色失认者，使用色卡，训练患者命名和辨别颜色，随着患者的进步，逐渐增加颜色的种类。

②代偿训练：鼓励患者利用其他正常的感觉输入方式，如利用触觉或听觉辨识人物或物品。如：通过喝水来辨认杯子；通过发型、声音、身高等来辨认家人等。

（4）听觉失认的康复训练：

①声-图辨识：要求患者在仔细听过一种声音后，从绘有各种发声体的图片中挑选出与该声音相对应的图片，反复练习。

②声-词辨识：要求患者在听过某一种声音后，从若干词卡中找出相应的词，反复练习。

③代偿训练：将发声体放在患者的视野内，患者利用视觉输入辨认声音的性质。

（5）触觉失认的康复训练：

①辨识训练：用粗粒物品沿患者手指尖移动，反复进行刺激，使其建立稳定的感觉输入。

②代偿训练：利用视觉或健侧帮助患者辨认物品的性质。

③连续动作训练：将要训练的动作进行分解，分步练习，待前一个动作掌握后，再练习下一个动作，最后逐渐将每个动作连接起来。可根据患者的情况采用视觉的或口头的方法进行提示，也可让患者先大声重复活动的步骤，逐渐低声重复，直至心里默念。

3. 失用症的康复训练

（1）结构性失用症的康复训练：结构性失用症患者不能描绘或搭拼简单图形，多与其他症状合并出现。训练主要采用各种复制作业（木块、火柴、木钉盘、虚线连接、拼图等）。用实物复制时，应从简单图案到复杂图案，从根据实物复制到参考照片、图画复制，从复制平面图到复制立体图。训练时先做示范，让患者模仿，逐渐过渡到发出指令让患者执行。在进行作业治疗的基础上，应根据患者的实际需要有目的地进行 ADL 训练，如做饭、摆放餐盘等。

（2）意念性失用症的康复训练：意念性失用症患者有意念或概念形成障碍，是动作构思过程受到破坏而导致复杂动作的概念性组织障碍。患者对于办一件事的目的和办成一件事需要做什么、怎么做和用什么做都缺乏正确的认识和理解，是较严重的一种运用障碍。康复训练方法：①简单指令：用简单的指令指导患者模仿各种躯体姿势和肢体运动。②故事图片排序训练：让患者将图片按正确顺序排列，逐渐增加故事情节的复杂性。

（三）认知障碍康复的注意事项

（1）注意居室的安静，光线宜较暗，减少对患者的干扰。

（2）患者记忆和智力受损，其症状常具有隐蔽性、不典型性，故需要全面仔细观察病情变化。

（3）尊重、关怀患者，加强沟通，帮助患者及家属了解疾病性质，解除顾虑。

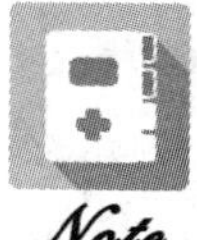

(4) 尽量鼓励患者生活自理和做自己喜欢的事，使其对生活保持信心，在治疗过程中逐渐培养良好的生活习惯。

项目实施

1. 操作前准备

(1) 护士准备：洗手、戴口罩，评估患者病情。

(2) 用物准备：认知功能练习卡片、照片、闹钟、蜂鸣器、评估量表、毛刷、冰、木钉盘杯子、认知功能训练卡片、粗糙的毛巾、毛刷、热水、A4 纸、碳素笔、眼罩、红色胶带贴、康复实训室等。

2. 内容与步骤

操作内容与步骤见表 8-1。

表 8-1 心理与认知康复

步骤	操作内容与要求	要点提示	注意事项
评估	评估患者病情。 评估患者心理状态。 确定患者的配合程度	—	—
操作过程——认知障碍的康复护理	1. 记忆障碍的康复训练 (1) 内辅助：①复述；②视觉记忆；③语义细加工；④视意象；⑤首词记忆术；⑥PQRST 练习法。 (2) 外辅助。 (3) 环境调整。 (4) 计算机辅助认知康复训练。 2. 失认症的康复训练 (1) 单侧忽略的康复训练。 (2) 躯体失认的康复训练。 (3) 视觉失认的康复训练。 (4) 听觉失认的康复训练。 (5) 触觉失认的康复训练。 3. 失用症的康复训练 (1) 结构性失用症的康复训练。 (2) 意念性失用症的康复训练	1. 应尽早开始各种机能训练，尤其对生活不能自理的患者，要进行生活习惯训练，防止精神状态持续衰退。 2. 对记忆障碍的患者，要建立恒定的每日活动常规，让患者不断地重复和练习；充分利用视、听、触、嗅和运动等多种感觉输入来配合训练；每次训练时间要短，记忆正确时，要及时频繁地给予奖励，增强患者的信心。 3. 对失认症、失用症患者，其训练应遵循由易到难、循序渐进、反复练习、持之以恒的原则。 4. 触觉失认的患者应常戴手套以保护双手免受伤害；进食、饮水和沐浴前需测量温度，以免烫伤；避免使用尖锐的工具和物品。 5. 与听觉失认的患者交流时，用眼睛注视患者，以引起其注意，并可借助唇语和肢体语言辅助交流。 6. 将基础训练与功能实践相结合，使已掌握的基本技能最终泛化到实际生活中	—
操作后护理	让患者放松，适当休息	叮嘱患者在空闲时也可适当训练	请患者注意休息，如有不适请通知
记录	做好相关记录并签名	—	询问患者身体状况，回答患者问题

实践考核

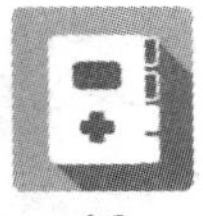

心理与认知康复的实践考核见表 8-2。

表 8-2　心理与认知康复的实践考核

项目	分值	技术操作要求	评分等级				得分	存在问题
			Ⅰ	Ⅱ	Ⅲ	Ⅳ		
仪表	5	着装整齐,举止端庄、态度亲切	5	4	3	2		
评估	5	评估患者功能障碍的程度和患者的合作态度	5	4	3	2		
操作前准备	5	洗手、戴口罩,着装整洁	5	4	3	2		
	5	物品准备:认知功能训练卡片、照片等	5	4	3	2		
操作程序	5	患者准备:将肢体置于适当姿势、位置	5	4	2	1		
	25	记忆障碍的康复训练	25	15	10	5		
	20	失认症的康复训练	20	15	10	5		
	5	失用症的康复训练	5	4	3	2		
	5	注意观察患者反应,询问患者感受	5	4	3	2		
	5	时间:30 min	5	4	2	0		
评价	5	操作过程有效沟通	5	4	3	2		
	5	操作熟练、操作后回答问题的准确性	5	4	3	2		
	5	操作过程注意患者安全	5	4	3	2		
总分	100							

(徐亚超)

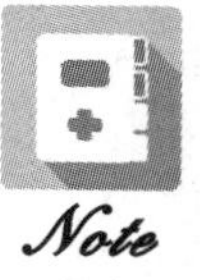

学习情境三

常用康复护理技术

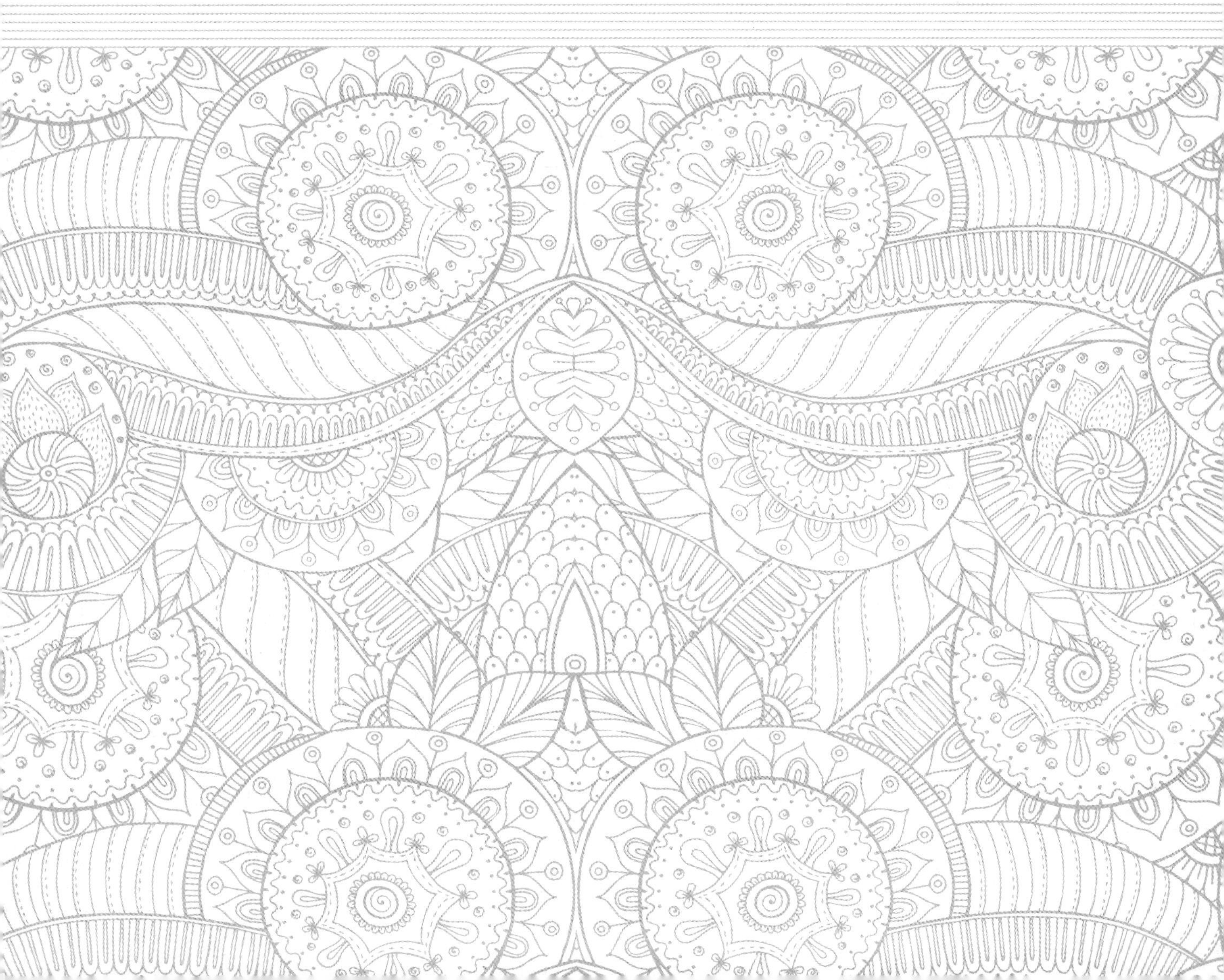

本情境通过体位及体位转移护理技术、排痰训练护理技术、膀胱训练护理技术、压疮的预防与康复护理、挛缩的预防与康复护理技术五个项目的学习和实践，掌握康复护理的基本方法。

康复护理技术包括一般基础护理技术和康复护理的专业技术。基础护理技术包括口腔护理、皮肤护理、饮食护理等，康复护理的专业技术有体位摆放、转移技术，放松技术、排痰技术、维持关节活动度训练等，还应指导患者进行自我康复护理，如协助和训练患者，使患者独立完成日常生活活动，掌握轮椅、拐杖等助行器的使用及安全护理措施。

一、康复护理技术的目的

(1) 消除和减轻患者的功能障碍、弥补和重建患者的功能缺失。

(2) 设法改善和提高患者的各方面的功能，也就是进行功能障碍的预防、诊断、康复评估、治疗、训练和处理。

二、康复护理技术的内容

(1) 体位摆放和体位转移护理技术。

(2) 排痰训练护理技术。

(3) 膀胱训练护理技术。

(4) 压疮的预防与康复护理技术。

(5) 挛缩的预防与康复护理技术。

三、康复护理技术的级别

1. 特别护理

适用于病情危重患者，需要随时观察，做好应急策略以便进行抢救，如严重创伤、器官移植术后等。需要专人 24 h 严密观察病情；制订护理计划，及时准确地填写特别护理记录单、备好急救用品、做好基础护理、防止并发症的发生。

2. 一级护理

适用于病情危重患者，需绝对卧床休息，如大手术后、休克、昏迷、瘫痪患者等。

15～30 min 巡视患者一次，观察病情、制订护理计划、及时准确地填写特别护理记录单、做好基础护理、严防并发症，满足患者身心需要。

3. 二级护理

适用于病情较重，生活不能自理的患者，如大手术后病情稳定者等。

1～2 h 巡视患者一次；按常规护理；给予必要的生活、心理帮助，满足患者身心需要。

4. 三级护理

适用于病情较轻，生活基本能自理患者，如一般慢性病、疾病恢复期患者等。

每日巡视两次；按常规护理；给予健康指导，满足患者身心需要。

四、康复护理的方法

(1) 体位摆放和体位转移护理方法。

(2) 排痰训练护理方法。

(3) 膀胱训练护理方法。

(4) 压疮的预防与康复护理方法。

(5) 挛缩的预防与康复护理方法。

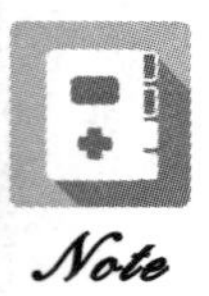

Note

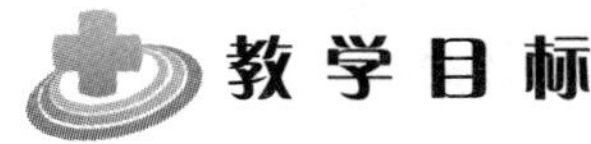

教学目标

知识目标：

1. 了解体位摆放和体位转移技术，放松技术、呼吸训练、体位排痰训练的康复护理技术的目标。

2. 熟悉体位摆放和体位转移技术，放松技术、呼吸训练、体位排痰训练的康复护理技术的概念。

3. 掌握体位摆放和体位转移技术，放松技术、呼吸训练、体位排痰训练的康复护理技术方法。

4. 掌握体位摆放和体位转移技术，放松技术、呼吸训练、体位排痰训练的康复护理技术的注意事项。

能力目标：能运用体位摆放和体位转移技术，放松技术、呼吸训练、体位排痰训练的康复护理技术的方法对老年人实施康复护理。

素质目标：在对老年人实施康复护理时能关爱老年人，保护老年人安全，考虑老年人的隐私问题。

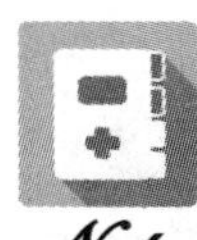

项目九　体位及体位转移护理

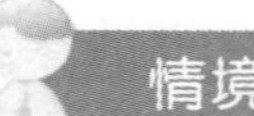

刘某，男，70岁，一个月前因脑卒中、左侧肢体行动不便入院，通过一个月的住院急性期治疗，转入康复中心，进行康复训练，今天是学生小王第一天观察，并与指导老师一起，为刘某进行体位及体位转移训练，提供护理技术。

请思考：

1. 刘某是否需要进行评估？
2. 刘某在体位及体位转移训练过程中存在哪些运动功能障碍？
3. 护士如何帮助刘某进行体位转移？

相关知识

一、概述

1. 体位

体位是指人的身体位置，临床上通常是根据治疗、护理及康复的需要所采取并能保持的身体姿势和位置。常用的体位种类有主动卧位、被动卧位、强迫卧位三种。常用的卧位有仰卧位（去枕仰卧位、屈膝仰卧位、中凹卧位）、侧卧位、俯卧位、端坐卧位、半坐卧位、头高足低位、头低足高位、膝胸卧位、截石位等。

2. 转移

转移是人体活动的一种形式，患者从一处移动到另一处，人体的转移能力是进行各项活动的重要条件之一。转移训练的目的是使患者尽早独立完成日常生活活动，为今后回归家庭和社会创造良好的条件。因此，康复护理人员必须熟练掌握这项技术，并能指导患者及其家属进行转移技术的训练。转移中常用的辅助器具包括滑板、转移皮带、拐杖等。

二、注意事项

（1）护理人员在进行体位摆放时应注意不能使患者患侧肢体受压、压疮发生，踝关节要置于90°位，防止被褥卷压足背而造成足下垂。

（2）在协助患者进行体位转移时，从患者的肩胛处托起患肢，以免因用力牵拉患肢而造成肩关节软组织的损伤和肩痛。

（3）在协助患者摆放体位和转移体位时注意防止患者坠床和跌倒，并防止肌肉拉伤。

（4）转移方式。根据个体病情及需要，配合康复治疗和护理的要求，选择适合患者的体位及其转移的方法、限度及间隔时间等。

（5）强化宣教。体位转移前，应向患者及其家属说明体位转移的目的、动作要领和注意事项，调动患者及其家属的主观能动性，以取得理解和配合。

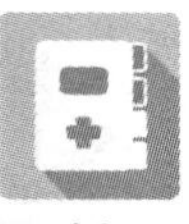

(6) 注意保暖。体位转移操作过程中应注意保暖(尤其在寒冷天气);转移时,逐渐减少辅助力量,鼓励患者尽可能发挥自己的残存能力。

(7) 节力原则。体位转移操作过程中,动作应稳妥协调,切忌使用蛮力;如两人或多人帮助时,注意动作一致,可在口令下进行。在被动转移时,护理人员要学会利用自己重心的转移来帮助患者移动,如两脚分开形成较大的支撑面,而非简单依靠上肢或腰腹的力量。

(8) 安全舒适。体位转移后,应保持患者的舒适和安全。必要时使用其他辅助用具支撑,以保持关节的活动范围并使肢体处于最佳的功能位置。

三、康复护理过程中的体位摆放护理技术

定时翻身(每 2 h 1 次)是预防压疮的重要措施,开始以被动翻身为主,待患者掌握翻身动作要领后,由其主动完成。正确的体位摆放对于康复患者,特别是偏瘫患者来说有助于预防痉挛的发生和减轻痉挛,维护肩关节作用,诱发分离运动。

1. 仰卧位

取上肢各关节伸展位,下肢各关节自然屈曲位。用垫子垫起患侧肩胛以防其后缩、肩关节前伸。手臂伸展、外旋,患臂放在枕上、掌心向上。手指伸展稍分开,必要时将毛巾卷握于手上,以防止形成功能丧失的"猿手"。患腿外侧放置垫枕,以防止患髋后缩和下肢外旋。双足底抵住足板使踝关节背屈,足跟放一垫圈,足趾朝上,此体位可防止骶尾部和外踝等骨突部位受压过重而导致压疮发生,因此,在一般情况下,不提倡长时间置于仰卧位。

2. 侧卧位

为增加偏瘫侧的感觉刺激,多主张偏瘫患者侧卧,偏瘫侧上肢应呈肩关节前屈 90°、伸肘、伸指、掌心向上;偏瘫侧下肢呈伸髋、膝稍屈、踝背屈 90°,而健侧肢体放在舒适的位置。

多数脑卒中患者偏瘫侧肢体主动活动很弱或没有,肌张力低。为了保持关节活动度,预防关节肿胀和僵硬,促进偏瘫侧肢体早日出现主动活动,以被动活动的偏瘫侧肢体为例,其活动顺序为近端关节到远端关节,一般每日被动活动 2～3 次,每次 5 min 以上,直至偏瘫侧肢体主动活动恢复。嘱患者头转向偏瘫侧,通过视觉反馈和治疗师言语刺激等治疗和护理,促使患者的主动参与。被动活动宜在无痛或少痛的范围内进行,以免造成软组织损伤。在对肩关节被动活动时,偏瘫侧肱骨应呈外旋位,即手掌向上(仰卧位),以防肩部软组织损伤产生肩痛的现象。

3. 患侧卧位

患侧卧位是最重要的体位,可增大患侧的感觉域,牵拉整个偏瘫侧肢体,有助于防止肌肉痉挛。头放在舒适位,躯干稍向后仰,腰背部垫枕头支撑,保持患肩前伸,避免受压与后缩、肘伸展;患侧腿放在舒适位,膝关节微屈,健腿屈曲并置于体前枕上。

4. 健侧卧位

健侧卧位是患者比较舒适的体位,患者胸前放一垫枕,使肩前伸,肘关节伸展,腕、指关节伸展放于垫枕上,患腿稍屈曲向前,并以垫枕作为支撑,以保持髋、膝关节自然微屈,踝关节处于中立位但避免出现足悬空现象(足内翻),此体位有利于对抗偏瘫侧上肢屈肌痉挛和下肢伸肌痉挛。

四、康复护理过程中的体位转移护理技术

体位转移是指通过一定方式改变身体的姿势和位置。定时变换体位,防止压疮的发生,有助于预防并发症,使患者能够舒适,有利于患者的身心康复。对于偏瘫患者体位转移训练应从急性期开始。体位转移是康复护理人员必须熟练掌握的一门最基本的护理技术,它对预防并发症、促进身心康复有很重要的意义。适时的体位转移可以促进血液循环,防止肌肉挛缩、坠积性肺炎、尿路感染、关节僵硬及变形、深静脉血栓等并发症及压疮的发生,真正达到康复训练的目的,实现康复治疗及康复护理的预期效果。

根据体位转移时外力参与的程度,体位转移的方式可分为以下几种。①主动体位转移:患者不需外力相助,能够根据医疗护理及日常生活的需要,通过自己的能力完成体位变换,使身体达到并保持一定

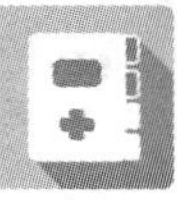

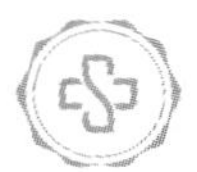

姿势和位置。②被动体位转移：患者在外力协助或直接由他人搬运摆放变换体位，并利用支撑物保持身体的姿势和位置。

体位转移常包括卧位与坐位间转换、坐位与立位间转换、床-椅子间转移、床-平车间转移、床-轮椅间转移等。床旁护栏、床上的小餐桌、床上吊环和脚踏板等辅助设备，不仅有助于患者调整身体姿势、协助进餐，而且能发挥安全防护和康复护理作用。

患者主动转移即独立起立训练进行的前提是患者已达到坐位静态或动态平衡。当起立辅助量减至最小后，可口头指导患者练习自己起立，必要时在患膝和髋部给予助力帮助。动作要领：①双足平放后移，两下肢稍分开，重心放于健肢。②采用 Bobath 握手伸肘，肩充分前伸，躯干前倾，双臂前移，超过足尖，双膝前移，腿部用力，臀部离开椅面缓慢站起，站稳后将身体重心移至患肢。③待站姿平稳后两足分开一定距离，轮流负重站立。④坐下时，伸髋屈膝，身体前倾，双膝前移屈曲。

项目实施

一、体位摆放护理技术

1. 操作前准备

(1) 护士准备：洗手、戴口罩，评估患者病情。

(2) 用物准备：通用量角器、治疗床、评估量表等。

(3) 向患者解释体位摆放的目的。

2. 内容与步骤

体位摆放的内容及步骤见表 9-1。

表 9-1 体位摆放的内容及步骤

内容	操作及要点提示	注意事项
1. 被动摆放	**向健侧翻身** (1) 先将患者移至床边，拉起床旁护栏保护。 (2) 护理人员绕至对侧，协助患者屈肘置于胸前，双腿屈曲。 (3) 护理人员一只手置于患者远侧肩膀下，另一只手置于远侧髋部下。 (4) 护理人员髋部下移，弯曲膝盖，保持背部平直，随着自己身体重心由前脚移向后脚，将患者转向自己。 (5) 调整姿势，保持舒适	操作中观察、记录： (1) 观察患者的配合程度，观察患者的心理反应； (2) 记录患者的症状表现； (3) 记录患者康复的时间； (4) 观察患者的表情； (5) 记录患者使用的工具。 踝关节要置于 90°位，防止被褥卷压足背而造成足下垂。 从患者的肩胛处托起患肢，以免因用力牵拉受伤。 防止出现肩关节软组织的损伤和肩痛
2. 主动转换	(a) (b) **主动转换**	

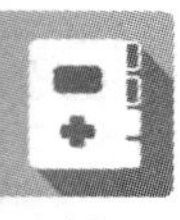

续表

内容	操作及要点提示	注意事项
2. 主动转换	主动转换时,指导偏瘫患者利用健肢力量带动患肢,完成体位摆放的动作。 (1) 健腿翻身法:嘱患者屈肘,健侧手前臂托住患肘,健侧腿伸入患腿下方,利用髋关节外旋转动身体,同时,以健侧肢体推动患侧肢体转向健侧。此法充分利用了髋关节力量。 (2) 伸肘摆动翻身法:患者伸肘,双手对掌相握(Bobath 握手),十指交叉,患侧拇指在上;夹紧双肩,健臂带动患臂先摆向健侧,再反方向摆向患侧,利用重心转移完成侧翻,如翻向健侧,则摆动方向相反。此外,也可采用健肢拉住对侧的床旁护栏来调整卧姿的方法,此方法充分利用了肩部力量。开始训练时,护理人员可辅助其旋转骨盆,协助其完成翻身动作,或者辅助患侧下肢保持在髋关节屈曲、膝关节屈曲、全足底着床体位,在此基础上利用上肢摆动的惯性完成翻身动作	注意防止患者坠床和跌倒,并防止肌肉拉伤。 在操作前挡床挡,防止坠床

二、体位转移护理技术

1. 操作前准备

(1) 护士准备:洗手、戴口罩,评估患者病情。

(2) 用物准备:通用量角器、治疗床、评估量表等。

(3) 向患者解释体位转移的目的。

2. 内容与步骤

体位转移的内容及步骤见表 9-2。

表 9-2 体位转移的内容及步骤

内容	要点提示	注意事项
1. 被动转移	**被动转移** (1) 护理人员站在患者侧前方,弯腰前倾,指导患者双手勾住其颈项(上肢无力者则嘱其屈肘置于胸前)。 (2) 护理人员绕至对侧,协助患者屈肘置于胸前,双腿屈曲。 (3) 护理人员一只手自患者颈后部斜插,另一只手跨过腹部插于背部与右手相交叉,根据护理人员发出的指令,护患同时发力,协助患者坐起(护理人员右脚在前,左脚在后,屈膝前倾)。 (4) 调整姿势,保持舒适。 (5) 护理人员髋部下移,弯曲膝盖,保持背部平直,随着自己身体重心由前脚移向后脚,将患者转向护理人员。 (6) 调整姿势,保持舒适	操作中: (1) 观察患者的表情; (2) 观察患者的主动配合情况; (3) 观察患者的承受能力; (4) 观察患者康复部位的情况; (5) 观察患者情绪变化; (6) 观察患者安全情况; (7) 观察患者体位的舒适度; (8) 观察患者肌肉恢复情况; (9) 观察患者转移过程中的保护措施情况。 强化宣教。体位转移前,应向患者及其家属说明体位转移的目的、动作要领和注意事项,调动患者及其家属的主观能动性,以取得理解和配合

Note

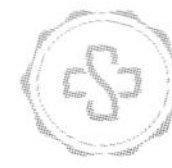

续表

内容	要点提示	注意事项
2.主动转移	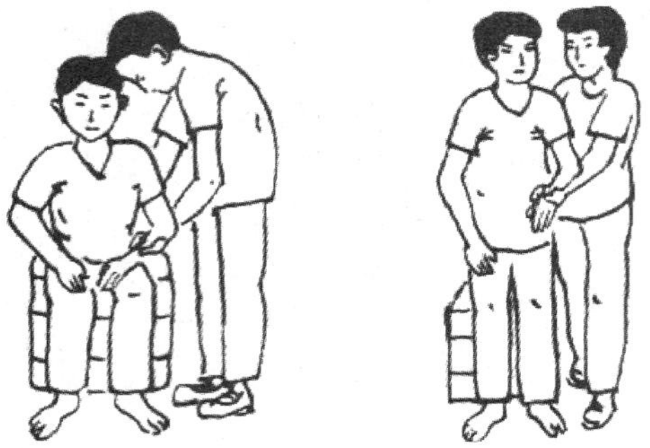 **主动转移** (1) 患者呈仰卧位,手放在腹部,健腿插入患腿之下;将身体横向移至床边;健手抓床栏或手掌支撑床面,侧身坐起。由坐位到卧位,程序相反。 (2) 坐位向立位转换法:有双人和单人扶抱转换以及患者主动转换。双人扶抱站起时,由2位护理人员分别站在患者两侧,一手臂绕过患者后背支撑,另一手臂置于患者前臂下,握住患者的手,患者身体前倾,在口令下缓慢站起	鼓励患者,减少心理伤害。 鼓励患者自己用力,防止拉伤。 用物支撑时,用软布包好设备。以防硬物磨破患者皮肤
3.单人帮助下站立1	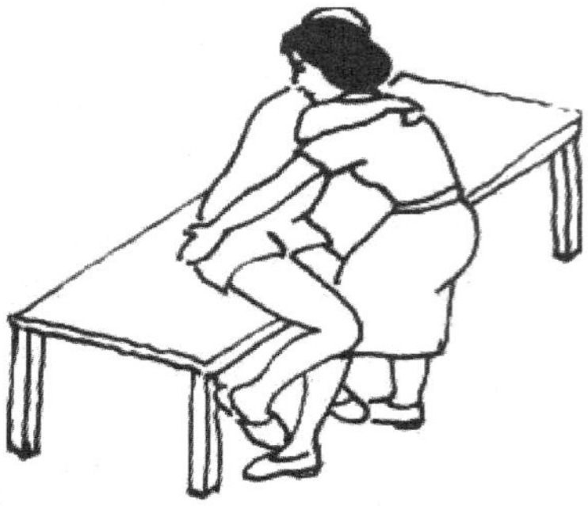 **骨盆扶抱** (1) 将患者臀部移至椅前或床前1/2,躯干前倾,双足着地,健足稍靠后。 (2) 护理人员双足一前一后,面向患者站立,前脚置于患者双足之间,膝盖顶住患膝。 (3) 患者双手交叉抱住护理人员颈项或置于其肩胛部(上肢无力则垂于胸前,将下颌搭在护理人员肩上),护理人员屈膝、身体前倾,双手托住患者臀部或提起裤腰,将患者向前向上拉起,使患者健足先着地,共同完成抬臀、伸腿至站立。 (4) 调整患者重心,使双下肢直立承重,维持站立平衡	选择适合患者的体位及体位转移的方法、限度及间隔时间等
4.单人帮助下站立2	(1) 护理人员双足一前一后,面向患者站立,前脚置于患者双足之间,膝盖顶住患者患膝。 (2) 患者背伸直的同时抬起双臂,双手置于护理人员肘上,而护理人员则将双前臂置于其前臂下,双手在肘下扶住患者。 (3) 嘱患者屈肘并随护理人员口令同时用力站起来	扶稳患者,以防摔倒。 做好心理工作,防止患者害怕摔倒

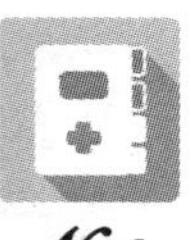

Note

续表

内容	要点提示	注意事项
5.单人帮助下站立3	(1)患者双手交叉,臂前伸置于双膝之间。 (2)护理人员双足一前一后,面向患者站立,前脚置于患者双足之间,膝盖顶住患膝。 (3)嘱患者屈肘并随护理人员口令同时用力站起来	必要时使用其他辅助用具支撑,以保持关节的活动范围并使肢体处于最佳的功能位置
6.单人帮助下站立4	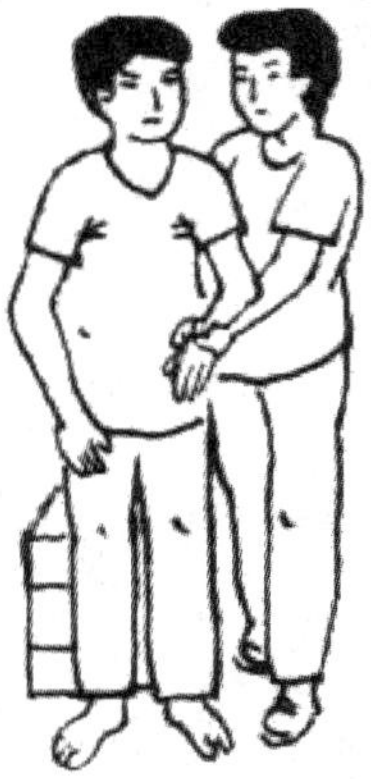 **侧方扶抱** (1)护理人员立于患者患侧,弯腰、屈膝,身体前倾。 (2)护理人员近侧手臂绕过患者后背托住其腰部,远侧手臂置于患者臂下,握住患手。 (3)嘱患者健足着力,随护理人员口令同时用力站起来	动作应稳妥协调,切忌使用蛮力;两人或多人帮助时,注意动作一致,可在口令下进行。在被动转移时,护理人员要学会利用自己重心的转移来帮助患者移动,如双足分开形成较大的支撑面,而非简单依靠上肢或腰腹的力量
7.床上转移	(1)辅助转移法:对瘫痪患者可采用此法,让患者利用健腿将患腿抬起移至床沿外侧,护理人员一只手托住患侧肩胛,用上臂和前臂固定其头部,并使躯干屈曲旋转,另一只手向床边移动交叉的下肢,以臀部为轴旋转,即完成床边坐起的动作。 (2)主动转移法:患者先侧移至床边,将健腿插入患腿之下,用健腿将患腿移于床边外,患膝自然屈曲,然后头向上抬起,躯干向患侧旋转,在胸前用健手支撑床面,将自己推至坐位,同时摆动健腿下床。必要时护理人员可一只手放于患者健侧肩部(切忌拉患肩),另一只手放于其臀部帮助患者坐起	移动时一定要站稳,防止患者跌倒,切忌拉患肩以防脱臼
8.平行移动	被动转移:对滑至床尾的四肢无力患者,护理人员需要随时帮助其移向床头,保持体位舒适。根据需要施予辅助力量,选择一人或两人协助移向床头,转移中注意对患者头部予以支持。 ①一人协助时放平床头,取出枕头横立于床头;嘱患者仰卧屈膝,双手握住床头护栏(上肢无力者交叉置于胸前),双足蹬床面;护理人员双足稍分开立于床侧,上身前倾,一只手伸入患者肩下,另一只手在臀部提供助力,随护理人员口令,护患同时用力移向床头;放回枕头。 ②两人协助准备动作同上。两人分别站在床的两侧,交叉托住患者颈肩部和臀部,一人发出口令,同时发力,将患者抬起移向床头。也可两人站在同侧,一人托住患者颈、肩部及腰部,另一人托住患者臀部和腘窝,同时将患者抬起移向床头;放回枕头。	动作轻稳,加床挡,保护患者安全;两人用力要一致,防止患者扭伤。

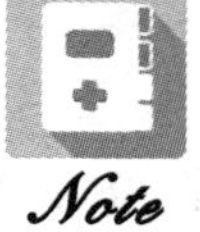

续表

内容	要点提示	注意事项
8. 平行移动	主动转移：随着四肢肌力逐步恢复及腰背部肌力的增强，指导患者主动进行床上转移训练，自主调整体位，保持身体舒适，预防压疮的发生。 ①卧位平移：患者取仰卧位，健足置于患足下方，Bobath 握手置于胸前，利用健侧下肢将患侧下肢抬起向一侧移动，再将臀部抬起向同侧移动，最后将上躯干向同方向移动。反复练习后患者可以较自如地仰卧在床上进行左右方向的移动。同样，健肢带动患肢，并借助床头护栏或系于床尾的布带，患者可自行完成移向床头和床尾的动作。 ②坐位平移：即床上撑起训练。患者坐于床上，身体稍向前倾，伸膝，两手掌置于身体两侧平放于床上，伸肘用力，将臀部撑起离开床面，并可向前后、左右移动。以双手和臀部为支撑点，完成身体在床上的转移，这是下肢麻痹患者在床上的基本训练动作。此外，偏瘫患者取坐位时，可以握手，健侧上肢带动患侧上肢向前伸直，将身体重心转移到一侧臀部，实现向前或向后移动。两侧臀部交替负重移动，完成身体在床上的转移训练。初始时，可由他人协助患者进行重心转移。 ③拱桥训练：偏瘫患者进行拱桥训练，可提高床上自理能力，尤其方便取放便器、穿脱裤子和更换床单。若自身无力将患膝、患髋锁定在屈曲位，操作人员可协助完成。 ④其他：除上述外，床旁架设护栏、床尾系绳梯或宽布带、床上悬挂吊环等辅助设施也有助于患者独立完成床上移动，如患者能拉绳坐起时，可在床头装上固定绳子，绳子上打几个结，教会患者拉绳坐起。患者主动加强床上移动训练，可以加强翻身、平衡及转移体位的能力，为立位转移做好体能储备	动作要协调，防止强拉、硬拽、粗暴动作。 动作要轻稳，鼓励患者，健侧上肢带动患侧上肢运动。 不能有拖、拉、拽等动作，以防弄伤患者皮肤
9. 床-轮椅间转移	床-轮椅间的转移是神经、肌肉运动障碍患者最早期、最常用的转移形式，其转移方式有立式转移和坐式转移。立式转移适用于偏瘫以及本体转移时能保持稳定站立的患者。坐式转移主要应用于截瘫以及其他下肢运动障碍的患者（如两侧截肢者）。 ①被动转移：护理人员协助患者从床边站起，双手抱住其臀部或拉住腰部系带，协助患者以健腿为轴心旋转躯干，背对轮椅慢慢坐下。 ②主动转移：将轮椅置于患者健侧，患者从床边站起，以健腿为轴心旋转身体坐在轮椅上，调整好自己的位置	固定好轮椅，保证患者安全，不能强拽

实践考核

体位及体位转移护理的实践考核见表 9-3。

表 9-3　体位及体位转移护理的实践考核

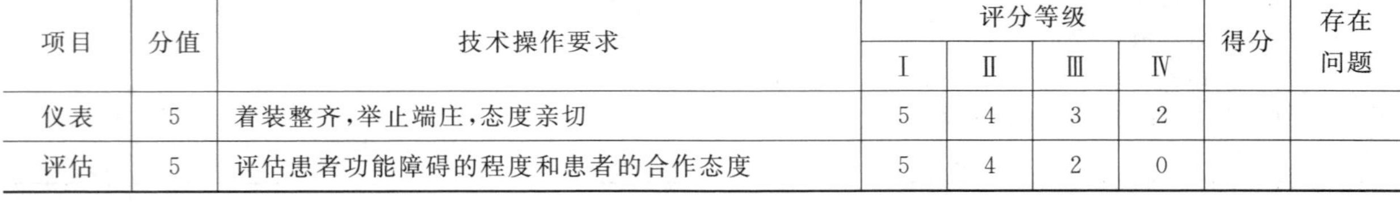

项目	分值	技术操作要求	评分等级				得分	存在问题
			Ⅰ	Ⅱ	Ⅲ	Ⅳ		
仪表	5	着装整齐，举止端庄，态度亲切	5	4	3	2		
评估	5	评估患者功能障碍的程度和患者的合作态度	5	4	2	0		

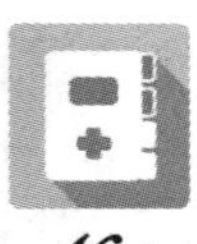
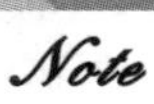

续表

项目	分值	技术操作要求	评分等级				得分	存在问题
			Ⅰ	Ⅱ	Ⅲ	Ⅳ		
操作前准备	2	洗手、戴口罩	2	1	0	0		
	3	物品准备	3	2	1	0		
操作程序	5	患者准备:将肢体置于适当位置	5	4	2	0		
	50	分析护理人员操作过程中的影响因素、措施、记录,安抚患者	50	40	30	20		
	5	观察患者反应,询问患者感受	5	4	3	2		
	10	回答问题正确	10	8	6	4		
	5	时间:30 min	5	4	2	0		
评价	3	操作过程有效沟通	3	2	1	0		
	5	操作熟练、操作后回答问题的准确性	5	4	2	0		
	2	操作过程注意患者安全	2	1	0	0		
总分	100							

(苏　晗)

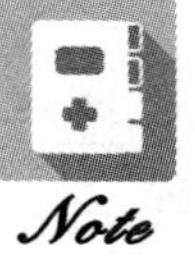

项目十　排痰训练护理技术

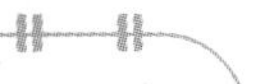

情境导入

李某，女，65岁，退休职工，突发头痛，意识不清。家属叙述：患者上楼后自感头部不适，呕吐，右侧肢体活动不利，5 min后意识丧失。

入院查体：T 36.7 ℃，P 78次/分，BP 208/120 mmHg，R 20次/分。急性病容，意识丧失。双侧瞳孔等大等圆，对光反射存在。窦性心律，双肺呼吸浊音，咳痰无力。神经外科住院，脑出血手术治疗两周，出现急性下呼吸道感染，不能有效清除肺内分泌物。右侧肢体肌张力降低，腱反射消失。遵医嘱每天4次排痰护理，医生建议早期康复护理。

请思考：

1. 患者术后咳痰无效，应给患者进行哪些康复护理诊断？
2. 为促进患者有效排痰，护士应制订哪些排痰康复训练方案？

相关知识

本情境使用体位排痰法，是利用重力作用、拍背辅助有效排痰等康复护理技术促进患者排痰，改善通气功能，使患者保持呼吸平稳，对患者的术后恢复、预防脑出血的并发症的发生起到很好的作用。

一、概念

1. 体位引流排痰训练法

体位引流排痰是利用重力作用，将聚集在肺、支气管内的分泌物排出体外，又称重力引流。体位排痰法是利用体位引流的原理，促使痰从肺部及支气管排出，从而改善肺通气。

2. 拍背排痰法

指导患者配合有效咳嗽，以提高引流效果。

二、排痰训练护理技术的目的与适应证、禁忌证

1. 目的

(1) 促进排痰，改善通气功能。

(2) 促进肺膨胀，增加肺活量，预防肺部并发症的发生。

2. 适应证

(1) 身体虚弱、高度疲乏、神经麻痹或术后有并发症而不能咳出肺内分泌物者。

(2) 慢性阻塞性肺疾病患者，出现急性下呼吸道感染以及急性肺脓肿患者。

(3) 长期不能有效清除肺内分泌物的患者。

3. 禁忌证

有明显呼吸困难和发绀者，近1～2周曾有大咯血史，严重心血管疾病或年老体弱而不能耐受者均禁用此法。

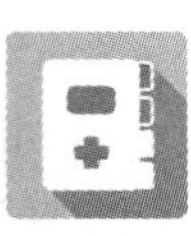

Note

三、排痰训练护理技术的分类及内容

排痰训练护理技术可分为体位引流排痰训练法和辅助有效排痰法，后者包括多饮水、有效咳痰、哈咳技术、勤翻身法等。

1. 多饮水

每天饮水总量不少于 2000 mL，少量多次，每次 30～50 mL。室内湿度维持在 60%左右，可湿式清扫地面或室内放置加湿器。吸氧患者注意氧气的湿化和温化；痰液黏稠者，引流前 15 min 先遵医嘱给予雾化吸入生理盐水。可加入硫酸庆大霉素、α-糜蛋白酶、β 受体激动剂等药物，以降低痰液黏稠度，避免支气管痉挛。雾化吸入时，嘱患者深呼吸，可使雾化物更深更广地分布到肺底部。

2. 有效咳痰

控制无效咳嗽，掌握有效咳嗽方法。咳嗽前先深吸气数次以诱发咳嗽，争取肺泡充分膨胀，增加咳嗽频率。咳嗽在晨起、临睡前和餐前半小时应加强。

(1) 患者取坐位，双脚着地，胸部前倾，怀抱枕头，双臂交叉在胸前，利用胸腔内压和腹内压使膈肌上升，咳嗽时有较强的气流将痰液咳出。

(2) 先做深呼吸，吸气末稍屏气，缩唇通过口腔尽可能呼气，再深吸一口气后，屏气 3～5 s，胸部前倾，从胸腔进行 2～3 次短促有力的咳嗽，用力把痰咳出，重复数次。具体方法和步骤：患者取坐位或立位，上身可略前倾，第一步先缓慢深吸气，以达到必要的吸气容量；第二步屏气几秒；第三步关闭声门，当气体分布达到最大范围后紧闭声门，以进一步增强气道中的压力；第四步通过腹内压的增加来增加胸腔内压，使呼气时产生高速气流；第五步张开声门连咳 3 声，咳嗽时收缩腹肌，腹壁内缩，或用自己的手按压在上腹部，帮助咳嗽。停止咳嗽，缩唇尽力将余气尽量呼出。再缓慢深吸气，重复以上动作 2～3 次，休息和正常呼吸几分钟后重复开始。

3. 哈咳技术

嘱患者深吸气，在用力呼气时说“哈”，随气流引起哈咳。此方法可减轻患者疲劳，避免诱发支气管痉挛，提高咳嗽、咳痰的有效性。

4. 胸部叩击

指导患者配合有效咳嗽，以提高引流效果。具体方法：操作者五指并拢，掌心窝成杯状，依靠腕部的力量在引流部位胸壁上双手轮流叩击拍打 30～45 s，叩击的力量视患者的耐受度而定。为避免患者不适，可在叩击部位垫上毛巾，患者放松，自由呼吸。叩击时应有节律地叩击胸部，叩击顺序应沿支气管走行方向，自下而上由边缘到中央。胸部叩击时的注意事项：①饭后 1 h 内不宜叩击，以免引起呕吐。②叩击时患者应取侧卧位、去枕，有利于痰液引流。③近期出现以下情况，禁止叩击与震颤：严重的心脏病，如心肌梗死；脊柱损伤或脊柱不稳，肋骨骨折和咯血。

5. 勤翻身法

呼吸道分泌物多滞留在肺部低垂部位及疼痛部位，经常变换体位不仅能减少分泌物滞留，促进痰液排出，而且可以防止肺泡萎缩和肺不张。一般每 1～2 h 翻身一次，若痰量过多，每 10～20 min 翻身一次，也可起到体位引流的作用。翻身动作应缓慢，逐步翻到所需体位。翻身时应配合叩击背部、深呼吸而达到有效排痰的目的。

6. 辅助咳嗽技术

对于腹肌无力、不能进行有效咳嗽者，护理人员可协助完成。护理人员面对患者，双手压迫于患者肋骨下角，嘱其深吸气，并尽量屏住呼吸，当其准备咳嗽时，护理人员的手向上向里用力推，帮助患者快速呼气，引起咳嗽。

四、体位引流后的护理

(1) 保持室内空气清新，嘱患者静卧休息。

(2) 予清水或漱口水漱口，去除痰液气味，保持口腔清洁，减少呼吸道感染机会。

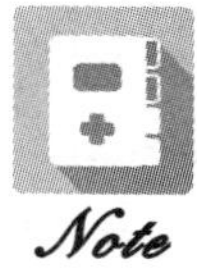

(3) 注意观察痰液的颜色、量、性状和气味，复查生命体征和肺部呼吸音及啰音变化，观察治疗效果。

(4) 颈髓损伤患者进行体位排痰时躯干应保持过伸位。

项目实施

1. 操作前准备

(1) 护士准备：洗手、戴口罩，评估患者病情。

(2) 用物准备：枕头、治疗床、空心垫、纸巾、盛水的水杯、吸管、羹匙等。

2. 内容及步骤

排痰训练护理技术的具体内容见表 10-1。

表 10-1　排痰训练护理技术的具体内容

内容	步骤及要点提示		注意事项
体位引流排痰训练法	根据病变部位和患者经验（自觉有利于咳痰的体位），采取病变部位较气管和喉部为高的体位，以利于潴留的分泌物随重力作用流入大支气管，然后经口咳出		
	病变部位	体位	
	左上叶后段	俯卧位，上半身向左侧转 1/4，右臂后伸，用枕头分别将头部、肩部抬起	动作轻柔
	下叶后基底段	俯卧位，腹下垫枕头，床尾抬高 45～50 cm	加床挡，防坠床
	下叶后段	俯卧位，腹下垫枕头	头部、口部垫空心垫，防堵住嘴
	下叶前基底段	仰卧位，膝下用枕头支撑，使腹肌放松，床尾抬高 45～50 cm	加床挡，防坠床
	左下叶外基底段	右侧卧位，腰背部及上肢以枕头支撑，床尾抬高 45～50 cm	加床挡，防坠床
	右上叶后段	俯卧位，上半身向右侧转 1/4，左臂后伸，头部和腹侧用枕头支撑	加床挡，防坠床，动作轻稳，防拉伤
	上叶前段	仰卧位，膝下用枕头支撑，使腹肌放松	
	左上叶及舌段	仰卧位，上半身向右侧转 1/4，屈膝以松弛腹肌，床尾抬高 30 cm	
	右中叶	仰卧位，上半身向左侧转 1/4，右侧上位，屈膝以松弛腹肌，床尾抬高 30 cm	
辅助有效排痰法	拍背排痰法	(1)操作者两手手指并拢，手背隆起手指关节微屈，成120°，指腹与大小鱼际着落，利用腕关节用力，由下至上、由两侧到中央，有节律地叩击患者背部 5～10 min。频率为 100～200 次/分。一天拍 3～5 次。 (2)依靠腕部的力量在引流部位胸壁上双手轮流叩击拍打 30～45 s，叩击的力量视患者的耐受度而定。 (3)为避免患者不适，可在叩击部位垫上毛巾，患者放松，自由呼吸。应有节律地叩击背部，叩击顺序应沿支气管走行方向，自下而上，由边缘到中央	饭后 1 h 内不宜拍背，以免引起呕吐。 拍背时患者应取侧卧位、去枕，有利于痰液引流。 近期出现以下情况，禁止拍打与震颤：严重的心脏病，如心肌梗死；脊柱损伤或脊柱不稳，肋骨骨折和咯血

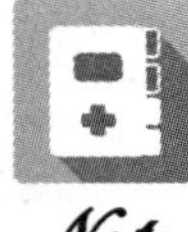
Note

续表

<table>
<tr><th>内容</th><th colspan="2">步骤及要点提示</th><th>注意事项</th></tr>
<tr><td rowspan="5">辅助有效排痰法</td><td>多饮水</td><td>(1)每天饮水总量不少于 2000 mL,少量多次,每次 30～50 mL。室内湿度维持在 60%左右,可湿式清扫地面或室内放置加湿器。
(2)吸氧患者注意氧气的湿化和温化;痰液黏稠者,引流前 15 min 先遵医嘱给予雾化吸入生理盐水。可加入硫酸庆大霉素、α-糜蛋白酶、β 受体激动剂等药物,以降低痰液黏稠度,避免支气管痉挛。雾化吸入时,嘱患者深呼吸,可使雾化物更深更广地分布到肺底部</td><td>体位要取坐位、半坐卧位、卧位(头偏向一侧),防呛咳;试水温以防烫伤</td></tr>
<tr><td>有效咳痰</td><td>(1)控制无效咳嗽,掌握有效咳嗽方法。咳嗽前先深吸气数次以诱发咳嗽,争取肺泡充分膨胀,增加咳嗽频率。咳嗽在晨起、临睡前和餐前半小时应加强。
(2)患者取坐位,双脚着地,胸部前倾,怀抱枕头,双臂交叉在胸前,利用胸腔内压和腹内压使膈肌上升,咳嗽时有较强的气流将痰液咳出。
具体步骤:第一步先缓慢深吸气,以达到必要的吸气容量;第二步屏气几秒;第三步关闭声门,当气体分布达到最大范围后紧闭声门,以进一步增强气道中的压力;第四步通过腹内压的增加来增加胸腔内压,使呼气时产生高速气流;第五步张开声门连咳 3 声,咳嗽时收缩腹肌,腹壁内缩,或用自己的手按压在上腹部,帮助咳嗽。停止咳嗽,缩唇尽力将余气尽量呼出。再缓慢深吸气,重复以上动作 2～3 次,休息和正常呼吸几分钟后再重复开始</td><td>鼓励患者配合,同情患者。

坐位要加床挡,扶好患者,站稳,防跌倒。增强患者的信心</td></tr>
<tr><td>哈咳技术</td><td>嘱患者深吸气,在用力呼气时说“哈”,随气流引起哈咳。此方法可减轻患者疲劳,避免诱发支气管痉挛,提高咳嗽、咳痰的有效性</td><td>扶稳患者,使患者保持最佳姿势,防摔倒</td></tr>
<tr><td>勤翻身法</td><td>呼吸道分泌物多滞留在肺部低垂部位及疼痛部位,经常变换体位不仅能减少分泌物滞留的倾向,促进痰液排出,而且可以防止肺泡萎缩和肺不张。一般每 1～2 h 翻身一次,若痰量过多,每 10～20 min 翻身一次,也可起到体位引流的作用。翻身动作应缓慢,逐步翻到所需体位。翻身时应配合叩击背部、深呼吸而达到有效排痰的目的</td><td>加床挡,防坠床,观察引流情况及患者病情变化</td></tr>
<tr><td>辅助咳嗽技术</td><td>对于腹肌无力、不能进行有效咳嗽者,护理人员可协助完成。护理人员面对患者,双手压迫于患者肋骨下角,嘱其深吸气,并尽量屏住呼吸,当其准备咳嗽时,护理人员的手向上向里用力推,帮助患者快速呼气,引起咳嗽</td><td>动作要轻稳,防止压伤患者</td></tr>
</table>

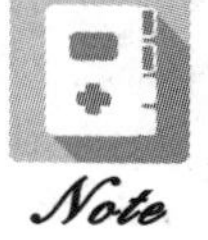

Note

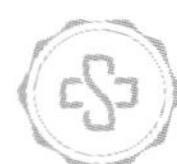

实践考核

排痰训练护理技术的实践考核见表10-2。

表10-2 排痰训练护理技术的实践考核

项目	分值	技术操作要求	评分等级				得分	存在问题
			Ⅰ	Ⅱ	Ⅲ	Ⅳ		
仪表	5	着装整齐,举止端庄,态度亲切	5	4	3	2		
评估	5	评估患者功能障碍的程度和患者的合作态度	5	4	2	0		
操作前准备	2	洗手、戴口罩	2	1	0	0		
	3	物品准备	3	2	1	0		
操作程序	5	患者准备:将肢体置于适当位置	5	4	2	0		
	50	分析护理人员操作过程中影响患者排痰的因素、排痰措施,记录,保证患者安全	50	40	30	20		
	5	观察患者反应,询问患者感受	5	4	3	2		
	10	回答问题正确	10	8	6	4		
	5	时间:30 min	5	4	2	0		
评价	3	操作过程有效沟通	3	2	1	0		
	5	操作熟练、操作后回答问题的准确性	5	4	2	0		
	2	操作过程注意患者安全	2	1	0	0		
总分	100							

(苏　晗　张胜凯)

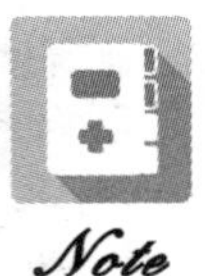

项目十一　膀胱训练护理技术

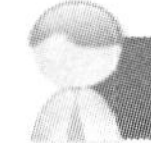

情境导入

患者，吴女士，67 岁，脑卒中住院一个月，经急性期治疗后，左侧肢体行动不便，尿失禁，生命体征平稳，由神经内科转到康复科行康复治疗。实习生小平遵医嘱，每天要对吴女士实施膀胱训练护理技术，刺激膀胱功能，减少并发症。

请思考：

1. 老年人脑卒中尿失禁的症状有哪些？早期康复训练作用如何？

2. 如何实施排尿功能障碍的康复训练措施？

相关知识

控制膀胱的中枢或周围神经发生病变后引起的排尿功能障碍，表现为尿失禁或尿潴留，称为神经源性膀胱(neurogenic bladder)。这种膀胱功能障碍是康复常见并发症之一，它可以由药物、多种神经系统疾病、脑卒中、颅脑损伤等原因引起，并致排尿功能减弱或丧失，尤其多见于脊髓损伤时。

一、概述

不同程度的残余尿不仅成了细菌生长繁殖的培养基，使膀胱的防御功能受损，而且还可造成膀胱输尿管反流，形成上尿路感染和使肾功能受损，最终导致肾衰竭，这是神经源性下尿路功能障碍患者的主要死亡原因。因此，维持膀胱正常压力、预防和处理好反流是神经源性膀胱护理的关键点。

膀胱护理的目的是恢复和改善患者的膀胱功能，降低膀胱内压力，控制和消除泌尿系统并发症的发生，具有适当控尿能力；尽量不使用留置导尿管或造瘘；使患者更好地适应社会生活并尽可能满足职业需要，提高患者生活质量。

二、膀胱管理方法

(一) 经尿道留置导尿

留置导尿是用无菌技术将无菌导尿管经尿道插入膀胱并长时间留置在体内，以引流尿液的方法。临床现在常用双腔气囊导尿管，导尿管末端与无菌集尿袋连接。

1. 适应证

(1) 不适合或拒绝实施间歇导尿的患者。

(2) 处于脊髓休克时期的脊髓损伤患者。

(3) 顽固性尿失禁患者。

(4) 继发于尿失禁的尿漏导致会阴损伤的患者。

2. 注意事项

(1) 避免逆行性感染：①保持尿道口清洁：女性患者用消毒液棉球擦拭外阴及尿道口，男性患者用消毒液棉球擦拭尿道口、龟头及包皮，每天 1～2 次。②每日定时更换集尿袋，及时排空集尿袋，并记录

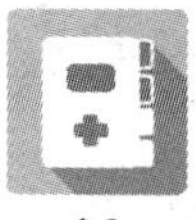

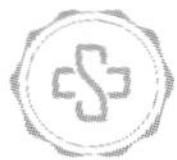

尿量。③每周更换导尿管1次，硅胶导尿管可酌情延长更换周期。

(2) 间歇性夹闭导尿管：采用定时开放导尿管，让膀胱适当充盈和排空的方法，促进膀胱壁肌肉张力的恢复。定时开放导尿管，日间视进水量而定，每3～4 h开放导尿管1次，在开放的同时，嘱患者做排尿动作，主动增加腹压或用手按压下腹部，使尿液排出。睡眠后导尿管持续开放。训练时应注意下列预兆式信号，如脸红、寒战或出冷汗等，如有上述征兆，应及时放尿。

(3) 拔管指征：经膀胱容量检测、冰水试验、球海绵体肌反射和肛门括约肌张力试验等检查，证实排尿功能恢复，可试行拔管。可拔管试验：换导尿管时，排空膀胱的尿液，用0.02%呋喃西林灌注膀胱。检测其容量，若容量大于150 mL，再进行冰水试验。冰水试验方法是先排空膀胱，用注射器注入4 ℃无菌生理盐水50 mL，立即拔除导尿管，若尿液随之排出，证明膀胱括约肌和逼尿肌协调功能恢复，可拔除导尿管。

（二）间歇导尿法

间歇导尿法指不将导尿管留置于膀胱内，仅仅在需要时插入膀胱，排空后即拔出的技术，是较好的治疗方法，尤其适用于女性患者，且尿路感染率较低，并发症少。

1. 适应证与禁忌证

(1) 适应证：不能自主排尿或自主排尿不充分（残余尿量>80 mL）的脊髓损伤或其他神经瘫痪者，患者神志清楚并主动配合。

(2) 禁忌证：患者神志不清或不配合。尿道严重损伤或尿路感染、尿道内压疮以及接受大量输液；有显著出血倾向；全身感染或免疫力极度低下；前列腺显著肥大或肿瘤。

2. 操作程序

在开始导尿前，要向患者详细说明导尿目的，消除患者的顾虑。

(1) 用0.9%氯化钠溶液或其他无黏膜刺激的医用消毒液清洗导尿管备用。

(2) 用肥皂或清洁液清洗患者会阴部。清洗操作者（可以是患者或陪护者）双手。

(3) 手持导尿管插入尿道，并徐徐推入，直到尿液从导尿管排出。男性患者注意将尿道口朝腹部方向以避免尿道峡部的损伤。插入前可在导尿管外部涂搽润滑油（如液体石蜡）以减小插入阻力。

(4) 导尿完成后立即将导尿管拔除。

(5) 导尿管拔除后用清水清洗，再放入无黏膜刺激的医用消毒液或0.9%氯化钠溶液内保存。也可以采用煮沸消毒的方法。

3. 间歇导尿时机与频率

开始间歇导尿的时机多为脊髓损伤后1～2周，一般用10～14号导尿管，每4～6 h导尿1次，每天不超过6次。睡前导尿管留置开放。如果患者完全不能自主排尿，使用频率可以为3～4次/天；如能部分排尿，使用频率为1～2次/天。每次导出的尿液以保持在300～500 mL（生理性膀胱容量）为宜。如果残余尿量越来越少，可适当延长导尿间隔时间，以至逐渐停止导尿。一般说来，残余尿量少于80 mL或只有膀胱容量的10%～20%时即可认为膀胱功能达到平衡，可停止间歇导尿。

4. 饮水计划

对进行间歇导尿治疗的患者，每天的液体摄入量应严格控制在2000 mL以内，以1500～1800 mL为宜。具体方案如下：早、中、晚摄入液量各400 mL。可在10:00 am、4:00 pm和8:00 pm各饮水200 mL，8:00 pm到次日6:00 am不再饮水。要求逐步做到均匀摄入，并避免短时间内大量饮水，以防止膀胱过度充盈。在每次导尿前，可配合各种辅助方法进行膀胱训练，诱导出现反射性排尿。出现反射性排尿后，可根据排尿恢复情况及排出尿量做出相应的导尿次数的调整，如每天导尿次数减少为1～3次。

5. 注意事项

(1) 患者要养成定时定量喝水、定时排尿的习惯，以便合理选择导尿时机。

(2) 每次导尿前半小时，让患者试行自解，一旦开始排尿，需测定残余尿量。

(3) 患者每日进水量一般不超过2000 mL，保持尿量为800～1000 mL/d。

(4) 尽管导尿管不强调严格消毒，但是仍然要强调充分地清洗和合理保存。

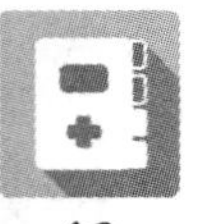

Note

(5) 插入动作必须轻柔，不可有暴力，以避免尿道损伤。

(6) 在间歇导尿开始阶段，需每周检查尿常规、定期尿培养。若出现尿路感染征象，应立即使用抗菌药物，并根据具体情况酌情进行膀胱冲洗。

(三) 集尿器的使用

集尿器适用于各种类型的尿失禁患者。外部集尿器主要是男用阴茎套型集尿装置；女用集尿装置还很不理想，往往仍需使用尿垫。尚需解决的问题是集尿器不易固定而滑脱，若使用不当可引起感染、溃疡、坏死及皮肤过敏等并发症。

三、膀胱功能训练

膀胱功能训练是恢复患者膀胱功能，使患者能自行排尿的常用方法。膀胱功能训练是根据学习理论和条件反射原理，通过患者的主观意识活动或功能锻炼来改善膀胱的储尿和排尿功能。其目的是维持膀胱正常的收缩和舒张功能，重新训练反射性膀胱。须注意的是在无严重膀胱输尿管反流且泌尿系感染得到控制时，才能进行此训练。对神经源性膀胱尿道功能障碍的患者应及早进行训练，但对膀胱输尿管反流、肾积水、肾盂肾炎患者禁用；泌尿系感染、结石、高血压、糖尿病和冠心病患者慎用。训练时应采取循序渐进、逐渐增加的方法，每 2～5 h 训练 1 次，每次 10～15 min。常用的膀胱功能训练方法如下所示。

1. 习惯训练

习惯训练是基于排尿规律安排患者如厕的时间的方法。这种训练方法不仅能提醒患者定时排尿，还可保持患者会阴部清洁、干燥。应鼓励患者避免在安排时间以外排尿。但这在尿急时常会难以控制。

2. 延时排尿

对于因膀胱逼尿肌过度活跃而产生尿急症状和反射性尿失禁的患者，可采用此法，部分患者在逼尿肌不稳定收缩启动前可感觉尿急，并能收缩括约肌阻断尿流出现，最终中断逼尿肌的收缩。治疗目标为形成 3～4 h 的排尿间期，无尿失禁发生。

3. 排尿意识训练

适用于留置导尿的患者，每次放尿前 5 min，使患者卧于床上指导其全身放松，想象自己在一个安静、宽敞的卫生间，听着潺潺的流水声，准备排尿，并试图自己排尿，然后由陪同人员缓缓放尿。强调患者利用全部感觉，开始时可由护理人员指导，当患者掌握正确方法后，可由患者自己训练，护理人员每天督促、询问训练情况。

4. 反射性排尿训练

(1) 耻骨上区轻叩法：常用于逼尿肌反射亢进患者，通过逼尿肌对牵拉反射的反应，经骶髓排尿中枢引起逼尿肌收缩。用手指轻叩耻骨上区，引起逼尿肌收缩而不伴有尿道括约肌的同时收缩，即产生排尿。

(2) 刺激点法：常用于骶髓以上神经病变。在导尿前半小时，通过寻找刺激点，如轻轻叩击耻骨上或大腿上 1/3 内侧，牵拉阴毛或挤压阴蒂(茎)或用手刺激肛门诱发膀胱反射性收缩，诱导反射性排尿。

5. 代偿性排尿训练

(1) Crede 按压法：用拳头于脐下 3 cm 深按压，并向耻骨方向滚动，动作缓慢柔和，同时嘱患者增高腹压帮助排尿。

(2) Valsalva 屏气法：用增大腹压的方法增大膀胱压力，使膀胱颈开放而引起排尿的方法。患者身体前倾，快速呼吸 3～4 次，以延长屏气增大腹压的时间。做一次深吸气，然后屏住呼吸，向下用力做排便动作。这样反复间断数次，直到没有尿液排出为止。痔疮、疝气患者慎用此法。膀胱输尿管反流患者禁用此法。

6. 肛门牵张训练

肛门牵张导致尿道括约肌活动的断续现象类似于正常的自主排尿方式，适用于盆底肌痉挛的患者。方法是先缓慢牵张肛门使盆底肌放松，再采用 Valsalva 屏气法排空膀胱。

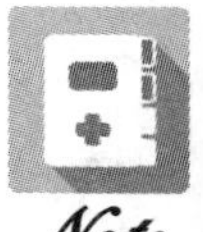

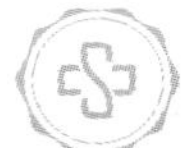

7. 盆底肌训练

患者有意识地反复收缩盆底肌群，增强支持尿道、膀胱、直肠和子宫的盆底肌力量，以增强控尿能力。适用于盆底肌尚有收缩功能的尿失禁患者。慎用于心律失常或心功能不全患者，膀胱出血（血尿）、尿路感染急性期和肌张力过高者。

训练方法：

（1）在不收缩下肢、腹部、臀部肌肉的情况下自主收缩盆底肌（会阴及肛门括约肌），每次收缩 5～10 s，重复 10～20 次/组，每日 3 组。

（2）在指导患者呼吸训练时，嘱患者吸气时收缩肛门周围肌肉，维持 5～10 s，呼气时放松。

（3）患者可在桥式运动下做收缩肛门的动作，这时可用一些引导式的话语帮助患者维持收缩肛门的动作（5～10 s），如让患者想象自己尿急，但还找不到卫生间，要先憋住尿。

（4）患者坐在椅子上，由后向前缓慢地将肛门、阴道、尿道周围等的盆底肌收缩上提，感觉想阻止肛门排气，从 1 数到 10，然后缓慢放松。

（5）患者可以坐在马桶上，两腿分开，开始排尿，中途有意识地收缩盆底肌，使尿流中断，如此反复排尿、止尿，重复多次使盆底肌得到锻炼。

四、刺激法

1. 电刺激法

电刺激已成为膀胱训练护理技术中的重要手段，经外科手术将电极植入体内，通过电极直接刺激逼尿肌，诱导逼尿肌收缩。电刺激还可以对骶神经根进行刺激，使骶神经兴奋，促使逼尿肌收缩，引起排尿。

2. 磁刺激法

磁刺激法为近年来实验用的方法，也是通过刺激骶神经达到排尿的目的。但它较电刺激具有无创伤、相对无痛等优点。

五、药物护理

可用药物有抗胆碱能类药物、肾上腺素能药物、胆碱能药物、肾上腺素能阻滞剂、平滑肌松弛剂和骨骼肌松弛剂等。增大膀胱内压促进排尿常用氨基甲酰甲基胆碱，但消化性溃疡、哮喘、甲亢、肠梗阻禁用；降低膀胱出口压力常用 α 受体阻滞剂、酚苄酮、特拉唑嗪；减弱膀胱收缩能力可选择抗胆碱能制剂；增大膀胱出口阻力选择 α 肾上腺素能药物和 β 受体阻滞剂。

（才艳红　王艳华）

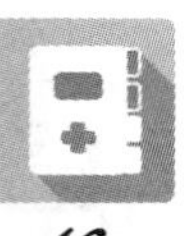

Note

项目十二　压疮的预防与康复护理技术

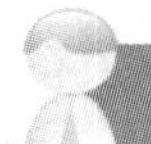

情境导入

某护士实习生，早上跟着指导老师查房，发现李奶奶的身体受压部位有些发红。李奶奶70岁，因患脑血栓住院，在脑神经内科治疗7天。李奶奶左侧肢体偏瘫，身体肥胖，由于李奶奶行动不便，自己不能翻身，为防止压疮的发生，给予李奶奶早期皮肤护理，实施康复护理技术。

请思考：

1. 李奶奶会发生压疮吗？
2. 为预防偏瘫老年人压疮的发生，如何实施康复护理措施？

相关知识

本情境通过分析压疮发生的原因、压疮的预防、压疮的易发部位、压疮的分期及护理等康复训练，对易发生压疮的人群特别是患脑神经系统疾病的老年人，早期行皮肤、翻身等护理，预防压疮，这对减少并发症的发生具有一定的作用。

一、压疮的概念

压疮是指局部组织长期受压，血液循环障碍，局部组织持续缺血、缺氧、营养不良而导致的软组织溃烂和坏死。因为压力是引起压疮最重要的因素，故压疮又称为压力性溃疡。

全身因素如营养不良、贫血、水肿、神经麻痹、关节挛缩；局部因素如皮肤不卫生、破损、感染等，都能促使压疮的发生。压疮本身不是原发病，它大多是由其他的原发病未经很好的护理而造成的损伤。

压疮多发生在受压和缺乏脂肪组织保护，无肌肉包裹或肌层较薄的骨隆突及受压部位。根据体位不同，受压点不同，好发部位亦不同。仰卧位好发于枕骨粗隆、肩胛部、肘部、棘突、骶尾部、足跟。侧卧位好发于耳部、肩峰、肘部、髂部、股骨大转子、膝关节的内外侧、内外踝。俯卧位好发于颊部、肩部、乳房、男性生殖器、耻骨、髂脊、膝部、脚趾。坐位好发于坐骨结节。

二、压疮的评定

压疮根据病变发展的不同阶段可分为5度。Ⅰ度：急性炎症反应，局部皮肤红、肿、浸润，伴有麻木触痛感。病变局限在表皮及真皮层。Ⅱ度：全层皮肤缺损，病变浸入皮下脂肪层。Ⅲ度：病变穿透深及筋膜，侵犯肌肉层。Ⅳ度：病变累及骨或关节，可并发骨髓炎及化脓性关节炎。Ⅴ度：难以分期。

三、压疮的预防与康复护理技术的目的

(1) 避免局部组织长期受压。
(2) 避免局部受潮湿、摩擦力和剪切力的作用。
(3) 促进血液循环。
(4) 改善机体营养状况。

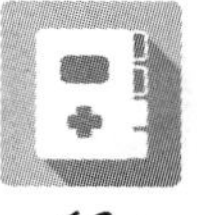

四、压疮的分期

1. 淤血红润期

局部皮肤受压或受潮湿刺激后，出现暂时性血液循环障碍。主要表现为受压部位的皮肤呈暗红色，并有红、肿、热、触痛或麻木，解除压力 30 min 后，皮肤颜色仍不能恢复至正常。此期为可逆性改变，皮肤完整性未破坏，如及时去除致病因素，可阻止压疮的继续发展。

2. 炎性浸润期

损伤延伸到皮下脂肪层。受压部位呈紫红色，皮下产生硬结，皮肤因水肿而变薄，并有炎性渗出，形成大小不一的水疱。水疱破溃后，形成潮湿红润的创面，此期患者感觉疼痛。

3. 溃疡期

根据组织坏死程度又可分为浅度溃疡期和坏死溃疡期。前者较轻，为浅层组织感染、化脓，脓液流出后形成溃疡，患者感觉疼痛加剧。后者较严重，感染向周围及深部组织扩展，常可深达骨面，坏死组织发黑，脓性分泌物增多，有臭味。若细菌及毒素侵入血液循环，还可造成脓毒血症或败血症，危及患者的生命。

项目实施

一、压疮的预防措施

1. 操作前准备

(1) 护士准备：洗手、戴口罩，评估患者病情。

(2) 用物准备：模拟人、治疗床、翻身床、气垫床、气垫、软枕头等。

2. 内容及步骤

具体内容见表 12-1。

表 12-1　压疮的预防措施

内容	操作及要点提示	注意事项
避免局部组织长期受压	压疮虽然好发，但绝大多数是能预防的。控制压疮发生的关键在于消除其发生的原因，要求护士做到“六勤一注意”，即勤观察、勤翻身、勤按摩、勤擦洗、勤整理、勤更换。 (1)定时更换体位：更换卧位可以减轻组织的压力。鼓励和协助患者经常更换卧位，一般每 2 h 翻身 1 次，必要时每小时翻身 1 次，建立床头翻身记录卡。 (2)保护骨隆突处和支持身体空隙处：一些特殊的床或床垫可以减少活动障碍对皮肤和骨骼组织的损伤，如气垫褥、水褥、羊皮褥等可使支撑体重的面积加大，减少局部受压，保护骨隆突处皮肤，起到预防压疮的作用。另外还可以将软枕垫在身体空隙处，以扩大支撑面、减轻骨隆突部位皮肤的压力。 (3)正确使用石膏绷带、夹板、牵引器或其他矫正器械，衬垫应松紧适度，应仔细观察局部和肢端皮肤的颜色、温度变化情况，重视患者的主诉，如发现石膏绷带过紧或凹凸不平，应立即通知医生，及时调整	注意交班。交班时，严格交接患者局部皮肤情况及护理措施落实情况。 加床挡，保护患者的隐私，动作轻稳，不能强硬搬、拉患者，防止患者脱臼、拉伤。 注意观察患者病情变化
避免局部受潮湿、摩擦力和剪切力的作用	(1)无皱褶、无碎屑。协助患者更换床单、衣服。翻身时，应抬高患者身体离开床面，切忌拖、拉、拽等动作，避免形成摩擦力而损伤皮肤。 (2)对于有大小便失禁、呕吐、出汗者，应及时擦洗干净，衣服、被单随时更换；伤口若有分泌物，要及时更换敷料，不可让患者直接卧于橡胶单上。 (3)当患者取半坐卧位时，为防止身体下滑，应摇起床尾，并在腘窝处垫软枕。对长期坐轮椅者，为防止身体下滑，应给予适当的约束。 (4)使用便器时，应选择无破损便器，抬起患者腰骶部，不要强塞硬拉	动作轻柔、保持患者体位舒适；不能使用推、拉、拽等动作

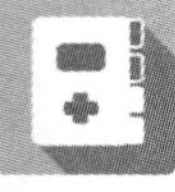
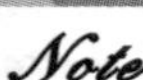

续表

内容	操作及要点提示	注意事项
促进血液循环	(1)对长期卧床的患者,可每日进行全范围的关节运动,维持关节的活动性和肌肉的张力,促进肢体血液循环。 (2)定期检查受压部位,经常进行温水擦浴,不仅能清洁皮肤,还能刺激皮肤血液循环,改善局部营养状况,增强皮肤抵抗力。 (3)应用电动按摩器:电动按摩器依靠电磁作用,引导按摩器头震动,以带动各种手法按摩。操作者应根据不同部位选择合适的按摩头,并将按摩器头部紧贴皮肤进行按摩。 (4)红外线照射:可起到消炎、干燥作用,有利于组织的再生和修复。如婴幼儿易发生的红臀,则可采用臀部烤灯法。 (5)全背按摩:协助患者俯卧或侧卧,露出背部,先以热水进行擦洗,再进行按摩。用两手掌蘸少许50%乙醇溶液做全背按摩。按摩者斜站在患者右侧,左腿在前弯曲,右腿在后伸直。从患者骶尾部开始,用手掌的大、小鱼际沿脊柱两侧边缘向上按摩,到肩部时做环形动作向下按摩,然后手轻轻滑到臀部及尾骨部位。更换姿势,左腿在后伸直,右腿在前弯曲,如此有节奏地按摩至少3 min。按摩力量要足够以刺激肌肉组织,再用拇指指腹蘸少许50%乙醇溶液由骶椎按摩到第7颈椎处。 (6)局部按摩:两手掌蘸少许50%乙醇溶液,以大、小鱼际部分紧贴皮肤,做压力均匀的向心方向按摩,按摩力度由轻到重,每次3～5 min	与患者有效沟通,让患者配合。动作要轻柔、有力度、均匀、有节奏
改善机体营养状况	营养不良既是导致压疮发生的原因之一,也是直接影响压疮愈合的因素。合理的膳食是改进患者营养状况、促进创面愈合的重要措施。长期卧床或病重者,应注意全身营养,在病情允许的情况下给予高热量、高蛋白、高维生素等营养丰富、易于消化的膳食,确保正氮平衡。对于不能进食者给予鼻饲,必要时加支持疗法,如补液、输血、静脉滴注高营养物质等,以增强抵抗力及组织修复能力	根据患者疾病特点和年龄给予营养膳食
指导	向患者及家属介绍压疮发生的原因、预防和护理知识,如经常变换体位、适量活动的重要性。指导患者及家属掌握预防压疮的技能,如定时翻身、经常检查皮肤、保持身体及床铺的清洁卫生等,使患者及家属积极配合并参与预防压疮的护理活动	态度和蔼、语言通俗易懂

二、压疮的康复护理技术

1. 操作前准备

(1) 护士准备:洗手、戴口罩,评估患者病情。

(2) 用物准备:模拟人、治疗床、翻身床、气垫床、气垫、软枕头、0.9%氯化钠溶液、透明贴、清创胶+渗液吸收贴等。

2. 内容及步骤

具体内容见表12-2。

表12-2 压疮的康复护理技术

内容	症状程度	操作及要点提示	注意事项
淤血红润期	红、肿、热、触痛或麻木	(1)此期护理的关键在于去除危险因素,加强预防措施,避免压疮进一步发展。如增加翻身次数、红外线每日照射2次等,避免压疮继续发展。此外,应加强营养,改善患者的全身营养状况。 (2)0.9%氯化钠溶液清洗皮肤后应用水胶体敷料,如透明贴、溃疡贴、渗液吸收贴。3～5天更换一次或者在受压处使用水垫、海绵垫,以达到减压的效果	严格交接局部皮肤情况及护理措施落实情况

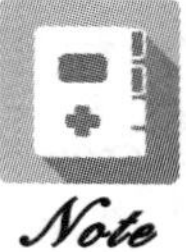

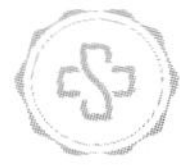

续表

内容	症状程度	操作及要点提示	注意事项
炎性浸润期	受压部位呈紫红色，皮下产生硬结	此期护理重点在于保护创面，预防感染。除采取上述措施避免损伤继续发展外，对未破的小水疱应减少摩擦，防止破裂，促进水疱自行吸收；大水疱应消毒局部皮肤，用无菌注射器抽吸水疱内液体后，用无菌敷料包扎；水疱若已破溃，露出创面，则应消毒创面及创面周围皮肤，再用无菌敷料包扎。对无感染的疮面也可采用新鲜鸡蛋内膜、纤维蛋白膜、骨胶原膜等贴于疮面治疗。 (1)直径小于 2 cm 的水疱的处理方法：用 0.9%氯化钠溶液清洗后抽吸出水疱内的液体，再贴透明贴或 3M 透明敷贴至自行脱落为止。 (2)大于 2 cm 的水疱的处理方法：用 0.9%氯化钠溶液清洗后抽吸出水疱内的液体，剪去疱皮，创面喷溃疡粉＋渗液吸收贴或溃疡贴等二级吸附性敷料至自行脱落为止。 (3)浅坑的处理方法：用 0.9%氯化钠溶液清洗创面，贴透明贴至脱落。 (4)表皮破损且渗液不多的处理方法：用 0.9%氯化钠溶液清洗创面，贴透明贴至脱落	动作轻柔，保持患者体位舒适。 严格执行无菌操作，防止感染，处理水疱、贴膜时动作轻稳，减轻患者痛苦，具有同理心，关爱患者
溃疡期	组织感染、化脓	此期的治疗护理原则为解除压迫、清洁创面、去除坏死组织和促进肉芽组织的生长。治疗的基本方法是清创后用无菌敷料包扎，伤口可用 0.9%氯化钠溶液或 3%过氧化氢溶液冲洗，去除坏死组织，抑制细菌生长。为控制感染和增加局部营养供给，可在创面处覆盖浸有抗生素溶液或人血白蛋白溶液的纱布，或涂上胶原酶油膏后，用无菌敷料包扎，均有较好效果。对大面积、深达骨质的压疮，如经上述治疗均不理想，可采用外科治疗方法加速愈合。具体方法包括引流、清除坏死组织、植皮及修补缺损组织等，以缩短压疮的病程，减轻患者痛苦，为创伤的恢复创造有利条件。 黑痂的处理方法：①用 0.9%氯化钠溶液清洗创面，机械清创清除黑痂后使用清创胶＋渗液吸收贴或银离子敷料；②用0.9%氯化钠溶液清洗创面，机械清创清除黑痂后用清创胶＋拧干的盐水纱布＋透明膜敷料；③用 0.9%氯化钠溶液清洗创面，机械清创清除黑痂后用清创胶＋敷料	与患者有效沟通，让患者配合。严格执行无菌操作

实践考核

压疮的预防与康复护理技术的实践考核见表 12-3。

表 12-3　压疮的预防与康复护理技术的实践考核

项目	分值	技术操作要求	评分等级				得分	存在问题
			Ⅰ	Ⅱ	Ⅲ	Ⅳ		
仪表	5	着装整齐，举止端庄，态度亲切	5	4	3	2		
评估	5	评估患者功能障碍的程度和患者的合作态度	5	4	2	0		
操作前准备	2	洗手、戴口罩	2	1	0	0		
	3	物品准备	3	2	1	0		

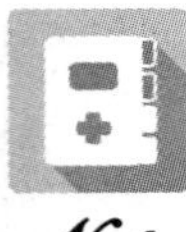

续表

项目	分值	技术操作要求	评分等级				得分	存在问题
			Ⅰ	Ⅱ	Ⅲ	Ⅳ		
操作程序	5	患者准备：将肢体置于适当位置	5	4	2	0		
	50	压疮因素、分期、护理措施、结果	50	40	30	20		
	5	观察患者反应，询问患者感受	5	4	3	2		
	10	回答问题正确	10	8	6	4		
	5	时间：30 min	5	4	2	0		
评价	3	操作过程有效沟通	3	2	1	0		
	5	操作熟练、操作后回答问题的准确性	5	4	2	0		
	2	操作过程注意患者安全	2	1	0	0		
总分	100							

（王艳华　苏　晗）

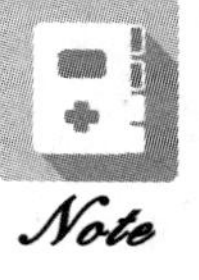

项目十三　挛缩的预防与康复护理技术

情境导入

患者，女，72岁，因患脑卒中住院，在神经内科急性期治疗1个月后，转到康复科进行康复训练。患者现在生命体征平稳，右侧肢体偏瘫，为防止肌肉挛缩，恢复日常生活功能，遵医嘱，每天给予预防与康复训练。某康复科的实习学生，现跟随指导老师对患者实施挛缩的预防训练。

请思考：

1. 老年人脑卒中偏瘫后挛缩如何预防？
2. 如何实施挛缩的康复护理措施？

相关知识

一、挛缩的概念

挛缩是因关节周围的皮肤、肌肉、韧带等病变造成的关节活动受限。挛缩是康复医学中较常见、对患者功能恢复影响较重的合并症之一。

二、挛缩的预防与康复护理技术的目的

尽早进行瘫痪肢体的康复能够促进身体的血液循环和大脑的新陈代谢，增强代偿功能，防止肌肉萎缩和关节强直，使后遗症降到最低程度，降低脑卒中的病残率，提高老年人生活质量。

三、挛缩的分类

挛缩可分为先天性挛缩和后天性挛缩，后天性挛缩又可分为以下几种。

（1）皮肤性挛缩：因烫伤、创伤、炎症等造成皮肤瘢痕而出现的挛缩。

（2）结缔组织性挛缩：因皮下组织、韧带肌腱等收缩而出现的挛缩。

（3）肌性挛缩：因关节长期固定、肌肉疾病、创伤等造成肌肉短缩、萎缩及瘢痕而导致的挛缩。

（4）神经性挛缩：①反射性挛缩：为了减轻疼痛，长时间将肢体置于某一种康复护理强制体位造成的挛缩。②痉挛性挛缩：中枢神经系统疾病导致的痉挛性瘫痪，因肌张力亢进造成的挛缩。③弛缓性麻痹性挛缩：因末梢神经系统疾病导致的弛缓性瘫痪造成的挛缩。患者出现运动麻痹后，在很短的时期内就可能引起关节的挛缩和变形。因此，在患者卧床期间，要认真考虑预防关节挛缩的发生。

四、挛缩的预防与护理技术的内容

（一）保持良好体位

脑卒中偏瘫患者常出现肌张力异常，为了防止因痉挛造成肩关节内收内旋、肘关节屈曲、前臂旋前、腕关节屈曲、手指屈曲、下肢髋关节外旋、膝关节伸展、踝关节内翻、足下垂等姿势异常和挛缩，要让患者

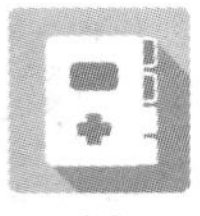

Note

在卧床期就保持以下良好体位：①仰卧位；②侧卧位，包括患侧卧位或健侧卧位。

（二）体位变换

在急性期，正确的姿势是很重要的。但是，无论什么姿势，如果不进行体位变换，就会在该姿势下发生挛缩。因此，保持良好的体位和体位变换必须结合进行。对于保持特定体位有困难的患者，可以用被子、浴巾卷、软枕等予以辅助。对于不能在床上变换体位的患者，要由护理人员将患者抬起变换体位，防止硬行牵拉而造成皮肤擦伤。可以完成床上变换体位的患者，护理人员要鼓励其自己完成，预防失用性肌萎缩，促进运动功能的恢复。

（三）关节活动度训练

通过适当的运动，保持肌肉的生理长度和肌张力，保持关节活动度，改善局部循环功能，保留运动感觉。关节活动度训练包括被动运动、辅助主动运动、主动运动。对已经发生挛缩的关节应加入主动牵引、徒手牵引、持续牵引。

项目实施

1. 操作前准备

（1）护士准备：洗手、戴口罩，评估患者病情。

（2）用物准备：模拟人、治疗床、软枕头、被子、浴巾卷、保护具、沙袋等。

2. 内容与步骤

关节活动度训练的具体内容见表 13-1。

表 13-1 关节活动度训练的具体内容

挛缩部位	操作及要点提示	注意事项
肩关节挛缩	(1)徒手训练。叉腰和背手，主要训练内旋。摸头，单手或双手摸后脑勺，主要训练外旋。匍匐，跪地伸上肢，双手伏于地，利用臀部进退向前举肩。坐于桌旁，患手置于桌上，利用自身体重进行各方向的活动。 (2)器械训练。体操棒训练，用健手带动患手做肩关节活动。滑轮训练，通过头顶的滑轮，用健手带动患手外展上举，但此法易致肩痛。摆动训练，弯腰伏于高台上，患手握适当重物做各个方向的肩关节活动。肩胛梯，以手指爬升墙上有小阶梯的肋木。肩胛轮，同时训练肩外展上举与旋转。 (3)被动训练。全范围运动，由治疗师根据解剖和生理状态进行，是疗效最好、副作用最少的方法。本体感觉神经肌肉易化法(PNF)，此法用于瘫痪及各种神经肌肉疾病的治疗。它是应用牵张、关节压缩、施加阻力等本体感觉刺激，以对角螺旋式组合运动模式促进肌群收缩。最初使肌肉处于最大限度牵张状态促使其收缩，运动中不断增加阻力，最后通过最大努力使肌肉产生强有力收缩而发生神经冲动，促使虚弱肌肉收缩	正确理解解剖关系，确定施外力的解剖部位。 被动运动时要充分考虑到肢体的固定位置和方法。与患者有效沟通，让患者配合
肘关节挛缩	肩关节挛缩的治疗方法多同时有利于治疗肘关节挛缩	慢慢伸展
腕、手的挛缩	腕、手的挛缩多源于外伤、烧伤和风湿性关节炎。手外伤行屈肌肌腱修补术后 5 周若有屈曲挛缩，应去掉夹板，主动伸展，轻柔地抗阻屈曲，腕处于 0°，轻微地被动伸掌指关节和指关节	动作轻柔，防止拉伤

Note

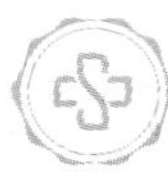

续表

挛缩部位	操作及要点提示	注意事项
髋关节挛缩	(1)前屈以牵拉髋伸肌群。屈膝位仰卧,用带固定对侧,术者用手压住腹股沟部,在大腿远端外后侧施力使之屈曲 90°以上。屈曲大于 90°时,意志坚强者可以自行用双手抱住膝下小腿使之压向胸部。此作用主要在于牵拉关节囊。伸膝位同上仰卧,用带固定对侧。术者一手压住腹股沟部,另一手托腘窝,用力屈膝。此法同时牵引腘绳肌和坐骨神经,自我训练患腿直腿抬高置于床上或椅上,臀部下压,或患侧臀及下肢伸腿坐于床上,健侧下肢下垂于地面,躯干前倾以屈髋	手法要逐渐加重,并在活动受限的位置持续用力,以维持和扩大关节活动度,然后逐渐减力充分放松。 做好安全措施,防止患者摔倒
	(2)后伸以牵拉屈髋肌群。仰卧位:术者一手压住对(健)侧胫骨粗隆,使髋尽量屈曲,另一手压髌骨上方使患肢尽量伸直。俯卧位:将对侧下肢用带固定,术者一手压住患侧坐骨结节部,另一手抬患侧股前,患侧膝关节屈、伸均可。自我训练:弓步,对侧屈膝屈髋在前,患侧伸膝伸髋在后,臀部尽量下压	
	(3)外展以牵伸内收肌群。对侧卧位:术者一手按压患者髂前上棘以固定骨盆,另一手上抬股骨远端。注意防止对侧代偿性髋外展而腰椎侧凸。仰卧位:对侧置于治疗床旁,小腿垂于床沿。术者一手压住患侧髂前上棘以固定骨盆,另一手使患股外展。自我训练:侧卧或坐于床上,屈髋伸膝,外展下肢	动作轻稳,保护好患者
	(4)内收以牵伸股外侧肌群。仰卧位:对侧下肢屈曲内收,患侧下肢伸直与交叉,术者分别推挤双侧膝上股部,使两侧肢体均内收。对侧卧位:屈髋屈膝,背靠床沿。术者一手固定骨盆,另一手使患股后伸并内收。自我训练:患侧上肢伸直支于墙上,躯干直立以健侧腿支撑。患腿向健腿交叉,使骨盆向墙面靠拢	加床挡,防坠床
	(5)内外旋。仰卧位:患侧屈髋屈膝,术者一手压患侧胫骨粗隆以固定大腿,另一手握患侧小腿远端以行股内外旋。俯卧位:患肢伸膝,术者一手固定患侧髂前上棘,另一手握患侧小腿远端以行内、外旋活动	动作严防粗暴
	(6)牵伸。按下肢长轴方向牵引下肢。被动牵伸:取仰卧位,用带固定骨盆,术者握患侧小腿踝部,伸患肢股微屈,膝全伸,沿长轴方向牵伸。自我训练:对侧立于台阶上并屈膝,患侧踝足被套在较低位置,对侧伸膝时即牵引患侧下肢	保护患者,严防跌倒

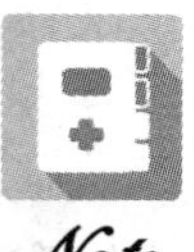
Note

续表

挛缩部位	操作及要点提示	注意事项
膝关节挛缩	(1)徒手牵张。俯卧位,用带分别固定双侧臀部和患侧股下端。术者双手握踝反复屈伸膝以放松膝关节,适用于运动初期疼痛较重时。患者做同上准备,术者一手按压坐骨结节,另一手或前臂托患者小腿屈膝。用力需逐渐增加,并与患者的呼吸节律配合。一般呼吸肌松弛时,可加强牵伸力。矫正伸展受限时肢体取同上位置,术者一手按压坐骨结节以防骨盆代偿,另一手推踝以伸膝	伴有炎症的关节牵引强度减半
	(2)器械矫正。屈膝受限:一般取俯卧位,胸腹部不便压迫者、心肺功能不全者及老年人可取仰卧位或坐位。俯卧位时腹部垫枕以防腰前凸,骨盆和大腿远端用带固定。坐位使股直肌松弛,利于屈膝活动。外力通过重锤与滑轮施予。锤重量从 5 kg 开始,根据反应逐渐增加。牵引方向以垂直于小腿方向为宜,也可以同时予以小腿轴向牵引以松弛膝关节。重锤与地面距离只能有数厘米以防意外。牵引时间可以是间歇的,也可以是持续的。牵引前自动或被动关节屈伸运动可以缓和关节周围软组织的紧张状态。伸展受限:伸展受限时的牵引方法同上,只是方向正好相反。也可以仰卧或半卧于硬板床上,以重物(沙袋)置于膝上压迫。或取俯卧位,在小腿后侧以重物压迫	对伴有感觉障碍的患者要注意防止过度牵张,以免造成关节和周围软组织的损伤及异位骨化
	(3)自我训练。适合于预防训练或早期轻度障碍时的训练。屈曲受限:患者取卧位、坐位或立位,单手或双手握足背向臀部挤压。或者患者将膝屈曲,足背置肋木或床沿,以自身力量屈膝。此法易出现代偿性运动,故必须进行指导监督。伸展受限:患者取仰卧位,做直抬腿运动。患者坐于硬床上,腿伸直,自我按压胫骨或牵张足趾	手法不宜粗暴,一般应在无痛范围内进行
	(4)松动术。松动即关节骨在关节囊内的运动。牵引胫骨:屈曲与伸展受限均宜。患者俯卧,固定骨盆及患侧大腿远端,膝微屈。术者沿小腿长轴牵引踝部,同时以每秒 2～3 次的频率抖动以放松肌肉和缓解疼痛。患者垂足坐于床沿,术者双手握于胫骨粗隆向下牵引,牵引力大小视病情及反应而定,也可同时在足踝部加沙袋以增加牵引力。髌骨松动:膝微屈,以双手拇指抵于髌骨的上、下、左、右边缘,使髌骨向下、上、右、左滑动,屈曲困难时重点使髌骨下滑,伸展困难时重点使髌骨上滑。胫骨前后移动:①仰卧位,腘窝下垫枕,术者下压胫骨中段,用于屈曲受限;②俯卧屈膝位,术者双手拇指抵压胫骨粗隆,四指握小腿后,使小腿上端相对于股骨内外踝做前后滑动。小腿后滑用于屈膝受限,小腿前滑用于伸展受限。股骨旋转:①屈膝牵引小腿,同时内旋并后滑胫骨,用于屈曲受限;②屈膝牵引小腿,同时外旋并前滑胫骨,用于伸展受限	观察患者的情况,如发现患者面色苍白、呼吸困难,立即停止训练。 谨防动作粗暴
足下垂	握住足跟向前方牵拉,同时治疗者的前臂抵住患足的前部下压,防止因直接对足前部用力而造成足纵弓塌陷	不能强拉硬拽
股二头肌短缩	在保持膝关节伸展的情况下完成髋关节的屈曲运动,在对侧大腿部加压沙袋,固定骨盆	动作轻稳
髂腰肌短缩	久卧病床的患者,由于姿势不良或病床过软很容易造成髂腰肌短缩、髋关节屈曲挛缩。治疗时,治疗者一手将健侧髋关节尽量屈曲,以固定骨盆,另一手在患侧膝关节处施加外力,使髋关节伸展	观察患者,训练要循序渐进

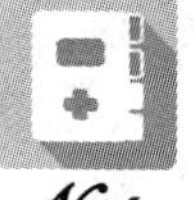

Note

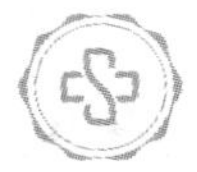

实践考核

挛缩的预防与康复护理技术实践考核见表13-2。

表13-2　挛缩的预防与康复护理技术实践考核

项目	分值	技术操作要求	评分等级				得分	存在问题
			Ⅰ	Ⅱ	Ⅲ	Ⅳ		
仪表	5	着装整齐,举止端庄,态度亲切	5	4	3	2		
评估	5	评估患者功能障碍的程度和患者的合作态度	5	4	2	0		
操作前准备	2	洗手、戴口罩	2	1	0	0		
	3	物品准备	3	2	1	0		
操作程序	5	患者准备:将肢体置于适当位置	5	4	2	0		
	50	挛缩因素、方法、护理措施、结果	50	40	30	20		
	5	观察患者反应,询问患者感受	5	4	3	2		
	10	回答问题正确	10	8	6	4		
	5	时间:30 min	5	4	2	0		
评价	3	操作过程有效沟通	3	2	1	0		
	5	操作熟练、操作后回答问题的准确性	5	4	2	0		
	2	操作过程注意患者安全	2	1	0	0		
总分	100							

（苏　晗　才艳红）

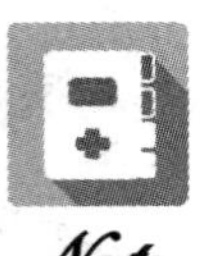
Note

学习情境四

常见老年疾病的康复护理

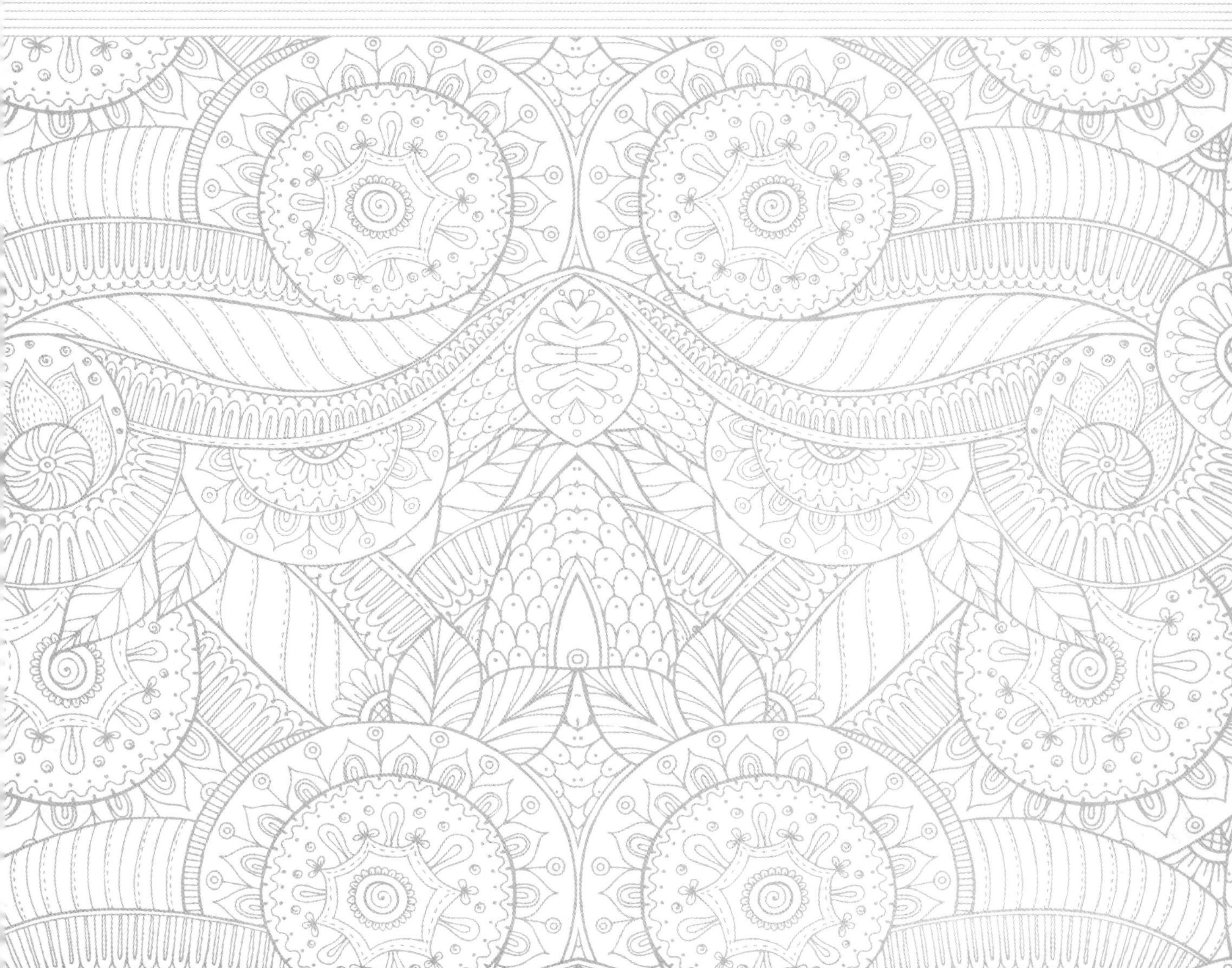

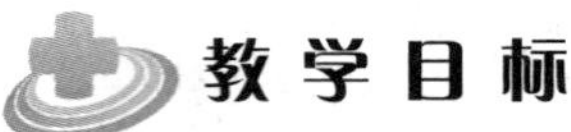

教学目标

知识目标：

1. 了解常见老年疾病的病因、主要临床表现及预防。
2. 熟悉常见老年疾病的主要功能障碍和康复护理的目标。
3. 掌握常见老年疾病的康复护理措施。

能力目标：

1. 能对常见老年疾病进行康复护理评估。
2. 能运用所学知识，为常见老年疾病患者制订康复护理方案。

素质目标：在护理老年患者时有较好的沟通技巧和较高的责任感。

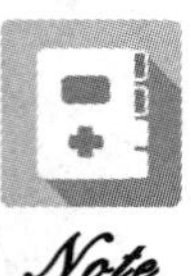

项目十四　脑卒中的康复及护理

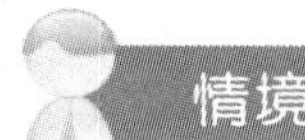

情境导入

患者王某，男，72岁。主诉：左侧肢体不遂6 h。6 h前，于床上起来拉窗帘时突然跌倒，家人扶起后，出现左侧肢体无力，急来求诊。既往史：冠心病，房颤病史。查体：神志清，双侧瞳孔等大，对光反射、角膜反射存在，两眼右侧凝视，压眶反射（一），左侧鼻唇沟浅，伸舌不配合，左侧上下肢肌力Ⅰ级，肌张力低下，左侧腱反射消失，左侧巴氏征（＋），左侧上下肢针刺无反应，右侧正常。头颅CT：未见明显异常，24 h后复查提示脑干栓塞。

请思考：

1. 需对患者做哪些功能的评定？
2. 怎样对患者进行康复护理？

相关知识

一、概念

脑卒中（stroke）又称脑血管意外（cerebral vascular accident），是指突然发生的、由脑血管病变引起的局限性脑功能障碍，持续时间超过24 h或引起死亡的临床症候群。临床表现以猝然昏仆、不省人事或突然发生口眼歪斜、半身不遂、舌强言蹇、智力障碍为主要特征。脑卒中包括缺血性脑卒中和出血性脑卒中。前者又称脑梗死，包括脑血栓形成和脑栓塞；后者包括脑出血和蛛网膜下腔出血。脑卒中是神经系统的常见病、多发病，具有发病率高、致残率高、死亡率高和复发率高的特点，严重危害着人类的生命健康，是中老年人致死和致残的主要疾病之一。在全球范围内，脑卒中每年使460万人死亡，其中1/3在工业化国家，其余发生在发展中国家，患病和死亡主要在65岁以上的人群中。我国是脑卒中死亡高发地区，据估算，全国每年新发脑卒中约200万人；每年死于脑血管病约150万人。预计脑血管病发病率在我国还会继续上升，造成的危害也将日趋严重。所以加大防治力度，尽快降低脑卒中的发病率和死亡率，已成为当前一项刻不容缓的重要任务。在存活的脑卒中患者中，约有3/4不同程度地丧失劳动能力，其中重度致残者约占40%，严重影响了患者的生活质量。脑卒中的康复是从医学的角度，通过康复医生、护士、康复治疗师、心理医生、医学社会工作者等共同工作，应用主动性再训练和矫形支具等康复措施，使患者更好地利用个人和环境的资源，最大限度地减轻残疾的影响。康复不仅能使患者得到最大限度的功能恢复，而且能够降低脑血管病的死亡率，缩短住院时间，减少医疗费用，并促进患者积极参与社会生活，提高其生活质量。

二、脑卒中患者的康复评估

由于病变的性质、部位、大小等不同，患者可能单独发生某一种或同时发生几种功能障碍。其中，以偏瘫和失语最为常见。与康复护理关系密切的功能障碍评估有以下几个方面。

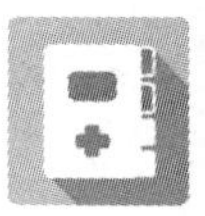

Note

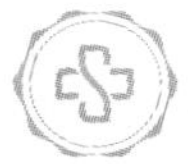

（一）运动功能评估

对于由中枢神经系统损伤所造成的肢体功能障碍，比较实用的评定方法主要有 Brunnstrom 偏瘫功能评价法、Fugl-Meyer 法、上田敏法。

1. Brunnstrom 偏瘫功能评价法

Brunnstrom 将脑血管意外后肢体偏瘫恢复过程结合肌力、肌张力变化情况分为 6 个阶段进行评定（表 14-1）。

表 14-1　Brunnstrom 偏瘫功能评价

阶段	上肢	手	下肢
Ⅰ	弛缓，无任何运动	弛缓，无任何运动	弛缓，无任何运动
Ⅱ	出现联合反应，不引起关节运动的随意肌收缩，出现痉挛	出现轻微屈指动作	出现联合反应，不引起关节运动的随意肌收缩，出现痉挛
Ⅲ	痉挛加剧，可随意引起共同运动	能全指屈曲，钩状抓握，但不能伸展，有时可由反射引起伸展	痉挛加剧；随意引起共同运动或其成分的动作；坐位和立位时髋、膝可屈曲
Ⅳ	痉挛开始减弱，出现一些脱离共同运动模式的运动。 ①手能置于腰后； ②上肢前屈 90°(肘伸展)； ③屈肘 90°，前臂能旋前、旋后	能侧方抓握及拇指带动松开，手指能半随意、小范围伸展	痉挛开始减弱，开始脱离共同运动而出现分离运动。 ①坐位，足跟触地，踝能背屈； ②坐位，足可向后滑动，使其背屈大于 0°
Ⅴ	痉挛减弱，共同运动进一步减弱，分离运动增强。 ①上肢外展 90°(肘伸展，前臂旋前)； ②上肢前平举并上举过头(肘伸展)； ③肘呈伸展位，前臂能旋前、旋后	①用手掌抓握，能握圆柱状及球状物，但不熟练； ②能随意全指伸开，但范围大小不等	痉挛减弱，共同运动进一步减弱，分离运动增强。 ①立位，髋处于伸展位能屈膝； ②立位，膝伸直，足稍向前踏出，踝能背屈
Ⅵ	痉挛基本消失，协调运动大致正常，Ⅴ级动作的运动速度患侧达健侧的 2/3 以上	①能进行各种抓握； ②全范围的伸指可进行单指活动，但比健侧稍差	协调运动大致正常。下述运动速度患侧达健侧的 2/3 以上。 ①立位伸膝位髋外展； ②坐位，髋交替地内旋、外旋，并伴有踝内翻、外翻

2. 肌力评估

适用于脑卒中早期的评估，评估使用 Lovett 徒手肌力检查法，具体参见项目一运动功能评定中的肌力评定。

3. Fugl-Meyer 法和上田敏法

Fugl-Meyer 法（表 14-2）在感觉运动功能和平衡功能方面信度和效度较好，其缺点是评定过于复杂和费时；上田敏法对于上肢、下肢、手指运动功能评定简易、快速但使用较局限，而 Brunnstrom 偏瘫功能评价法在临床中以其简便、易于操作而被广泛应用。

表 14-2　Fugl-Meyer 平衡功能评定测试

测试项目	初评	末评
Ⅰ　无支撑坐位		
Ⅱ　健侧“展翅反应”		
Ⅲ　患侧“展翅反应”		
Ⅳ　支撑立位		
Ⅴ　无支撑立位		

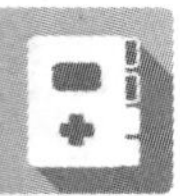

续表

测试项目		初评	末评
Ⅵ	健侧站立		
Ⅶ	患侧站立		
合计			

(二) 感觉功能评定

评估患者的痛温觉、触觉、运动觉、位置觉、实体觉和图形觉是否减退或丧失。

(三) 认知功能评估

评估患者对事物的注意、识别、记忆、理解和思维是否出现障碍。

(1) 意识障碍是对外界环境刺激缺乏反应的一种精神状态。根据临床表现可分为嗜睡、昏睡、浅昏迷、深昏迷 4 个等级程度。临床上通过患者的言语反应,对针刺的痛觉反射、瞳孔对光反射、吞咽反射、角膜反射等来判断意识障碍的程度。

(2) 智力障碍主要表现为定向力、计算力、观察力等思维能力的减退。

(3) 记忆障碍可表现为短期记忆障碍或长期记忆障碍。

(4) 失用症常见的有结构性失用、意念运动性失用、运动性失用和步行失用。

(5) 失认症可表现为视觉失认、听觉失认、触觉失认、躯体忽略和体像障碍。

(四) 言语功能评估

评估患者的发音情况及各种语言形式的表达能力,包括说、听、读、写和手势表达。脑卒中患者常有以下言语障碍表现。

1. 构音障碍

由于中枢神经系统损害引起言语运动控制障碍(无力、缓慢或不协调),主要表现为发音含糊不清,语调及速率、节奏异常,鼻音过重等言语听觉特性的改变。

2. 失语症

由大脑皮质与言语功能有关的区域受损害所致,是优势大脑半球损害的重要症状之一。常见的失语类型有运动性失语、感觉性失语、传导性失语、命名性失语、经皮质运动性失语、经皮质感觉性失语、完全性失语等。

(五) 摄食和吞咽功能评估

1. 临床评估

对患者吞咽障碍的描述:吞咽障碍发生的时间、频率;在吞咽过程发生的阶段;症状加重的因素(食物的性状,一口量等);吞咽时的伴随症状(梗阻感、咽喉痛、反流、误咽等)。

2. 实验室评定

视频荧光造影检查(video-fluorography,VFG),即通过吞钡,精确地显示吞咽速度和误咽的存在,以了解吞咽过程中是否存在食物残留或误咽,并找出与误吸有关的潜在危险因素,帮助设计治疗饮食,确定安全进食体位。资料可以用录像保存,所得信息对于吞咽障碍的诊断和治疗至关重要。

3. 咽部敏感试验

用柔软纤维导管中的空气流刺激喉上神经支配区的黏膜,根据感受到的气流压力来确定感觉障碍的阈值和程度。脑卒中患者咽部感觉障碍的程度与误咽有关。

(六) 日常生活活动(ADL)能力评估

脑卒中患者由于运动功能、认知功能、感觉功能、言语功能等多种功能障碍并存,常导致衣、食、住、行、个人卫生等基本动作和技巧能力的下降或丧失。常采用 PULSES 评估法、Barthel 指数评估法(表 14-3)或功能独立性评定(FIM)。具体请参考本书项目三。

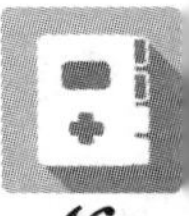

Note

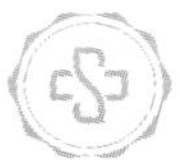

表 14-3 Barthel 指数(ADL 水平评估)

项目	分类和评分	评定日期(年/月/日)
大便	0—失禁;5—偶尔;10—能控制	
小便	0—失禁;5—偶尔;10—能控制	
修饰	0—需要帮助;5—独立	
用厕	0—依赖;5—部分帮助;10—自理	
吃饭	0—依赖;5—部分帮助;10—自理	
转移	0—依赖;5—需二人帮助,能坐;10—需一人帮助或指导;15—自理	
步行	0—不能;5—在轮椅上独立行动;10—需一人帮助步行;15—独立步行	
穿衣	0—不能;5—需要帮助;10—自理	
上楼梯	0—不能;5—需要帮助;10—自理	
洗澡	0—依赖;5—自理	
总分		

(七)心理评估

评估患者的心理状态、人际关系与环境适应能力,了解有无抑郁,评估患者的社会支持系统是否健全有效。

(八)社会活动参与能力评估

采用社会活动与参与量表评定。该量表分为理解与交流、身体移动、生活自理、与人相处、生活活动、社会参与 6 个方面共 30 个问题,每个问题的功能障碍程度分为“无、轻度、中度、重度、极重度”,相应分值为 1、2、3、4、5 分。社会活动与参与量表立足于残存的功能与环境社会之间综合因素的关系,反映出各种因素之间的相互作用,对脑卒中患者残疾的程度与回归社会的程度,从生物、心理-社会角度整体客观地分析,进行量化性的分值评定。该方法具有普遍的实用性和可行性。

三、急性期的护理

(一)观察重点

1. 意识、瞳孔观察

双侧瞳孔不等大,对光反射迟钝或消失,提示有脑疝的可能。

2. 血压的观察

血压越高提示颅内压越高,易致脑疝形成,预后差;血压骤降,脑灌注不足,致使血肿周围局灶性缺血、缺氧,加重脑水肿,诱发脑疝形成。若能严密观察并及时发现、及时报告医生处理,可使患者转危为安。

(二)脑的护理

脑卒中早期发热为非感染性中枢发热,单纯药物降温效果不好,而物理降温则有一定疗效。当患者入院后,一旦确诊,应尽早给予冰帽冰敷降温,头部降温是降低脑细胞代谢、保护脑组织的有效措施。要做到及早降温,在高热出现前采取有效的降温措施,使脑部出现低温环境,以预防中枢性高热对脑组织的损害。高热时脑细胞代谢活动加快,在缺血、缺氧条件下更易损伤,同时脑脊液分泌量增加、分泌速度加快,使颅内压进一步增高。

(三)控制脑水肿

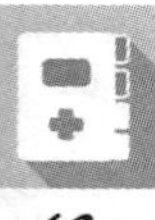

降低颅内压是防止脑疝形成的重要环节,脑出血后脑水肿逐渐加重,常在 6 h 内开始出现水肿,3～4 天达到高峰,半个月后逐渐消退,应及时采取措施,控制脑水肿。

（四）躁动患者的护理

脑出血患者早期因各种原因而躁动，严重影响血块吸收，且易导致血压升高，引起持续性出血或再出血，使并发症增多，预后差，而且脑出血躁动大部分发生于发病后 48 h 内。对躁动者要及时查明原因，约束四肢，必要时遵医嘱使用镇静药，以免因躁动导致血压升高而加重脑出血。

（五）保持呼吸道通畅，预防肺感染

脑出血急性期患者应绝对卧床休息和减少不必要的搬动，尽快建立有效的静脉输液通道，保持呼吸道通畅极为重要。使昏迷患者头偏向一侧，及时吸出呼吸道分泌物，防止造成窒息或吸入性肺炎。脑出血后 3～5 天，合并肺部感染是脑出血死亡原因之一。要加强气管切开术后的护理，病情稳定后，争取尽早拔管。

（六）预防泌尿系感染

脑卒中患者常有尿失禁或尿潴留，在观察病情的基础上，对尿失禁患者，男性可用尿壶或阴茎接尿器将尿液引入尿袋内。女性可插导尿管，对尿潴留者均需插导尿管留置导尿。

（七）对呕吐患者的护理

脑出血急性期由于颅内压升高，患者出现喷射性呕吐，而下丘脑功能障碍会导致胃黏膜应激性溃疡，大多数患者在脑出血后数小时至 1 周内有上消化道出血的可能。所以应密切观察呕吐物的性质与量，若呕吐物为咖啡色应及时报告医生进行处理，并认真做好记录，将患者头偏向一侧，以防呕吐物被误吸，导致窒息的发生。

（八）预防压疮

局部组织长期受压，导致血液循环障碍、组织营养代谢障碍，使皮肤正常功能发生变性、坏死，成为压疮性溃疡或压疮。压疮是神经内科常见并发症之一，压疮的护理在临床基础护理中占据重要地位，内外科学者一直认为绝大多数压疮是可以预防的，但并非全部，若入院时局部组织已有不可逆损伤，24～48 h 就可发生压疮。对已发生压疮者，应在积极治疗原发病的基础上，改善全身营养状况，解决局部组织受压问题，以有效地控制压疮的演变，争取早日愈合。

（九）饮食护理

饮食是维持生命的基本保障，对昏迷患者 48 h 内可禁食，以静脉补液来维持生命所需，48 h 仍不能进食者应给予鼻饲饮食。脑卒中患者一般给予低盐、低脂、低糖饮食，并定时、定量，防止不当饮食所致的血糖波动而加重脑损害。

四、脑卒中患者的康复护理

（一）软瘫期的康复护理

软瘫期是指发病 1～3 周(脑出血 2～3 周，脑梗死 1 周左右)，患者意识清楚或有轻度意识障碍，生命体征平稳，但患肢肌力、肌张力均很低，腱反射也弱。康复护理措施应早期介入，以不影响临床抢救、不造成病情恶化为前提，目的是预防并发症以及继发性损害发生，同时为下一步功能训练做准备。

1. 良肢位的保持

良肢位是指为防止或对抗痉挛姿势的出现，保护肩关节及早期诱发分离运动而设计的一种治疗体位。脑血管病偏瘫患者的典型痉挛姿势表现为上肢的肩下沉后缩、肘关节屈曲、前臂旋前、腕关节掌屈、手指屈曲；下肢的外旋，髋、膝关节伸直，足下垂内翻。早期注意并保持床上的正确体位，有助于预防或减轻上述痉挛姿势的出现和加重。通常选用以下体位：①仰卧位(图 14-1)：头下置一枕头，但不宜过高或不放枕头，不要有过伸、过屈和侧屈，面部朝向患侧。患肩稍垫高以防止肩后缩，患侧上肢稍外展，前臂旋后，手掌心向上，手指伸开，拇指指向外方。患髋及大腿下垫软枕，以防止患侧骨盆后缩，枕头外缘卷起可防止髋关节外展、外旋，枕头角支撑膝关节呈轻度屈曲位。足底不放任何东西，防止增加不必要的伸肌模式的反射活动。本体位是护理上最容易采取的体位，但容易引起紧张性颈反射和紧张性迷路

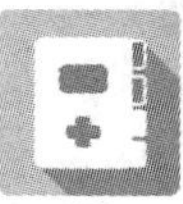

反射所致的异常反射活动，压疮的危险性增加，故应尽可能少用仰卧位。②患侧卧位(图 14-2)：即患侧在下，健侧在上。头部用枕头舒适地支撑，躯干稍后仰，后方垫软枕，患侧上肢前伸，使肩部向前，确保肩胛骨的内缘平靠于胸壁，避免肩关节受压和后缩。患肘伸展，前臂旋后，手指张开，掌心向上。手心不应放置任何东西，否则因受抓握反射的影响而引起手抓握掌中的物体。健侧上肢置于体上或稍后方，避免带动整个躯干向前而引起患侧肩胛骨后缩。患髋伸展，膝略屈曲。患侧卧位增加了对患侧的知觉刺激输入，并使整个患侧被拉长，从而减少痉挛，此外，健手能自由活动。③健侧卧位(图 14-3)：健侧在下，患侧在上。头部枕头不宜过高或不放枕头。患侧上肢下垫一软枕，躯干大致垂直，患侧肩胛带充分前伸，肩前屈 90°～130°、肘和腕伸展、前臂旋前、腕关节背伸。患髋、膝关节呈自然半屈曲位，置于枕上，患足与小腿尽量保持垂直位，足不要悬空。身后可放置枕头支撑，有利于身体放松。健侧下肢平放在床上，轻度伸髋，稍屈膝。

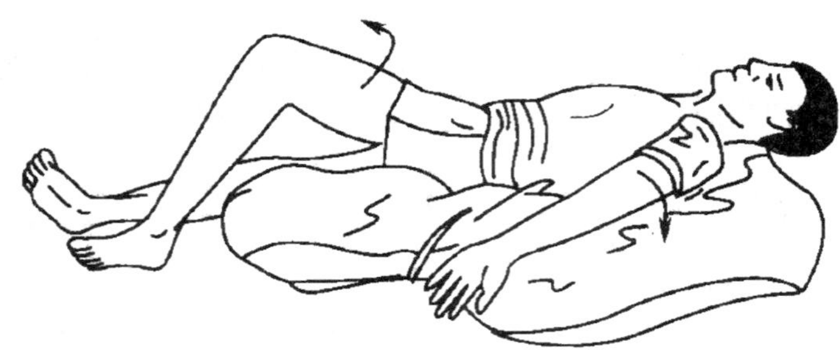

图 14-1　仰卧松

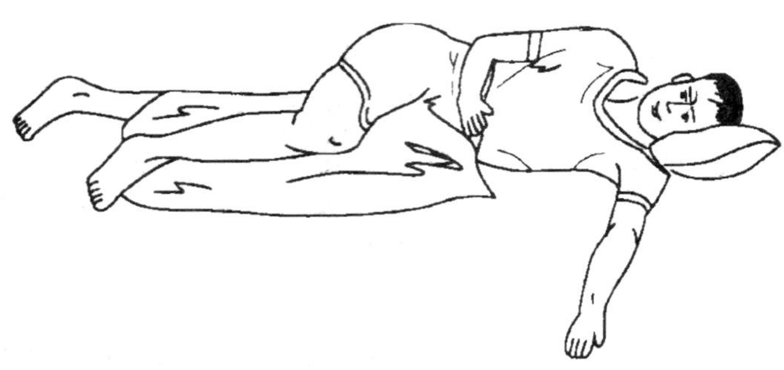

图 14-2　患侧卧位

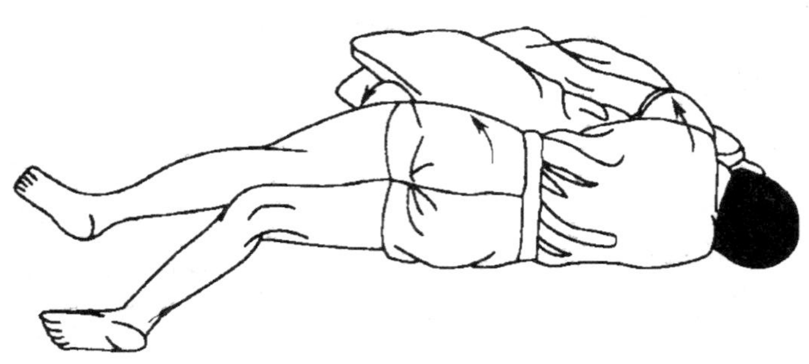

图 14-3　健侧卧位

2. 体位变换

主要是预防压疮和肺部感染，另外由于仰卧位强化伸肌优势，健侧卧位强化患侧屈肌优势，患侧卧位强化患侧伸肌优势，不断变换体位可使肢体的伸屈肌张力达到平衡，预防痉挛模式出现。一般每 60～120 min 变换体位一次。①被动向健侧翻身：先旋转上半部躯干，再旋转下半部躯干。护理人员一手放在患者颈部下方，另一手放在患侧肩胛骨周围，将患者头部及上半部躯干转呈侧卧位，然后一手放于患侧骨盆将其转向前方，另一手放在患侧膝关节后方，将患侧下肢旋转并摆放于自然半屈位。②被动向患侧翻身：护理人员先将患侧上肢放置于外展 90°的位置，再让患者自行将身体转向患侧，若患者处于昏

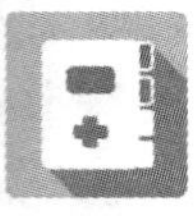

Note

迷状态或体力较差时,则可采用向健侧翻身的方法帮助患者翻身。③主动翻身动作训练:这是基本的躯干功能训练之一。患者双手手指交叉在一起,上肢伸展,先练习前方上举,并练习伸向侧方。在翻身时,交叉的双手伸向翻身侧,同时屈曲的双腿倒向该侧,至侧卧位,然后返回仰卧位,再向另一侧翻身。每日多次训练,必要时护理人员给予帮助。注意翻身时头一定要先转向翻身侧。向患侧翻身较容易,很快就可独立完成。

3. 肢体被动运动

主要是为了预防关节活动受限,另外,有促进肢体血液循环和增强感觉输入的作用。先从健侧开始,然后参照健侧关节活动度做患侧。一般按从肢体近端到远端的顺序进行,动作要轻柔缓慢。重点进行肩关节外旋、外展和屈曲,肘关节伸展,髋和手指伸展,髋关节外展和伸展,膝关节伸展,足背屈和外翻。在急性期每天做 2 次,以后每天做 1 次,每次做 3 遍。在患者意识清楚后尽早开始做自助被动运动。对大多数患者而言,瘫痪恢复的顺序是先躯干后肩胛带和骨盆带,先下肢后上肢,先近端后远端,踝关节、足趾和拇指功能恢复最晚。为此,康复训练基本上先从躯干、肩胛带和骨盆带开始,按坐位、膝立位、立位和步行的顺序进行。多数患者可不必进行膝立位训练,直接由坐位过渡到立位。关于患侧肢体训练,在软瘫期要设法促进肌张力和主动运动的出现;在痉挛期要降低痉挛程度,促进分离运动的恢复;在相对恢复期要进一步降低肌痉挛,促进更多的分离运动恢复,改善运动的速度、加深精细程度和加强耐力等。

4. 按摩

按摩是一种运动感觉刺激,对患肢进行按摩可促进血液、淋巴回流,防止和减轻水肿,有利于运动功能恢复。按摩要轻柔、缓慢、有节律地进行,不使用强刺激性手法。对肌张力高的肌群用安抚性质的推摩,对肌张力低的肌群则予以擦摩和揉捏。

5. 桥式运动

桥式运动的目的是训练伸髋。患者取仰卧位,上肢放于体侧,或双手十指交叉,双上肢上举;双腿屈曲,足踏床,然后将臀部主动抬起,并保持骨盆成水平位,维持一段时间后慢慢地放下,即双桥式运动(图 14-4)。在患者可较容易地完成双桥式运动后,让患者悬空健腿,仅患腿屈曲,足踏床抬臀(单桥式运动)。桥式运动可有效地防止立位时因髋关节不能充分伸展而出现的臀部后突。训练早期多需一训练者帮助固定患腿并刺激臀大肌收缩。

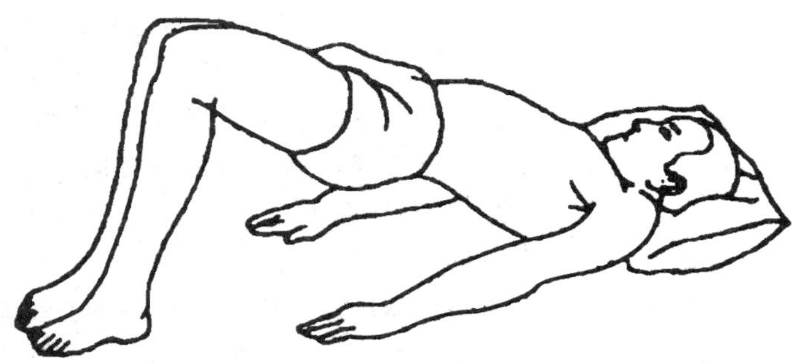

图 14-4 双桥式运动

(二) 痉挛期的康复护理

一般在软瘫期 2～3 周开始,肢体开始出现痉挛并逐渐加重。这是疾病发展的规律,一般持续 3 个月左右。此期的康复护理目标是通过抗痉挛的姿势体位来预防痉挛模式和控制异常的运动模式,促进分离运动的出现。

1. 抗痉挛训练

大部分患者患侧上肢以屈肌痉挛占优势,下肢以伸肌痉挛占优势。表现为肩胛骨后缩,肩胛带下垂,肩内收、内旋,肘屈曲,前臂旋前,腕屈曲伴一定的尺侧偏,手指屈曲内收;骨盆旋后并上提,髋伸、内收、内旋,膝伸,足趾屈内翻。①卧位抗痉挛训练:采用 Bobath 式握手上举上肢,使患侧肩胛骨向前,患肘伸直。仰卧位时双腿屈曲,Bobath 式握手抱住双膝,将头抬起,前后摆动使下肢更加屈曲。此外,还

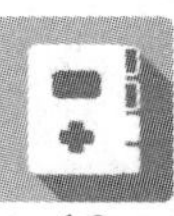

可以进行桥式运动，也有利于抑制下肢伸肌痉挛。②被动活动肩关节和肩胛带：患者仰卧，以 Bobath 式握手用健手带动患手上举、伸直和加压患臂，可帮助上肢运动功能的恢复，也可预防肩痛和肩关节挛缩（图 14-5）。

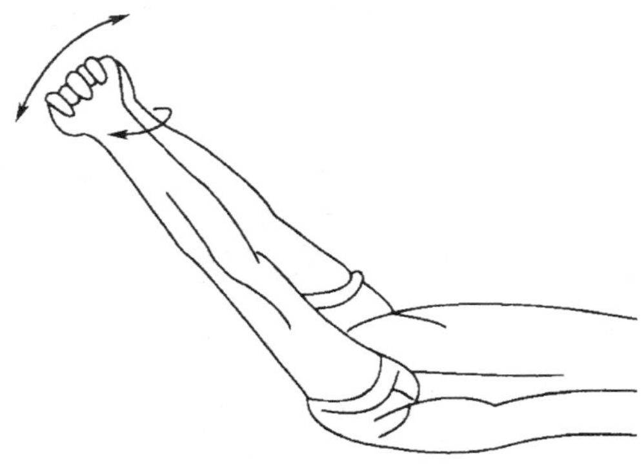

图 14-5 被动活动肩关节和肩胛带

2. 下肢控制能力训练

卧床期间进行下肢训练可以改善下肢控制能力，为以后行走训练做准备。①髋、膝屈曲训练：患者取仰卧位，护理人员用手握住其患足，使之背屈旋外，腿屈曲并保持髋关节不外展、不外旋。待对此动作阻力消失后再指导患者缓慢地伸展下肢，伸腿时应防止内收、内旋。在下肢完全伸展的过程中患足始终不离开床面，保持屈膝而髋关节适度微屈。以后可将患肢摆放成屈髋、屈膝、足支撑在床上，并让患者保持这一体位。随着控制能力的改善，指导患者将患肢从健侧膝旁移开，并保持稳定。②踝背屈训练：当患者可以控制一定角度的屈膝动作后，以脚踏住支撑面，进行踝背屈训练。护理人员握住患者的踝部，自足跟向后、向下加压，另一手抬起足趾使之背屈且保持足外翻位，当被动踝背屈抵抗逐渐消失后，要求患者主动保持该姿势。随后指导患者进行主动踝背屈练习。③下肢内收、外展控制训练：方法见动态桥式运动。

3. 坐位训练

①尽早采取床上坐位：只要病情允许，在上述训练开始的同时就应进行。长期在床上制动，尤其是老年人，可产生许多严重的并发症，如静脉血栓形成、坠积性肺炎、压疮等。开始坐起时可能发生体位性低血压，故在首次取坐位时不宜马上取直立（90°）坐位。可用起立平台或靠背架，依次取 30°、45°、60°、80°坐位，如前一项体位能坚持 30 min 且无明显体位性低血压表现，可过渡到下一项。如已能取 80°平台直立位或坐位 30 min，则以后取坐位和立位时可不考虑体位性低血压问题。理论上应避免床上半坐位，以免强化下肢伸肌优势。②床上最佳坐位：髋关节屈曲近于直角，脊柱伸展。用足够的枕头牢固地叠起来支持背部，以帮助患者达到直立坐位，头部无须支持。③床边坐位：仰卧位，患者将患腿置于床外，使膝关节屈曲，开始时需康复护理人员促进这一动作，或用健腿把患腿抬到床边。然后健侧上肢向前横过身体，同时旋转躯干，健侧手在患侧推床以支撑上身，并摆动健腿到床外，帮助完成床边坐位。若患者需要更多的帮助，助手可将其上肢环绕患者的头和患肩，通过身体扶持患者坐直。从健侧坐起时，先向健侧翻身，健侧上肢屈曲缩到体下，双腿远端垂于床边，头向患侧（上方）侧屈，健侧上肢支撑慢慢坐起。患者由床边坐位躺下时，运动程序与上述相反。

（三）恢复期的康复护理

恢复期早期患侧肢体和躯干肌还没有足够的平衡能力，因此，坐起后常不能保持良好的稳定状态。帮助患者坐稳的关键是先进行坐位平衡训练。

静态平衡为一级平衡；自动动态平衡为二级平衡；他动动态平衡为三级平衡。平衡训练包括左右和前后平衡训练。一般静态平衡训练完成后，进行自动动态平衡训练，即要求患者的躯干能做前后、左右、上下各方向不同摆幅的摆动运动。最后进行他动动态平衡训练，即在他人一定的外力推动下仍能保持平衡。

（四）后遗症期的康复护理

一般病程1年左右时，患者经过治疗或未经积极康复，可能留有不同程度的后遗症，主要表现为肢体痉挛、关节挛缩畸形、运动姿势异常等。此期康复护理的目的是指导患者继续训练和利用残余功能，此外，训练患者使用健侧肢体代偿部分患侧的功能，同时指导家属尽可能改善患者的周围环境，以便于争取最大限度的生活自理。

(1) 进行维持功能的各项训练。

(2) 加强健侧的训练，以增强其代偿能力。

(3) 指导正确使用辅助器，如手杖、步行器、轮椅、支具，以补偿患肢的功能。

(4) 改善步态训练，主要是加强站立平衡、屈膝和踝背屈训练，同时进一步完善下肢的负重能力，提高步行效率。

(5) 对家庭环境做必要的改造，如门槛和台阶改成斜坡，蹲式便器改成坐式便器，厕所、浴室、走廊加扶手等。

五、脑卒中患者的运动康复

（一）坐位平衡训练

静态平衡训练要求患者取无支撑下床边或椅子上静坐位，髋关节、膝关节和踝关节均屈曲90°，足踏地或支持台，双足分开约一脚宽，双手置于膝上。护理人员协助患者调整躯干和头至中间位，当感到双手已不再用力时松开双手，此时患者可保持该位置数秒然后慢慢地倒向一侧。随后护理人员要求患者自己调整身体至原位，必要时给予帮助。静态平衡训练完成后，让患者双手手指交叉在一起，伸向前、后、左、右、上、下方且重心有相应的移动，此称自动态坐位平衡训练。当患者在受到突然的推外力仍能保持平衡时（被动态平衡）就可认为已完成坐位平衡训练。此后坐位训练主要是耐力训练。

（二）坐到站起平衡训练

指导患者双手交叉，让患者屈髋、身体前倾，重心移至双腿，然后做抬臂站起动作。患者负重能力加强后，可让患者独立做双手交叉、屈髋、身体前倾，然后自行站立（图14-6）。站立平衡训练：完成坐到站起动作后，可对患者依次进行扶站、平行杠内站立、独自站立以及单足交替站立的三级平衡训练。尤其做好迈步向前、向后和向左、向右的重心转移的平衡训练。

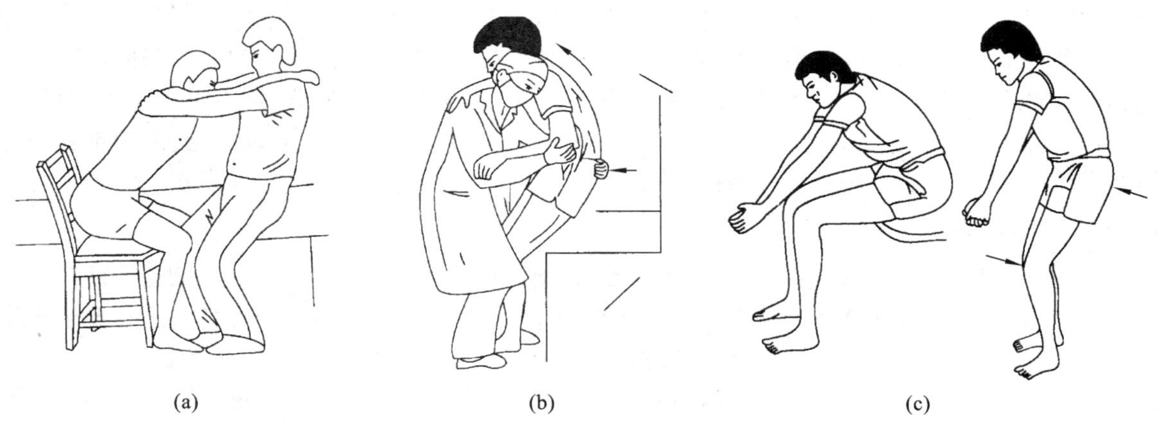

图14-6 坐到站起平衡训练

（三）步行训练

一般在患者达到自动态站立平衡以后，患腿持重达体重的一半以上，并可向前迈步时才开始步行训练。但由于老年人易出现失用，有的患者靠静态站立持重改善缓慢，此时步行训练可适当提早进行，必要时使用下肢支具。步行训练量早期要小，以不致使患者过度费力而出现足内翻和尖足畸形，并加重全身痉挛为度。一旦出现明显的足内翻，很难通过训练进行纠正，多需长期使用下肢支具，而目前在国内

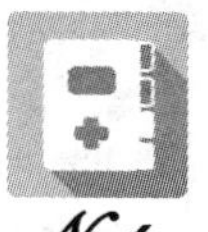

大面积应用支具尚有困难。对大多数患者而言，不宜过早使用手杖，以免影响患侧训练。①步行前准备：练习扶持立位下患腿前后摆动、踏步、屈膝、伸髋等活动，以及患腿负重，双腿交替前后迈步和进一步训练患腿的平衡。②扶持步行：护理人员站在患者偏瘫侧，一手握住患者，掌心向前，另一手从患侧腋下穿出置于胸前，手背靠在胸前处，与患者一起缓慢向前步行，训练时要按照正确的步行动作行走或在平行杠内步行(图 14-7)。③改善步态训练：步行训练早期常有膝过伸和膝打软(膝突然屈曲)现象，应进行针对性的膝控制训练。如出现患侧骨盆上提的划圈步态，说明膝屈曲和踝背屈差，应进行重点训练。④复杂步态训练：如高抬腿，走直线，绕圈走，转换方向，跨越障碍，以各种速度和有节律地步行以及训练步行耐久力，增大下肢力量(如上斜坡)，训练步行稳定性(如在窄步道上步行)，训练协调性(如踏固定自行车)。

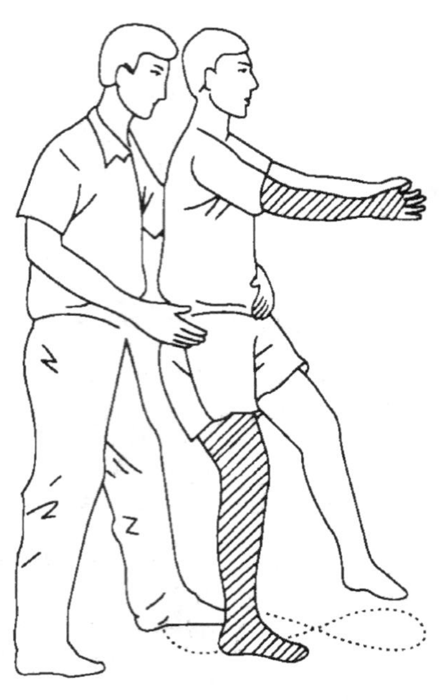

图 14-7　步行训练

(四) 上下楼梯训练

上下楼梯训练应遵照健腿先上、患腿先下的原则。护理人员站在患者侧后方，一手协助控制患膝关节，另一手扶持患者健侧腰部，帮助将重心转移至患侧，健足先蹬上一层台阶。健肢支撑稳定后，重心充分前移，护理人员一手固定患者腰部，另一手协助患足抬起，髋、膝关节屈曲，将患足置于高一层台阶。如此反复进行，逐渐减少帮助，使患者最终能独立上楼梯。下楼梯时，护理人员站在患侧，协助完成膝关节的屈曲及迈步。患者健手轻扶楼梯以提高稳定性，但不能把整个前臂放在扶手上(图 14-8)。

(五) 上肢控制能力训练

该训练包括臂、肘、腕、手的训练。①前臂的旋前、旋后训练：指导患者坐于桌前，用患手翻动桌上的扑克牌。亦可在任何体位让患者转动手中的一件小物品(图 14-9)。②肘的控制训练：重点在于再伸展动作。患者仰卧，患臂上举，尽量伸直肘关节，然后缓慢屈肘，用手触摸自己的口、对侧耳和肩。③腕指伸展训练：患者双手交叉，手掌朝前，手背朝胸，然后伸肘，举手过头，掌面向上，返回胸前，再向左、右各方向伸肘。

(六) 改善手功能训练

患者患手反复进行放开、抓物和取物训练，纠正错误运动模式。①作业性手功能训练：通过编织、绘画、陶瓷工艺、橡皮泥塑等训练两手协同操作能力。②手的精细动作训练：通过打字、搭积木、拧螺丝、拾小钢珠等以及进行与日常生活活动有关的训练，加强和提高患者手的综合能力(图 14-10)。

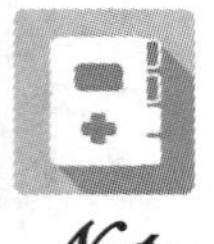

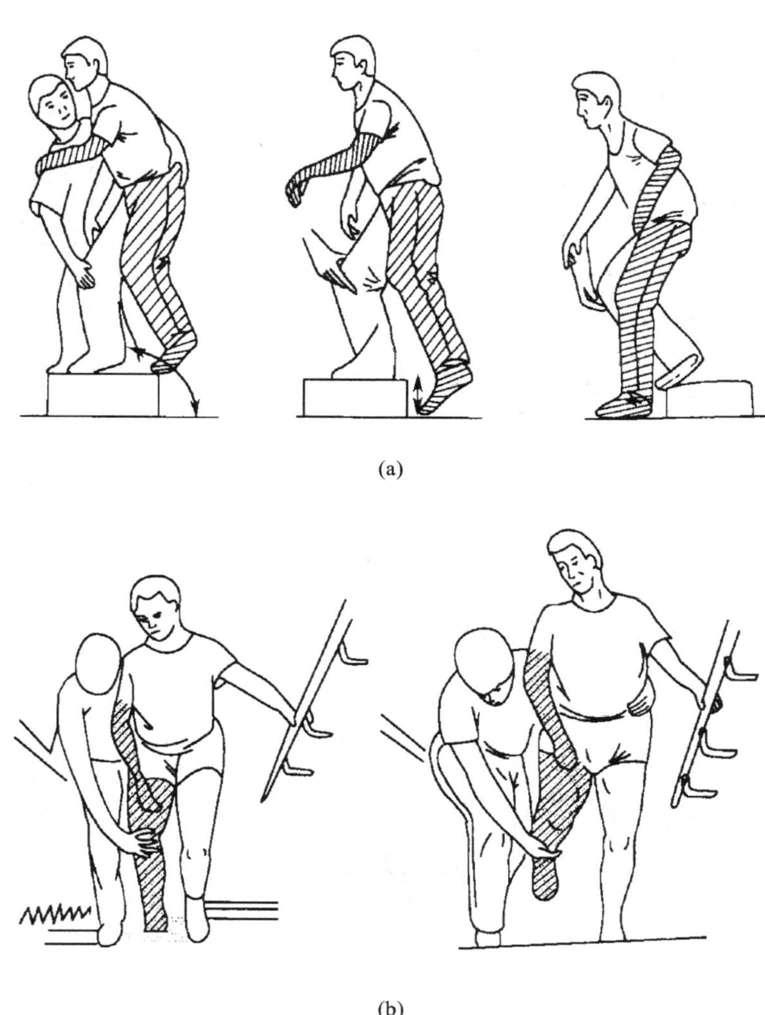

(a)

(b)

图 14-8 上下楼梯训练

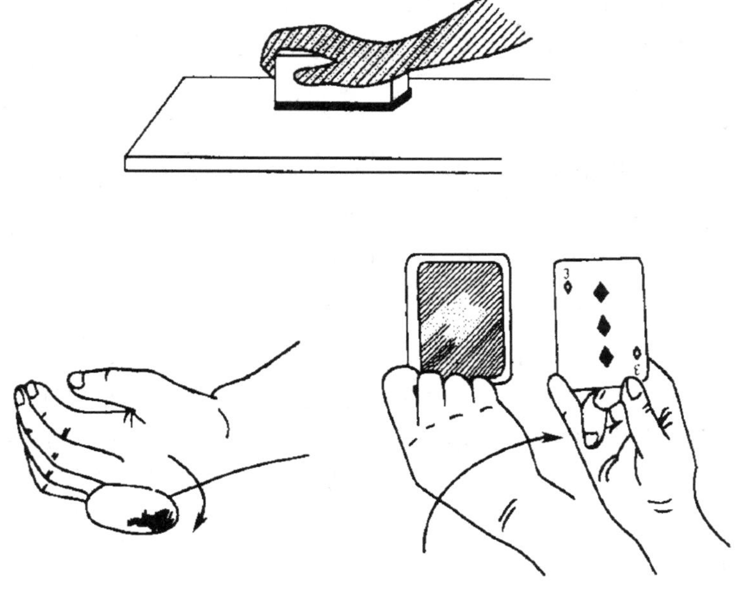

图 14-9 前臂的旋前、旋后训练

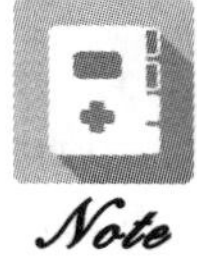

图 14-10 手的精细动作训练

六、脑卒中患者并发症的康复护理

(一) 肩关节半脱位

在偏瘫患者中很常见,其原因有以冈上肌为主的肩关节周围肌肉瘫痪、肩关节囊松弛及肩胛骨周围肌肉瘫痪等导致的肩胛骨下移等。治疗上首先纠正肩胛骨的位置,进而纠正关节盂的位置,以恢复肩部的自然绞索机制。通过手法活动使肩胛骨充分前屈、上抬、外展,并向上旋转。患侧上肢伸展持重、卧位向患侧滚动等均可降低上述肌肉的肌张力。加强刺激肩关节周围起稳定作用的肌肉,可促进其功能的恢复。维持全关节活动度的无痛性的被动运动范围。注意在治疗中不要牵拉患肩,软瘫期立位或坐位时患侧应予悬吊或支撑。

(二) 肩痛

多在患病后 1~2 个月时发生。其原因可能主要是在肩关节正常运动机制受损的基础上,不恰当地活动患肩造成局部损伤和炎症反应及痉挛。肩痛开始表现为运动后局限性疼痛,后期疼痛剧烈,严重影响患者的休息和训练。预防和治疗的方法主要包括良好的体位摆放,抗痉挛恢复正常肱节律;通过手法活动扩大肩胛被动运动范围和交叉前伸的上肢自主运动;同时可应用抗炎镇痛药物、抗痉挛药物、局部理疗等控制疼痛。

(三) 肩手综合征

多见于脑卒中后 1~3 个月,可能与反射性交感神经营养不良有关,表现为肩痛、手肿和疼痛(被动屈曲手指时尤为剧烈)、皮温上升,消肿后手部肌肉萎缩,甚至挛缩畸形。预防及治疗的主要方法:保持正确的腕部体位,避免腕部掌屈;抬高患肢;向心性加压缠绕患手;加强患肢的主动和被动活动,维持全关节活动度;采用冰疗等物理治疗。

(四) 吞咽障碍

急性脑卒中患者中 29.0%~60.4%伴有吞咽障碍,分为真性球麻痹和假性球麻痹两种,后者更为多见。主要是由口唇、颊肌、舌及软腭等的麻痹及吞咽反射差等导致的吞咽障碍(食物向咽部移动困难、饮食发呛等)、构音障碍(发音不清)和情感障碍。可造成流涎、吸入性肺炎、营养不良和脱水等。治疗方法主要有以下几种。

1. 口腔、颜面肌、颈部屈肌的运动训练

(1) 下颌运动:固定下颌被动地做上下活动,逐步自主张闭下颌,并左右前后反复地运动。

(2) 口唇运动:用被动、自动、抗阻运动,做口唇突起、圆形、牵拉、张口、闭口等口型练习。

(3) 面部运动:反复双腮鼓起、瘪下,向左右方向做自动、抗阻运动。注意双腮鼓起时两唇紧闭后放

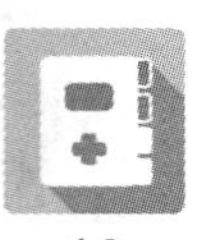
Note

松吐气。

(4) 舌部运动：舌头进行前突、后伸、上卷、下降、左右等被动、自动、抗阻运动。手指用纱布包好进行牵拉或用压舌板抵压舌头，使患者意识到在利用口腔的感觉。

(5) 颈部放松：前后左右放松颈部，做颈部左右旋转运动和提肩、沉肩运动，重复进行。

2. 吞咽反射训练

(1) 将耳鼻喉科用的间接喉镜浸在冷水中 10 s，然后轻轻地压在软腭弓上，连续反复 5～10 次，可很好地刺激吞咽反射所必需的咽部压力感受器和水压力感受器，使吞咽反射容易发生。还可让患者咽下小冰块，可使吞咽反射变快；让患者每天 2～3 次从口腔咽下胃管也有较好的效果。

(2) 流涎对策：做瘫痪侧颈部唾液腺的冷按摩，每天 3 次，每次 10 min，直至皮肤稍发红。

3. 闭锁声门训练

患者双手压在墙壁或桌子上，大声喊或发“啊”声。这时随意地闭合声带，可有效地防止误咽。

4. 吞咽模式训练

让患者深吸气，然后屏住呼吸，进行咽下运动，其后呼气，最后咳嗽。这是利用停止呼吸时声门闭锁的原理保护气道的方法，可防止误咽。最后咳嗽是为了排出喉头周围残存的食物。

5. 阶段性摄食训练

(1) 食物形态：首要条件是易于口腔内移送和吞咽，不易误咽。早期宜进食胶冻样食物，如果冻、软蛋羹和均质的糊状食物，以后逐渐过渡到普食和水。

(2) 进食体位：以躯干后倾 30°轻度颈屈曲位进食为宜。偏瘫患者取健侧卧位时，颈部稍前屈易引起吞咽反射，可减少误咽。另外，颈部向患侧旋转 90°可减少梨状隐窝残留食物。

(3) 选用餐具：应选择匙面小、难以黏上食物的汤匙。用吸管有困难时，可挤压柔软容器，挤出其中的食物。

(4) 进食注意事项：定量定速，并注意呼吸状态、痰量等，配合功能恢复的程度，逐步改变日摄取次数、饮食内容、摄食姿势等摄食构成要素。早期保证患者无噎呛、安全准确地摄取所提供的食物，以后逐渐增加次数、一次进食量，进而改变食物形态，以此达到阶段性推进。

(5) 替代进食：昏迷患者和球麻痹患者的首选方法，昏迷最初 1～2 天禁食，待病情稳定后进行鼻饲。大多数患者仅在初期需要鼻饲，随着病情缓解，吞咽困难会有所改善，可试着从口腔喂少许水，观察 2～3 天，若患者无明显饮水呛咳时应除去胃管，并加强间接训练。严重的吞咽困难者需要终生鼻饲。

项目实践

1. 急性期康复

定时变换体位，保持良好的肢体位置和进行关节被动活动。

2. 昏迷阶段康复

①听觉刺激。②视觉刺激。③嗅觉刺激。④触觉刺激，常用按摩方法。⑤前庭刺激：对患者进行颈部运动，在垫上做旋转或在轮椅上做摇摆式推进运动进行前庭刺激。

3. 清醒阶段康复

①图片卡记忆训练。②地图作业训练。③读报训练。④猜测游戏训练。⑤删除汉语拼音字母作业训练。⑥用秒表做时间感训练。⑦用报纸做思维训练。⑧单侧忽略训练，如不断提醒患者集中注意其忽略的一侧。站在忽略侧与患者谈话和训练；对忽略侧提供触摸、拍打、挤压、擦刷、冰刺激等感觉刺激，并嘱患者说出刺激的部位和感觉，将患者所需的物品放置于忽略侧，要求其用健手越过中线拿取；鼓励患者患侧上下肢主动参与翻身，必要时可用健手帮助患手向健侧翻身等。

(郑敏娜)

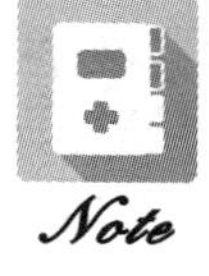

项目十五　骨折的康复及护理

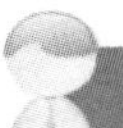

情境导入

张伯伯，80岁，平时喜欢楼下散步，年前走路跌倒，回家自行抹药，第二天无法翻身起床，家人忙送入医院，急诊髋部CT显示左股骨颈骨折，并于当日行左侧人工股骨头置换术，术后恢复良好，转入康复科治疗。

请思考：

1. 需对患者做哪些功能的评定？
2. 怎样对患者进行康复护理？

相关知识

一、概述

骨折是指骨或骨小梁的完整性和连续性发生断离。骨折多见于生活、工业、交通及运动中的意外事故，其中尤以四肢骨折及脊柱骨折多见。骨折时往往伴有肌肉、肌腱、韧带、血管、神经、关节囊、滑囊、滑膜、皮肤等软组织损伤，损伤后常遗留功能障碍，是引起肢体残疾的一个重要原因。因此，骨折后的康复护理非常重要。

骨折后的康复最重要的是肌力和关节活动度的恢复，这是骨关节的力量、稳定性、灵敏性、协调性、平衡性和耐久性等恢复的基础，也是进行日常生活、职业训练以及操作各种辅助支具、假肢、轮椅等的基础。因此，在康复护理中，有计划、有目的的功能锻炼极为重要。在功能锻炼的基础上进行作业治疗，可以进一步改善患者生活自理能力及工作能力。

二、主要功能障碍的评定

（一）功能障碍

骨折后引起的功能障碍主要有以下几种。

（1）患肢功能丧失。

（2）肌肉、肌腱、韧带和关节囊等软组织损伤，导致瘢痕粘连和关节、肌肉挛缩。

（3）失用性肌肉萎缩、关节僵硬和骨质疏松。

（4）卧床引起的心肺功能水平下降。

（5）关节内骨折可继发创伤性关节炎。

（二）一般评定项目

（1）关节活动度（ROM）测定。

（2）肌力评定。

（3）肢体周径和长度的测定。

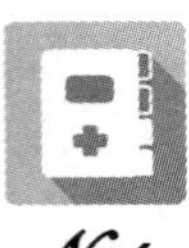

Note

(4) 步态分析。

(5) 感觉功能评定。

(6) 日常生活活动能力评定。

(7) 长期卧床者，特别是老年患者，应注意对其进行心、肺等功能的检查。

三、康复护理措施

(一) 骨折的基本康复护理措施

骨折患者的康复护理目的是通过各种康复手段，最大限度地保持和恢复患者的肌肉功能和关节活动度，防止失用性关节挛缩的发生。其方法包括物理因子治疗、运动治疗、作业治疗、心理护理等。康复护理工作可根据功能锻炼内容分两期进行。

1. 骨折早期康复护理

骨折早期即骨折固定期。此时骨折断端不稳定，容易再移位，伤肢的肿胀和疼痛是骨折复位固定后最主要的症状和体征，持续性肿胀是骨折后致残的最主要原因。因此，功能锻炼的主要目的是促进血液循环，以利于消肿和固定。形式是伤肢肌肉做等长收缩，加强未制动肢体和关节的功能训练，预防肌肉萎缩和关节僵硬。

(1) 肌力练习：骨折后因肢体制动，主动运动停止，肌肉的失用性萎缩很快发生，故患肢肌力训练应在复位稳定 1～2 天局部疼痛减轻时进行，即开始被固定区域肌肉有节奏的等长收缩练习。骨折后，复位、固定一旦牢固，应立即进行固定关节周围肌肉的等长收缩训练，用力在最大肌力的 50%以上，每日数次。

(2) 关节活动训练：关节主动运动是消除水肿的最有效、最可行的方法。因为制动会使关节周围的纤维组织如关节囊、关节韧带和疏松结缔组织缺乏必要的被动牵张，可逐渐缩短，使关节活动受限，韧带抗张力强度下降。而且制动影响关节滑液的分泌与流转，造成软骨组织营养障碍及萎缩，最终导致关节粘连、僵硬、畸形。因此，伤肢近端与远端未被固定的关节，须行各个方向的全幅度运动，以保持各关节活动度，防止其挛缩。尽可能进行主动运动和抗阻运动，以防止肌肉萎缩及促进患肢血液循环。有困难时，可进行被动运动。上肢应特别注意肩外展及外旋，掌指关节的屈曲及拇外展；而下肢则注意踝关节背屈运动。

(3) 早期负重训练：制动停止了骨骼的应力负荷，同时使骨组织血液循环减少，血流缓慢，这都会妨碍骨无机盐的代谢，引起骨无机盐的流失，造成明显的骨质疏松。在骨质疏松区及肌腱、韧带附着区的骨质代谢活跃，骨质疏松更加明显，可显著降低骨强度，为再次骨折或在粗暴的被动活动中造成撕脱性骨折创造了条件。以上改变也可影响骨质形成，延缓骨折愈合。早期负重训练有助于防止以上情况的发生。下肢骨折只要病情许可应尽早进行负重练习，可在支具保护下进行，术后 2～3 天在疼痛、肿胀减轻后，应鼓励患者扶拐下地进行负重训练；卧床时可在床尾放置坚硬物，让双足支撑其上，进行负重练习。

(4) 其他：患肢抬高，有助于肿胀消退，肢体的远端必须高于近端，近端要高于心脏平面；也可用红外线或各种透热疗法，促进消肿；用断续直流电或中频电刺激预防肌萎缩等。

2. 骨折后期康复护理

骨折后期即指骨折愈合期。此期骨折临床愈合或已去除外固定，康复护理的目的主要是消除残存肿胀，软化和牵伸挛缩的纤维组织，增加关节活动度和肌力，恢复肌肉的协调性和灵巧性，促进肢体功能恢复正常。训练的主要方式是加强主动活动和抗阻运动，恢复日常生活活动能力和工作能力。

(1) 关节活动度练习：轻度的关节活动度障碍经过主动、助力及被动运动练习，可以逐步消除。关节活动度练习前做适当的热疗可增强练习的效果。治疗中宜经常做关节活动度检查，以观察疗效。进步不明显时需考虑改进治疗方法。最后如关节活动度不再改善，应根据实际功能恢复程度采取相应对策，如对日常生活及工作有明显影响，则应考虑施行关节松动术，通过利用关节的生理运动和附属运动被动地活动患者关节，以改善关节活动度；然后术后早期开始关节活动度练习及持续被动运动(CPM)，

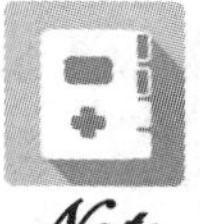

以防止再次粘连。也可在麻醉下使用手法松动术,但要注意防止造成骨骺端骨折或撕脱骨折。若关节挛缩粘连较为严重,做关节功能牵引,特别是加热牵引,是目前较有效的方法。

(2) 肌力练习:骨折时,如不伴有周围神经损伤或特别严重的肌肉损伤,伤区肌力常在3级以上,则肌力练习应以抗阻练习为主,可以按渐进抗阻练习的原则做等长、等张练习或等速练习。抗阻练习可用橡皮筋、拉力器、沙袋、弹簧以及特制器械进行。等张、等速练习的运动幅度随关节活动度的恢复而加大。肌力练习应在无痛的运动范围内进行,若运动时出现疼痛,则应减小运动幅度。受累的肌肉应按关节运动方向依次进行练习,逐渐使肌力达到与健侧基本相等。肌力的恢复是运动功能恢复的必要条件,同时亦可恢复关节的稳定性,防止关节继发退行性变,这对下肢负重关节尤为重要。

(3) 作业治疗:在康复过程中随着关节活动度和肌力的恢复,应逐步增加动作的复杂性、精确性,以恢复其实用功能。如果在下肢骨折后平衡协调功能恢复不佳,则容易引起踝关节损伤或跌倒而导致再次骨折及发生其他损伤。还要注重速度的练习与恢复静态、动态平衡及防止倾倒的练习。

(二) 常见骨折的康复护理

1. 肱骨干骨折

肱骨干是指肱骨外科颈下1 cm至肱骨髁上2 cm之间的部分。肱骨干中下1/3交界处后外侧有桡神经沟,骨折易伤及桡神经。此外,肱骨干骨折也有可能伤及由上臂经过的肱动脉、肱静脉、正中神经和尺神经。具体康复护理措施如下。

(1) 各部位骨折经处理后开始主动握拳伸拳、屈伸腕练习及主动耸肩练习。禁止做上臂旋转活动,直至外固定去除。

(2) 第2～3周开始做整个患肢的前屈、后伸练习,以及前臂内外旋活动,并逐渐从肘关节的被动屈伸运动过渡到肘关节的主动屈伸运动。

(3) 去除外固定后,增加肩、肘关节各个方向的活动,逐渐增大患肢关节主动活动的幅度,加强恢复肩带肌力的训练。

2. 肱骨髁上骨折

肱骨髁上骨折是指肱骨髁上2 cm以内的骨折。此处前方有冠状窝,后方有鹰嘴窝,骨质薄弱容易发生骨折。最常见于10岁以下儿童,其中伸直型占90%以上,多由间接暴力引起,即跌倒时手掌着地,暴力将骨折远端推向后方,引起向后移位,近断端向前移位,可压迫或损伤正中神经、桡神经、肱动静脉。屈曲型少见,多由直接暴力所致,跌倒时肘后着地,远折段向前上方移位,合并血管神经损伤者较少。具体康复护理措施如下。

(1) 临床复位及固定后,即日开始做握拳、伸拳练习。

(2) 第3天即开始指、腕的主动屈伸练习,患肢取三角巾胸前悬挂位,做肩前后、左右摆动练习;做指与腕的抗阻练习。

(3) 1周后增加肩部主动练习,包括肩屈、伸、内收、外展与耸肩,并逐日增大运动幅度。

(4) 外固定去除后加强关节活动度练习,主要是肘屈伸、前臂旋转的主动训练。伸展型患者可增加肱三头肌抗阻练习和肘关节屈曲牵引;屈曲型患者则可增加肱二头肌抗阻肌力练习和肘关节伸直牵引。

3. 尺桡骨干双骨折

尺桡骨干双骨折是最常见的前臂骨折,多发生于青少年,可因直接暴力或间接暴力所致,常合并软组织严重损伤。这种骨折治疗复杂,固定期长,后遗的功能障碍多,包括影响较大的前臂旋转功能障碍。所以,尺桡骨干双骨折后的康复护理应及时、细致地进行。具体康复护理措施如下。

(1) 复位后即可做握拳、屈伸手指、对指练习,立位时在前臂用三角巾悬吊胸前的情况下,用健肢帮助做患肢肩关节前后、左右摆动及水平面上的绕圈运动。练习过程中,禁忌做前臂的旋转运动。

(2) 第2周开始,患肢可做肩关节主动活动训练及手指抗阻训练。

(3) 第3周开始进行肱二头肌、肱三头肌等长收缩训练,做肩关节各方向运动训练。

(4) 第4周后可做肘关节主动运动训练。

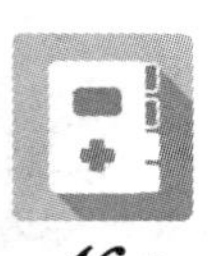
Note

(5) 去除外固定后,可进行各关节的充分运动,尤其要进行前臂内外旋主动训练、助力训练,逐渐恢复前臂的旋转功能。有旋转功能障碍时,可采取前臂内旋与外旋牵引,促进前臂旋转功能的恢复。

4. 股骨干骨折

股骨干骨折按骨折的部位分为上1/3、中1/3、下1/3骨折,各部位骨折因肌肉牵拉和暴力不同而发生不同的畸形,如成角、短缩和旋转畸形。下1/3骨折,因远折段受腓肠肌牵拉向后屈曲,可刺伤或压迫腘动脉、腘静脉和腘窝神经,要注意观察,早发现、早处理。具体康复护理措施如下。

(1) 患者于牵引术后第2天开始做大腿、小腿肌肉的等长收缩练习,同时做踝与足趾主动运动和髌骨被动运动(即左右推动髌骨),防止关节面粘连。

(2) 骨折后3～4周,指导患者开始做髋关节和膝关节的主动屈伸运动,并逐渐加大运动幅度。同时应积极地做上肢支撑练习及进行扩胸、深呼吸、抬起躯干、健肢活动等。

(3) 6周后,如骨折恢复良好,可去除牵引,在外固定的保护下,进行全面的关节和肌肉锻炼,可以练习在床沿就坐,并于坐位做躯干运动及髋、膝、踝的主动运动,积极进行双上肢支撑练习。腿部力量恢复后,逐步开始扶双拐站立、行走,开始不负重,以后逐渐增加负重程度。双拐下地2周后逐渐过渡到扶单拐行走,一般6个月后可去拐行走。

股骨干骨折越靠近膝关节,膝关节功能损害越大,血肿容易使股中间肌粘连,造成严重的膝关节活动障碍。应早期采用物理治疗以促进血肿吸收,减少粘连形成。早日开始股四头肌和髌骨活动是非常重要的,通过做持续被动活动改善膝关节活动度。

5. 胫腓骨干骨折

胫腓骨干骨折在临床上的发病率为各部位骨折之首,占8%～10%,其中约50%为胫腓骨干双骨折。因其表浅,开放性骨折也最多见。另外,胫腓骨中下1/3处的骨折因血供不佳,可能导致骨延迟愈合或假关节形成,必须加以重视。具体康复护理措施如下。

(1) 闭合性稳定型胫腓骨干骨折:如横断、短斜行骨折,复位后用石膏固定,待石膏干后可做未被固定关节的主动运动、股四头肌静力性收缩运动。1周后增加踝屈伸静力性收缩练习和趾抗阻练习,并做髋部肌抗阻练习。第2个月可用双拐做患肢不负重的步行,年老体弱者需要进行斜板床上练习及平行杆内练习,再过渡到正常步行。

(2) 不稳定的长斜形、螺旋形骨折和粉碎性胫腓骨干骨折:用持续牵引和长腿石膏外固定者,石膏干后开始做未被固定关节的主动运动、股四头肌静力性收缩运动。切开复位内固定术后用石膏外固定者,术后3～5天开始康复训练,方法同闭合性稳定型胫腓骨干骨折。2周后开始做抬腿练习和膝关节的屈伸练习。如扶杆做坐位起立与坐下练习;双足站立做踏足尖、下蹲起立练习等。再过2周,扶杆立位练习改为双下肢交替进行,开始扶双拐步行,以后逐步增加患肢步行时的负重,并改用单拐。术后6周外固定去除后,充分进行髋、膝、踝关节各方向的主动运动练习。

四、健康教育

(1) 提高安全意识,加强生产、生活环境中的安全保护措施,预防骨折的发生。

(2) 教育患者保持良好的心态,树立恢复健康的信心。强调功能锻炼的重要性,向患者及时告知功能好转情况,鼓励、指导患者学会、改进并坚持长期功能锻炼。

(3) 康复过程中注意加强营养,多吃含钙丰富的食物,劳逸结合,以防止再次损伤。

(才艳红　王　丹)

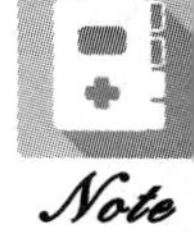

项目十六　颈椎病的康复及护理

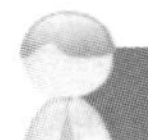

情境导入

患者，男，60岁，受风着凉后觉左侧颈根部、肩部、上臂疼痛，咳嗽、打喷嚏时加重，检查发现该患者颈部僵硬，向右侧倾斜，颈部活动受限，头颈后仰及向左侧旋转时疼痛加剧，颈部有压痛，左侧肩胛骨内侧缘、肩胛区与肩部均有压痛，并向左侧上肢放射。X线平片发现颈曲有轻度侧弯，椎间孔变窄。诊断为颈椎病，转入康复医学科治疗。

请思考：

1. 颈椎病的康复护理措施有哪些？
2. 如何预防颈椎病的发生？

相关知识

一、概述

颈椎病又称颈椎综合征，是由于颈椎间盘退行性变、颈椎骨质增生以及颈椎部损伤等原因导致脊柱内外平衡失调，刺激或压迫颈椎神经根、椎动脉、脊髓或交感神经而引起的一组综合征。颈椎病好发部位依次为 $C_4 \sim C_5$、$C_5 \sim C_6$ 和 $C_6 \sim C_7$。本病是中老年人的常见病、多发病。但随着现代生活和工作方式的改变，青少年人群中发病比例不断升高，程度也越来越严重。因此，加强对本病的治疗及康复具有重要意义。

（一）病因

（1）头颈部的碰撞、扭闪、挤压、不适当的运动等急性外伤，或因长期姿势不良、枕头高低不适、睡眠体位欠佳、疲劳等造成颈部慢性劳损，是颈椎病发病的外在因素。

（2）发育性颈椎椎管狭窄、先天性颈椎骨关节畸形，如先天性椎体融合、颈椎横突肥大、齿状突发育不良或缺如等，是颈椎病发病的内在因素。

（3）因机体功能减退而出现的颈椎骨关节退行性变、椎间盘髓核突出、椎间隙变窄、周围韧带松弛，使椎体失稳而发生位移，椎体边缘骨质增生，黄韧带肥厚、变性及骨赘形成，导致脊髓、椎动脉、神经受到刺激或压迫，这些都是颈椎病发病的继发性因素。

（4）急性扁桃腺炎、颈淋巴结炎、乳突炎等急慢性感染性疾病以及外感风寒湿邪等也为本病的诱发因素。

（二）临床表现

颈椎病的典型症状表现为颈、肩、背、上肢疼痛，甚至四肢麻木，可伴有头痛头晕、耳鸣耳聋、视物模糊等。由于颈椎病的发生与发展较为复杂，且病变的部位，病程的长短，受压迫、牵拉、扭曲组织及轻重均各不相同，故其临床症状、体征也多种多样。

按照临床表现的不同，通常可将颈椎病分为以下几种类型。

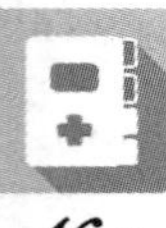

Note

1. 颈型

颈椎病发病的早期表现，多由于局部劳累所致，临床上较为常见。可见颈背部局部酸困不适、疼痛、颈肩部肌肉紧张、僵硬、功能活动受限等症状。局部可触及条索状物或钝厚感，棘突偏歪。

2. 神经根型

常有外伤、长时间从事伏案工作和睡眠姿势不当史，多见于中老年人。临床表现为颈肩背疼痛，并向一侧或两侧上肢放射。疼痛为酸痛、钝痛或灼痛，伴有针刺或电击样痛。重者为阵发性剧痛，影响工作和休息。患侧上肢乏力、沉重或持物坠落，头颈部活动障碍，尤以后伸及患侧侧屈受限明显。并可伴有头痛、头晕、视物模糊、耳鸣等表现。检查可见颈部活动受限，棘突、棘突旁或沿肩胛骨内缘有压痛点。

3. 椎动脉型

眩晕常为主要症状，可同时伴有颈肩或颈枕部疼痛，眩晕常随颈部活动而加重。可有恶心、呕吐、耳鸣、耳聋、视物模糊、记忆减退、行走失衡、持物落地、猝倒等椎动脉供血不足的症状。患椎旁有压痛、颈部活动受限、头后伸或旋转时症状加剧。

4. 脊髓型

脊髓型症状复杂，早期不易被发现，容易误诊，致残率高，是病情最重的类型。其原因通常被认为是椎间盘或骨赘的直接压迫，病变节段的异常活动刺激交感神经引起反射性的脊髓血管痉挛，以致脊髓缺血缺氧。另外，椎管先天性狭窄也是造成脊髓型颈椎病的原因之一。初期表现为颈肩痛伴有四肢麻木、下肢沉重发软、肌力减弱或步态异常，严重者发展至四肢瘫痪、大小便障碍、卧床不起。体检可见颈部活动受限不明显，肢体远端常有不规则的感觉障碍、腱反射亢进、肌张力增高和病理反射。

5. 交感型

此型由分布在椎动脉或颈脊神经根、脊膜、关节囊上的交感神经纤维受到刺激所致。临床上可表现为头晕、头沉或偏头痛、视物模糊、耳鸣、耳聋、眼窝胀痛、心律失常、肢体或面部区域性麻木、发凉或出汗障碍等。

6. 混合型

两型或两型以上的症状和体征混合存在。严格来说，单一类型的颈椎病较少见，多是几种类型的症状同时存在，仅是以某一型症状为主要表现。

二、主要功能障碍及评估

（一）功能障碍

依据颈椎病的分型，颈型功能障碍表现为颈、肩部酸困不适、疼痛、僵硬、颈部活动时有牵拉不适感等症状。神经根型主要功能障碍在头颈部和上肢部，头颈部活动受限、手臂麻木、疼痛、乏力等，严重者可影响日常生活活动能力（ADL）。脊髓型依严重程度，轻者可能表现为四肢麻木、下肢沉重无力、步态异常（走路不协调，如踩棉花感）、影响上下肢功能，严重者可发展至四肢瘫痪。椎动脉型一般不影响四肢功能，轻度影响生活和工作，但头晕严重者亦可影响日常生活活动能力。交感型主要表现为头晕、头痛、视物模糊、心律失常、局部发凉或出汗障碍等，但不影响四肢功能。

（二）评估

1. 常规评估

应从患者的病史、症状、体征等方面进行了解。病史着重了解患者的职业、生活习惯与爱好、日常运动情况、本次发病的原因等。症状主要从局部的疼痛、麻木、头晕、心慌、上下肢无力、大小便异常情况等进行评估。体征可从压痛点、局部肌肉紧张和头颈部活动受限程度等方面进行评估。

2. 特定评估

可以从疼痛、颈椎活动范围进行单项评定，亦可从症状体征以及影响 ADL 的程度进行综合评定。其中，针对疼痛程度，可以采用 VAS 画线法，针对颈椎活动范围，采用方盘量角器进行颈椎屈曲、伸展、侧弯及旋转度的具体测量。综合性评定可选用针对不同类型颈椎病的量表进行评估。

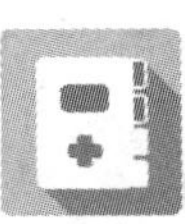

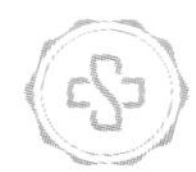

三、康复护理措施

1. 正确认识病因及分型

颈椎由于解剖上的特点，很容易发生损伤和退行性变，而形成骨质增生，造成颈神经根和椎动脉受压。另外，人们长期低头工作，引起肌肉、韧带、关节囊等的疲劳松弛，影响了颈椎的稳定性，加速了退行性变。临床上通常根据症状和体征分为神经根型、椎动脉型、脊髓型、交感型、颈型和混合型，其中以神经根型最多见，颈型次之，其余较少见。不同类型的颈椎病各有不同的症状和体征，都需向患者介绍说明。

2. 一般护理

对病情重、症状明显或颈部需要限制活动的患者，在日常生活上多关心、照顾，嘱起床时动作缓慢，并给予必要的帮助，定时测量脉搏、血压；对病情较轻者鼓励他们多做户外活动，做颈部保健操、听音乐，避免使颈部长时间保持一个姿势，如躺着看电视、看书报、织毛衣、打扑克等，以免加重颈部不适或影响颈部功能的恢复。同时，指导患者科学合理地选用枕头，枕头的高度以在睡眠中使颈椎保持正常的生理性曲度为宜，枕头过高或过低都是不适宜的。枕头的长度以超过自己双肩宽度 15 cm 为宜，习惯仰卧的人，其枕头高度应以压缩后与自己的拳头高度相等为宜；而习惯侧睡的人，其枕头高度应以压缩后与自己的一侧肩高度一致为宜。枕头应透气性良好，并具备一定的硬度，以便能衬托和支撑保持颈部的生理曲度。

3. 心理护理

大多数患者在颈部疼痛不适、头晕、目眩、活动障碍、睡眠差等一系列临床表现的折磨下，会产生忧虑、恐惧、烦躁等心理。针对患者的不良情绪，应及时疏导，耐心解释，增强患者战胜疾病的信心，同时与患者进行必要的心理沟通，了解患者的心理需要，力争使颈椎病患者保持心情舒畅，以良好的心态主动配合治疗。

4. 常用治疗方法的护理

（1）牵引：颈椎牵引为颈椎病的常用治疗方法。在治疗中，护理时应注意以下事项：在牵引前，护理人员应详细询问病史，通过查体熟悉患者病情，以确保疗效，防止并发症的发生。根据患者年龄、体质、颈部肌肉发育及部分患者对牵引初期的不适反应，如头痛、眩晕、耳鸣、恶心、听力障碍或原有症状加重等，可嘱其不要紧张，轻者可调整牵引的角度或重量，重者立即停止牵引，并报告医生及时处理。在牵引过程中，应密切观察患者的病情反应，防止意外事故发生。对患高血压、冠心病、心功能不全及体质较差者要严密观察。牵引前，饮食不宜过饱，以免影响呼吸及循环系统功能。

（2）其他治疗：推拿按摩、针灸、蜡疗、直流电、超短波等物理治疗对改善颈椎病的症状都有一定的疗效。治疗时应根据患者病情及治疗反应，确定治疗手法、剂量，并适当增加，同时要注意避免烫伤、烧伤、电流打击等意外事故的发生。

（3）医疗体育锻炼：颈椎病是以机体椎间盘退行性变为主要原因引起的疾病。恢复椎间关节的活动功能，有利于粘连组织的松解，缓解肌肉痉挛，减轻对神经根的刺激和压迫，改善神经血液循环及营养，有利于炎症和水肿的消退，增加肌力，改变颈椎关节的失稳定状态，减缓椎间盘的退变过程。长期进行医疗体育锻炼，有助于改善颈椎病的症状，巩固疗效，减少复发，在颈椎病的防治中起重要作用。进行医疗体育锻炼的方法因人而异，主要是运动脊椎、颈肩关节；其次是上肢及全身关节，如长期伏案工作者，要定时适度做头颈部前后、左右及旋转运动，双上肢外展运动，告诉患者日常生活工作中的卫生常识，纠正不良姿势，调整枕头的高度，使头颈部保持正常的生理曲度，同时避免做颈部剧烈或大幅度运动，防止过度劳累、受凉、外伤、感染等诱发因素。鼓励患者多接触社会，培养生活兴趣，坚持做力所能及的工作，实现自己的社会价值。

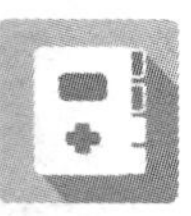

5. 饮食调理

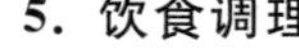

颈椎病患者在饮食上没有特殊的禁忌，但也应注意摄取营养价值高的食品，如豆制品、瘦肉、谷物、海带、紫菜、木耳、水果、蔬菜等以达到增强体质、延缓衰老的目的。颈椎病患者尤其应多食富含维生素

C的食品，如新鲜的水果、蔬菜等，测试研究表明，维生素C具有增强人体免疫力和抗衰老的作用，对防止颈椎病进一步发展有益。另外，中医认为胡桃、山茱萸、生地、黑芝麻等具有补肾髓之功，合理地少量服用可起到强壮筋骨、推迟关节退行性变的作用。

6. 针对颈椎病的不同类型分别进行护理

(1) 对于普通轻症患者要注意改善和调整颈椎部位在睡眠中的位置，使其保持颈椎前凸的生理体位，并适当调整枕头的高度。

(2) 神经根型患者手指和前臂常可出现麻木感，并可出现神经支配部位皮肤感觉减退，因此要做好生活护理，注意患者洗脸、洗脚以及洗浴时的水温，以防烫伤。

(3) 椎动脉型患者常以眩晕为主要症状，在护理过程中，要防止患者突然跌倒而出现意外伤害。

(4) 对于交感型患者，要特别注意有无心悸、心前区疼痛、胸闷、呼吸困难等心血管系统症状，病情较重时要注意生命体征的监测，一旦发现异常，应立即报告医生进行处理。

四、康复教育

(一) 避免诱发因素

颈椎病是一种慢性劳损性疾病，治愈后易复发，因此加强颈椎病的预防非常重要。颈椎病的致病因素是复杂的，除外伤、椎体发育不良、机体功能减退等原因外，常见的还有落枕、受凉、过度疲劳、强迫体位工作、姿势不良及其他疾病(如咽喉部炎症、高血压、内分泌紊乱等)。应针对本病的发病原因进行宣传教育，提高患者对疾病的认识水平及日常预防的保健知识。在日常生活中进行科学的颈部运动和锻炼，尽早恢复患者颈部正常的生理功能，有效地降低发病率和复发率。

(二) 防止外伤

生活中各种意外及运动损伤，如乘车中睡眠，急刹车时极易造成颈椎损伤，故应尽量防止，坐车时尽量不要打瞌睡。劳动、运动时要防止颈部闪、挫伤。在头颈部发生外伤后，即使是颈椎一般的损伤、挫伤、落枕也不能忍痛任之或自行简单处理，应及时去医院就诊，做到早期诊断、早期治疗，防止发展成颈椎病。

(三) 矫正不良姿势

长期姿势不良是造成颈椎病的重要原因。因此，应注意纠正工作与生活中的不良姿势和习惯。工作时要调整案桌与座椅使高度相称。改善长期低头工作条件。睡眠时调节好睡姿和枕头的高度和位置，切忌高枕，也不可无枕。枕头不宜放在头顶部，应将主要部分放在颈后部。注意保持刷牙、饮水、接电话等日常生活体位的正确。平时保持颈椎自然状态。在家务劳动中，勿长时间弯腰、屈背、低头操作，休息(如看电视)时也应避免头颈过伸、过屈或倾斜。

(四) 颈部适量运动

颈椎病多为慢性劳损所致，选择一定的颈部运动对颈椎的康复具有很大益处。平时可根据不同的年龄和体质条件，选择一定的运动项目，进行增强肌力和增强体质的锻炼；也可参加一些规律性的长期运动项目，如散步、慢跑、太极拳等活动；另外，在专业医护人员的指导下，可有选择地练习颈椎操，对颈部肌肉进行强化练习，增强其功能运动，以保持或改善颈椎的稳定性，有助于预防颈椎病的复发。

(五) 康复护理目标

短期目标：焦虑有所减轻，心理舒适感增加。疼痛得以解除，能独立或部分独立地进行躯体活动。

长期目标：加强锻炼，加强颈部姿势的调整，患者不舒适的症状减轻或得到控制。

实践操作

一、康复护理评估

1. 神经根型颈椎病评估

对于神经根型颈椎病，日本学者田中靖久等人的评价方法较为全面而实用，值得借鉴，其正常值为

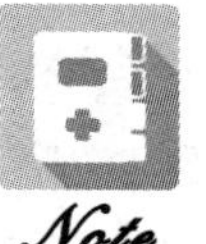

20分。神经根型颈椎病评价表如表16-1至表16-3所示。

（1）症状（最高分9分）：见表16-1。

表16-1　神经根型颈椎病评价表——症状

项目	评分	项目	评分
颈、肩部的疼痛与不适		上肢疼痛与麻木	
没有	3	没有	3
时有	2	时有	2
常有或有时严重	1	常有或有时严重	1
常很严重	0	常很严重	0
手指疼痛与麻木			
没有	3		
时有	2		
常有或有时严重	1		
常很严重	0		

（2）体征（最高分8分）：见表16-2。

表16-2　神经根型颈椎病评价表——体征

项目	评分	项目	评分
椎间孔挤压试验		感觉	
阴性	3	正常	2
颈肩手痛（+）、颈椎运动受限（−）	2	轻度障碍	1
颈肩手痛（+）、颈椎运动受限（−），或颈肩手痛（+）、颈椎运动受限（+）	1	明显障碍	0
颈肩手痛（+）、颈椎运动受限（+）	0		
肌力		腱反射	
正常	2	正常	1
轻度减退	1	减弱或消失	0
明显减退	0		

（3）工作和生活能力（最高分3分）以及手的功能（最高分0分）：见表16-3。

表16-3　神经根型颈椎病评价表——工作和生活能力以及手的功能

项目	评分	项目	评分
工作和生活能力		手的功能	
正常	3	正常	0
不能持续	2	仅有无力、不适而无功能障碍	−1
轻度障碍	1	有功能障碍	−2
不能完成	0		

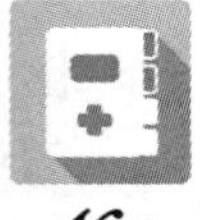

2．脊髓型颈椎病评估（日本整形外科杂志，1956）

脊髓型颈椎病评价表的正常得分17分。见表16-4。

表 16-4 脊髓型颈椎病评价表

项目	评分	项目	评分
Ⅰ.上肢运动功能		Ⅲ.感觉	
不能自己进食	0	上肢:严重障碍	0
不能持筷但能用勺进食	1	轻度障碍	1
手不灵活但能持筷进食	2	正常	2
用筷子进食及做家务有少许困难	3	下肢:严重障碍	0
无障碍但有病理反射	4	轻度障碍	1
		正常	2
		躯干:严重障碍	0
		轻度障碍	1
		正常	2
Ⅱ.下肢运动功能		Ⅳ.膀胱功能	
不能行走（卧床不起）	0	尿闭	0
用拐可在平地行走少许	1	尿潴留,使大劲排尿	1
可上下楼梯,但需扶扶梯	2	排尿异常	2
步态不稳,也不能快走	3	正常	3
无障碍但有病理反射	4		

二、颈椎病患者的睡姿

睡眠应以仰卧为主,头应放于枕头中央,侧卧为辅(图 16-1),要左右交替,侧卧时左右膝关节微屈对置。

俯卧、半俯卧、半仰卧或上、下段身体扭转睡眠,都属不良睡姿,应及时纠正。

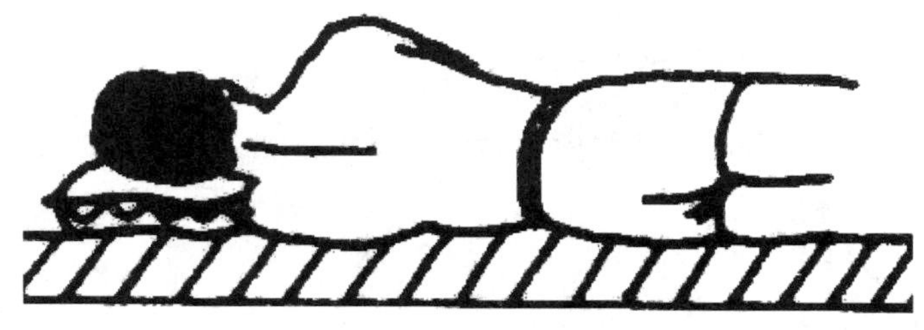

图 16-1 侧卧睡眠

三、颈托和围领

主要起制动作用,用于限制颈椎过度活动,而患者行动不受影响。见图 16-2。

四、颈椎牵引的康复护理

颈椎牵引的康复护理见图 16-3。

五、梳头练习

双手交替动作,由前额、头顶、枕后、耳后向前、纵向绕头一圈,类似梳头动作,每组可 15～20 次,每日 3～5 组。见图 16-4。

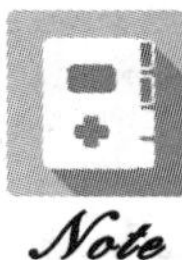

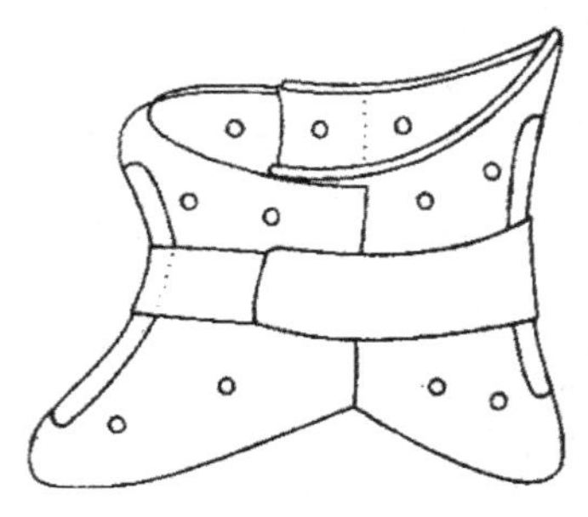
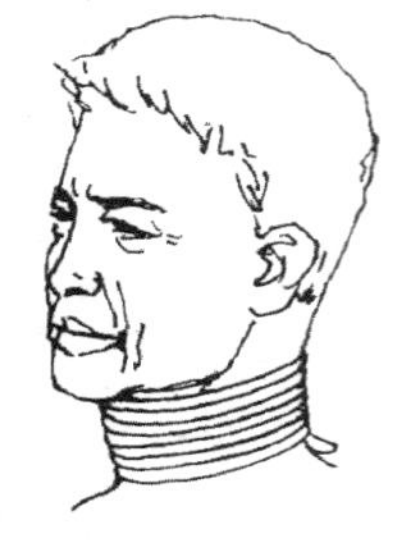
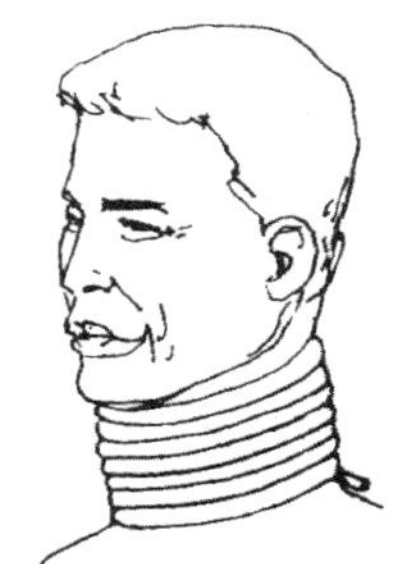

图 16-2　颈托和围领

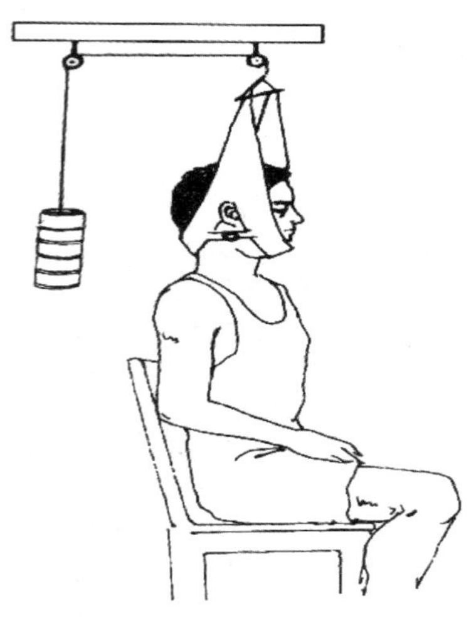

图 16-3　颈椎牵引的康复护理

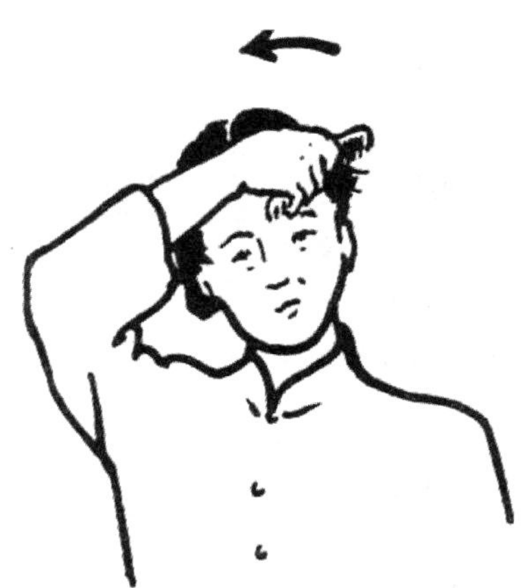

图 16-4　梳头练习

六、爬墙练习

患肢上举用力尽量向上爬墙，每日争取多向上数一道砖缝，逐渐锻炼抬高患肢，直至正常。见图 16-5。

七、揽腰练习

将双手在腰后相握，以健手拉患肢，使肩内旋、内收，逐渐增加摸背程度。见图 16-6。

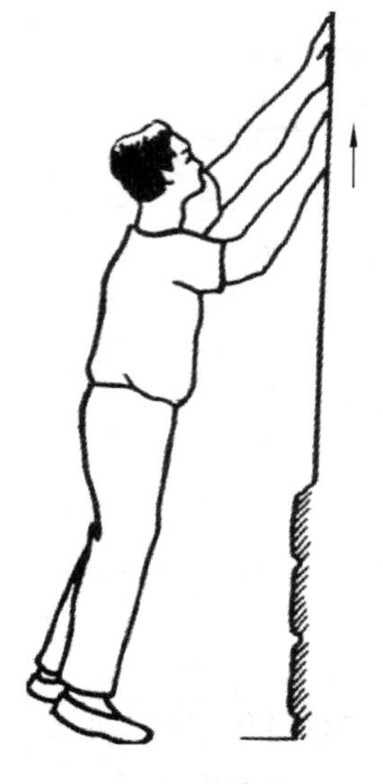

图 16-5　爬墙练习

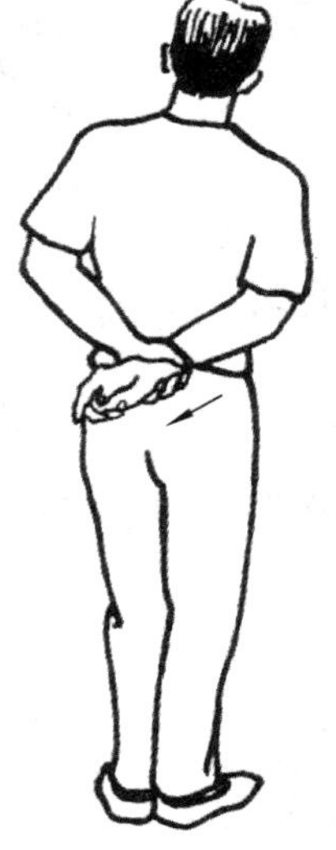

图 16-6　揽腰练习

（王术华　金　莉）

项目十七　肩周炎的康复及护理

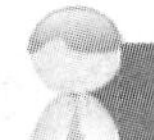

情境导入

张阿姨，53岁，公务员。她患右侧肩周炎已3个月余，三角肌（在肩部外侧）开始萎缩，肩关节发凉、怕风、活动能力明显受限。她在3个多月前打羽毛球时扭伤。曾到几家医院诊治，吃了很多中西药，也做了推拿和理疗，未见明显好转，病情逐渐加重，右肩活动范围越来越小。近来不仅肩痛，夜里常觉右臂或右手麻痛，怕风吹、怕空调，遇寒痛即加重。

请思考：

应对张阿姨采取哪些康复护理措施？

相关知识

一、概述

肩周炎是肩关节周围炎的简称，又称漏肩风、五十肩、冻结肩等，是指肩关节周围的软组织及肌肉、肌腱、韧带等发生无菌性炎症，临床表现以肩部疼痛与功能活动受限为主要特征的疾病。其病程可分为急性发作、慢性缓解和冻结静止三个阶段，初始时疼痛和僵硬缓慢加重，达到某种程度后逐渐缓解，直到最后完全恢复。本病具有自愈倾向，但病程较长、痛苦大。因此对本病治疗的目的是缩短病程、恢复肩关节功能，提高生活质量。

（一）病因病理

肩关节是人体活动范围最广泛的关节，其关节囊较松弛，维持肩关节的稳定性，多数依靠其周围的肌肉、肌腱和韧带的力量。跨越肩关节的肌腱、韧带较多，而且大多是细长的腱，正常人的肌腱十分坚韧，但由于肌腱本身的血供较差，随着年龄的增长，常有退行性改变；另一方面由于肩关节在日常生活和劳动中活动比较频繁，双肩部软组织经常受到上肢重力和肩关节大范围运动的牵拉、扭转，容易引起损伤和劳损。损伤后，软组织的充血、水肿、渗出、增厚等炎性改变如得不到有效的治疗，久之则可发生肩关节软组织粘连，甚至肌腱钙化，导致肩关节活动功能严重障碍。

临床上冈上肌腱炎、肱二头肌腱炎、肩峰下滑囊炎、肩袖破裂和创伤或因病造成的肩部长期固定不动、内分泌紊乱、慢性劳损、受寒等因素，均可导致肩周炎的发生。

肩周炎主要病理改变是肩关节滑膜和韧带等周围组织的慢性无菌性炎症伴纤维化及血管周围炎症细胞浸润改变，引起肩周部组织水肿、渗出，肩关节滑膜、关节软骨间粘连、挛缩及硬化，导致肩部活动受限和肩关节周围疼痛的发生，严重影响日常生活和工作。

（二）临床表现

多数患者呈慢性发病，隐袭进行，常因外展上举肩关节时引起疼痛才被注意，也有少数患者疼痛较重，活动受限进展较快。主要症状为肩部周围有疼痛感，初期疼痛为阵发性，后期逐渐发展成持续性酸痛，并逐渐加重，有时可放射到前臂和手，昼轻夜重，夜不能寐。肩部怕风、怕冷。检查时常见压痛点位

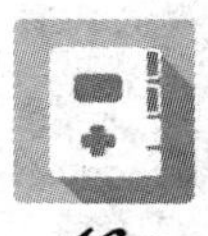

Note

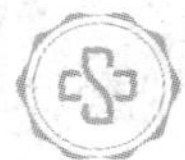

于肩峰下沿囊、三角肌滑囊、肱二头肌腱长头、喙突与冈上肌附着点等处。肩关节各方向活动受限，以外展、外旋、后伸受限最显著。病程长者可出现肩胛带肌萎缩，尤以三角肌萎缩多见。

二、主要功能障碍及评估

（一）主要功能障碍

早期肩周炎的主要功能障碍是因肩关节疼痛而致活动范围受限，病变初期仅有肱二头肌腱受损或肱二头肌腱出口处关节囊粘连，肱骨内、外旋受限并引起疼痛。病变严重时患肢关节的活动明显减少或完全丧失活动，上肢呈悬垂状内旋位，任何活动都会引起肩部剧痛，严重影响正常生活，如穿衣、脱衣、梳头、洗脸等。拖延日久，病变组织形成粘连，可呈“冻结状”，肩关节可能完全强直，丧失其功能运动。

（二）评估

（1）肩关节活动度：应用量角器分别对肩关节各方向活动度进行评估，包括前屈、伸展、内收、外展、内旋、外旋。肩关节的复合运动也应进行评估，包括手置背后（后伸、内旋、内收）、手置颈后（前屈、外展、外旋），以能触及的脊柱脊突水平为标准。

（2）肩关节周围肌肉力量：应用徒手肌力评测法评测肩关节周围主要肌肉力量，特别是肩袖肌肉的力量。

（3）肩关节疼痛程度：可采用口述描绘评级法或视觉模拟评分法对肩部疼痛进行定量评定。了解疼痛程度，疼痛时间如静止痛、活动痛、白天痛或夜间痛，疼痛性质等。

（4）日常生活活动能力：包括穿脱开口衣、翻衣服领、刷牙、梳头、手能触及对侧腋窝、系裤带、便后使用卫生纸共 7 项，每项 5 分，容易完成 5 分，勉强完成 3 分，不能完成 0 分。

三、康复护理措施

（一）日常护理

平时要注意肩部保暖，天热时在空调房间中不要坐在冷风口前，避免肩关节受风寒刺激；夏季夜晚不要在窗口、屋顶睡觉，防止肩关节受冷风吹袭。日常劳作时，在同一体位下避免长时间患侧肩关节负荷，维持良好姿势，减轻对患肩的挤压；疼痛明显时要注意患侧肩关节的休息，防止过多运动，避免二次损伤。睡眠时取健侧卧位，可在患者胸前放置棉枕，将患肢放置上面。一般不主张患侧卧位，以减少对患肩的挤压。

（二）心理护理

由于本病病期较长，影响日常生活及工作，重者生活难以自理，患者思想苦恼、情绪烦躁、心理压力加重而求医心切，虽易接受治疗，但又难免对治疗效果产生疑虑。针对患者以上心理，医护人员应采取热情乐观的态度，予以耐心解释、开导，关心体贴患者，认真倾听其感受，以取得信任和理解，并告知其护理、治疗的方法和可能的预后，消除其怀疑心理和减轻其精神压力，增强其信心，变被动为主动，这样有利于疾病的康复，也可增强其康复治疗的效果。

（三）运动治疗

在发病初期就应进行，可以改善血液循环，松解粘连的软组织，有效地保持肩部运动范围，避免肌肉萎缩。常采用主动运动，带轻器械做操，也可徒手做操。每天要保持足够的时间和足够的次数，才能取得显著疗效。一般每天 3 次，每次 30 min。常用锻炼方法如下所示。

（1）旋臂锻炼：患者在早晚做内旋、外旋上臂动作，反复锻炼。锻炼时一定要缓慢持久，不可操之过急，否则会造成不应有的损伤。

（2）展臂锻炼：患者侧身站立靠近墙壁，在墙壁上画一高度标志，以手指接触墙壁，逐步向上移动，做肩外展上举动作，每天 2～3 次，每次 5～10 min，逐日增加上臂外展度数。

（3）滑轮锻炼：将滑轮悬挂头顶，一端系患肢，用健侧上肢向上、向下牵拉另一端绳子，以帮助患侧肩关节活动。

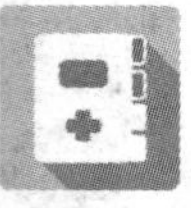

Note

（四）物理治疗

物理治疗用于局部疼痛区，如超短波、电脑中频、磁疗、直流电离子导入等治疗可改善肩周围组织的炎症、粘连，有利于缓解疼痛。物理治疗还可以解除肌肉痉挛、促进肿胀的软组织吸收和减轻疼痛。另外，冷敷、热敷对疼痛亦有疗效。治疗前应充分掌握适应证、禁忌证及注意事项，治疗中让患者取坐位或卧位，放松患处，以其感觉舒适耐受为宜。

（五）推拿按摩

推拿广泛运用于临床，疗效满意。早期宜采用轻手法，旨在缓解疼痛、促进炎症吸收、改善血液循环和保持肩关节活动度。粘连期手法加重，结合被动运动，旨在松解粘连与改善关节活动度，以利于康复。常用手法如下所示。

1. 舒筋活络手法

主要应用揉、按、滚、推、点穴等手法，使肩部周围肌肉痉挛解除。然后用弹拨法，拨动肩部肌肉，拨动时应为垂直于肌纤维方向。

2. 活动关节手法

(1) 牵拉抖动：术者一手扶患肩，另一手握患手做牵引、抖动和内旋、外旋活动。

(2) 扣伸摸棘：术者立于患者背后，一手扶肩，另一手握患腕，做肩后伸运动，然后使患侧肘屈曲，完成摸棘动作。

(3) 旋肩收展：术者一手扶患肩，另一手捏肘后部。患者肘屈伸，使肩内收，完成摸对侧肩动作，并做肩内旋、外旋动作。

(4) 外展上举：术者一手扶患肩，另一手握肘上部，使患肢外展，并逐渐使之上举。

四、康复教育

（一）积极治疗原发病

临床上如因颈椎病、骨质疏松症、风湿性关节炎等疾病继发性引起肩周炎，应在局部治疗的同时积极治疗原发病，有利于增强疗效。

（二）加强日常护理

平时应注意局部保暖，防止受凉，合理作息，劳逸结合，防止过度疲劳。尽量减少用患侧的手提举重物的次数或过多活动肩关节，以免造成进一步疲劳性损伤。

（三）坚持运动训练

鼓励患者进行适当的肩部功能锻炼，并遵循持之以恒、循序渐进的原则。

（张　路　张胜凯）

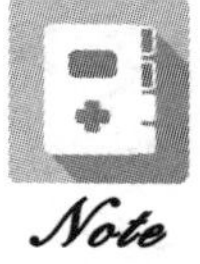

项目十八　腰椎间盘突出症的康复及护理

情境导入

患者，孙某某，男，63岁。

病史：患者1年半前无明显诱因出现腰骶部及左下肢后外侧腘窝处疼痛，偶有麻木，劳累及咳嗽等刺激时疼痛加重，夜间翻身困难。行中药（具体不详）、按摩等治疗，可暂时缓解，但易复发。2个月前患者病情突然加重，行多项保守治疗无效，去医院治疗。

检查：腰椎 $CTL_{4/5}$ 椎间盘膨出，L_5/S_1 椎间盘向左后方突出，硬膜囊受压，诸小关节增生。

查体：腰部功能受限，前屈20°，后伸10°，左侧屈20°，右侧屈20°。

L_5/S_1 棘间及左侧小关节压痛，左侧臀中肌压痛，直腿抬高试验：L 30°，R 90°，下肢肌力感觉尚可。

诊断：腰椎病、腰椎间盘突出症。

请思考：

1. 针对上述资料，为该老年患者拟订照护策略。
2. 为该名老年患者及其家属拟订具体的健康指导方案。

相关知识

一、概述

腰椎间盘突出症是指由于腰椎间盘退行性变，纤维环破裂和髓核突出刺激或压迫神经根，表现为腰腿痛、麻木、无力等症状的一种综合征。本病是临床常见的腰腿痛疾病之一。多发生在20～45岁，平均发病年龄在30岁左右，男性多于女性。临床以 L_4～L_5 和 L_5～S_1 椎间盘发病最多，占95%以上。可呈单节段或多节段发病。突出方向以向后外侧突出压迫神经根为常见，也可向后方突出压迫硬膜囊和马尾神经。

（一）病因病机

1. 内因

（1）解剖结构的因素：腰椎间盘纤维环后外侧较为薄弱，后纵韧带纵贯脊柱的全长，加强了纤维环的后面，但自 L_1 平面以下，后纵韧带逐渐变窄，至 L_5～S_1，宽度只有原来的一半。腰髓部是承受动、静力最大的部分，故后纵韧带的变窄造成了自然结构的弱点，使髓核易向后方两侧突出。

（2）椎间盘的退变和发育上的缺陷：椎间盘随年龄的增长可有不同程度的退变。至30岁以后，退变明显开始，由于负重和脊柱运动的机会增多，椎间盘经常受到来自各方面力的挤压、牵拉和扭转，因而容易发生脱水、纤维化、萎缩、弹力下降，致脊柱内外力学平衡失调，稳定性下降，最后因外伤、劳损、受寒等外因导致纤维环由内向外破裂。这是本病发生的主要原因。部分病例有家族相关性，遗传因素也是椎间盘退变的一个原因。

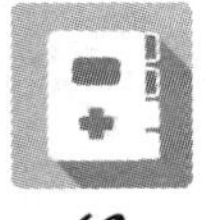

2. 外因

（1）损伤和劳损：尤其是积累性损伤，是引起该病的重要因素。由于腰椎排列呈生理性前凸，椎间盘前厚后薄，人们在弯腰搬运重物时，由于受到体重、肌肉和韧带等张力的影响，髓核产生强大的反抗性张力，在此情况下，如腰部过度负重或急性扭伤，很有可能使髓核冲破纤维环而向侧后方突出，引起脊神经根、马尾或脊髓的刺激或压迫症状。椎间盘在弯腰活动或受压时则变形，此时，椎间盘吸水能力降低，直至压力解除后，变形和吸水能力方能恢复。若长期从事弯腰工作，或习惯性的坐立姿势不良或长时间保持一种特定的姿势，腰部易发生积累性劳损，致髓核长期得不到正常充盈，纤维环的营养供应也长期不足，加之腰背肌肉张力增高，导致椎间盘内压力升高，故轻微的外力也可使纤维环破裂而致髓核突出。

（2）寒冷刺激：长期受寒冷的刺激，腰背肌肉、血管痉挛、收缩，影响局部血液循环，进而影响椎间盘的营养供应。同时，由于肌肉的紧张痉挛，椎间盘内压力升高，特别是对于已变性的椎间盘，更有可能造成进一步的损害，致使髓核突出。

（二）临床表现

腰椎间盘突出症的主要症状为腰腿痛。一般有扭伤史，腰痛是最先出现的症状（少数患者始终只有腰痛或腿痛），逐渐向一侧下肢沿坐骨神经分布区域放射，在咳嗽、打喷嚏或腹部用力时疼痛加重，并与活动、体位有明显关系，活动后加重，休息时减轻，早起时较轻，下午较重。疼痛多为单侧性，少数可表现为双侧疼痛；疼痛的性质一般呈刺痛或电击样剧痛，常伴有麻木感；患者感觉患肢怕冷，症状常反复发作，或呈慢性过程。

体征：腰椎或其椎旁有压痛，神经根刺激征阳性（直腿抬高试验及加强试验），屈颈挺腹加压试验阳性，沿一侧坐骨神经分布区有感觉异常等。实验室检查：X 线片检查观察到椎间隙变窄、生理性前凸消失、脊柱侧弯等异常改变，同时排除其他疾病，如肿瘤、结核病、骨折等。肌电图检查，可判定受损神经根。CT 或 MRI 检查可显示腰椎间盘突出的大小和部位、神经根受压状况及椎管内情况。

二、主要功能障碍及评估

康复评估可从疼痛程度、肌力、腰椎活动度、腰髓段曲度、对工作及生活的影响程度等方面进行评估。可进行单项评估（MMT、ROM-T、ADL-T）或综合评估。如表 18-1 所示腰痛评估表，总评分最高 29 分。根据治疗前后评分可分别计算出改善指数和改善率。

表 18-1　腰痛评估表

项目	分数
1. 自觉症状（最高分 9 分）	
（1）腰痛	
无	3
偶有轻度腰痛	2
常有轻度腰痛，或偶有严重腰痛	1
常有剧烈腰痛	0
（2）下肢痛和（或）麻木	
无	3
偶有轻度下肢痛和（或）麻木	2
常有轻度下肢痛和（或）麻木，或偶有严重下肢痛和（或）麻木	1
常有剧烈下肢痛和（或）麻木	0
（3）步行能力	
正常	3
步行 500 m 以上发生疼痛、麻木和（或）肌无力	2
步行 500 m 以内发生疼痛、麻木和（或）肌无力	1
步行 100 m 以内发生疼痛、麻木和（或）肌无力	0

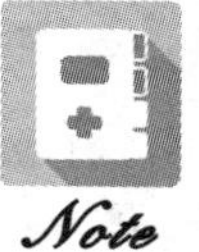

续表

项目	分数
2.临床检查(最高分6分)	
(1) 直腿抬高试验	
正常	2
30°～70°	1
<30°	0
(2)感觉	
正常	2
轻度感觉障碍	1
明显感觉障碍	0
(3)肌力(两侧肌力均减弱时以严重一侧为准)	
正常(5级)	2
轻度肌力减弱(4级)	1
重度肌力减弱(0～3级)	0
3.日常生活动作(最高分14分)	
(1) 睡觉翻身	
容易	2
困难	1
非常困难	0
(2)站立	
容易	2
困难	1
非常困难	0
(3)洗脸	
容易	2
困难	1
非常困难	0
(4)弯腰	
容易	2
困难	1
非常困难	0
(5)长时间(1 h)坐立	
容易	2
困难	1
非常困难	0
(6)持重物或上举	
容易	2
困难	1
非常困难	0
(7)行走	
容易	2
困难	1
非常困难	0

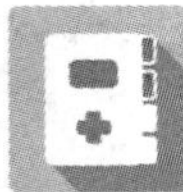
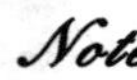

续表

项目	分数
4. 膀胱功能(最高分 0 分)(应除外尿路疾病)	
正常	0
轻度排尿困难(尿频、排尿延迟)	−3
重度排尿困难(残尿感、尿失禁)	−6
尿闭	−9

三、康复护理措施

由于腰椎的功能由活动度、肌力、协调性和稳定性组成。康复护理亦应重点落在这几个方面。康复护理原则为防治结合,动静平衡:“防”是要防止,特别是防止复发,因而功能训练是长期的。“动静平衡”是强调恢复脊柱的协调性与稳定性,即动态、静态的力学平衡。康复护理的目的是缓解疼痛、降低肌肉痉挛程度、改善关节活动度、提高肌力、矫正姿势、改善功能。

(一) 体位疗法

卧硬板床休息,仰卧时腰部垫一小枕,侧卧时屈膝屈髋,以使腰部软组织得到充分的松弛和休息,缓解肌肉痉挛,促进血液循环。翻身和起床时,床头侧应有一支撑物。翻身时移动双腿至床沿,一手肘部支撑床面,另一手抓住支撑物,依靠双手的力量使身体向床沿转动,完成由平卧到侧卧的翻身动作。起床时将双腿置于床下,依靠双手的力量配合髋部的屈曲、外展完成起床动作。直立或步行前戴腰围。

站立时双脚分开与肩同宽,行走时挺胸收腹抬头,坐立时须端正,使腰背肌收缩。避免伸腰、急转、骤起、久坐、剧烈跳跑动作,不宜做较大程度的弯腰及负重,以减轻椎间盘所承受的压力。

初次发作疼痛剧烈者卧床休息 1～2 周,疼痛消失后在合适腰围保护下下地活动;疼痛不复发,6～8 周逐渐恢复轻工作,腰围保护可延长至 3～4 个月。腰腿痛较轻、病程较长者,不必终日卧床,每日在合适腰围保护下短时间下地活动 2～3 次;1～2 个月后在合适腰围保护下逐渐恢复轻工作。

(二) 肌力训练

着重进行增加腰背肌力量和改善腰腿功能的锻炼。疼痛缓解后即可开始;均在硬板床上进行。①直腿抬高法:仰卧,双手压于臀下,慢慢抬起双下肢,膝关节可微屈,坚持 10～15 s,然后放下,可有效地防止神经根粘连。②五点支撑法:平卧,用头、双肘、双脚五点支撑,将臀部撑起,抬到最高位。③三点支撑法:1～2 周后练习。平卧,用头、双脚三点支撑,将臀背部撑起,臀部尽量抬高(颈椎病患者除外)。④四点支撑法:用双手、双脚将身体全部撑起呈拱桥状。⑤飞燕点水法:俯卧,头、双上肢、双下肢后伸,腹部接触床的面积尽量小,呈飞燕状。所有锻炼均每天 3～4 次,每次 15～20 组,循序渐进,逐渐增加次数,痊愈后应坚持半年以上。

(三) 牵引

牵引的作用在于扩大椎间隙产生负压,拉紧后纵韧带向前推压纤维环,有利于髓核回纳,使紧张痉挛的肌肉因受长时间牵伸而松弛,具有减轻疼痛的功效,并能改善神经根与突出物的粘连。牵引通常有骨盆牵引、自身体重悬挂牵伸等方法。在牵引过程中若患者出现疼痛加剧、胸闷、呼吸困难、恶心与呕吐等症状,应立即停止,认真检查牵引方法或评估患者是否适合牵引。

(四) 手法

运用各种手法治疗腰痛常有较好的疗效,是我国传统医学特色之一,现在西方国家也普遍认可及应用。按祖国医学理论,推拿能行气活血、疏通经络、平衡阴阳。现代医学认为,手法治疗的机制如下:①松弛紧张的肌肉,缓解局部疼痛。②改善局部血液循环,促进代谢物排泄。③改变突出物与神经根的受压关系。④手法促使突出物回纳。但针对不同病因,应采用适宜的手法。推拿手法十分丰富,有推、揉、按等,对不同深度的软组织起不同强度的局部作用;点、按等手法作用于穴位经络,发挥远距离治疗作用;抖、拍、搓等手法起松弛肌肉作用;还有扳、摇、拔伸等运动关节的手法起整复作用。治疗时要严格

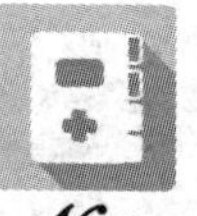

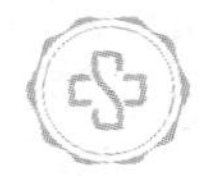

掌握适应证和禁忌证，手法不能粗暴，避免不良事件发生。

（五）理疗

可有消炎、镇痛、改善局部微循环、消除神经根水肿、粘连松解等作用。腰椎间盘突出症急发时可选用局部冰敷（消肿止痛），亚急性期可用温热疗（促进局部血液循环，消除无菌性炎症，消除局部水肿），治疗时酌情选用直流电药物离子导入、低中频电疗、高频电疗、超声波疗法、超短波疗法、磁疗等。

（六）戴腰围

腰椎间盘突出症发作时可戴腰围，戴腰围具有以下作用。

1. 制动作用

戴腰围可缩小腰椎活动范围，防止腰椎过度前凸，使应力重心后移，对后伸、前屈、旋转运动有制约作用，从而使腰椎周围组织得以充分休息，减轻肌肉劳损与韧带的负担，促进血液循环，减少致痛物质的释放，使神经根周围及椎间关节炎症反应减轻。

2. 支持及保护作用

戴腰围后应力重心后移，减轻了腰背肌的劳损，在一定程度上加强了腰背肌力量，增强了腰椎稳定性，降低了腰椎间盘承受压力，盘内压降低后对突出物的压迫减小，神经根刺激反应减少，使疼痛得以减轻。

3. 减轻腰椎负荷

腰椎间盘突出症患者站立时，身体大部分重量落在突出的椎间盘上，尤其活动时，对突出的椎间盘影响就更大，戴合适腰围，可将身体的部分重量通过肋骨—腰围—髂骨传递下去，而大大减轻腰椎的负荷。但腰围也会带来一些负面影响，如长期使用可出现不同程度的失用性肌萎缩，会使患者产生对腰围的依赖性；长期还可引起关节强直，腰椎功能障碍；可引发邻近组织的疲劳性损伤。

（七）药物

疼痛剧烈者可加用布洛芬、双氯芬酸等。有肌痉挛时可加用肌松剂如氯唑沙宗等药物。急性期或初期中药治疗以活血止痛为主，可用舒筋活血汤加减。慢性期或晚期治疗宜补益肝肾、温经通络，可用大小活络丸、健步虎潜丸，喜饮酒者可服木瓜追风酒。局部注射用皮质激素加麻醉剂在压痛点、神经孔内、硬膜外或骶管内注射，但应注意无菌操作和防止可能出现的药物过敏反应以及出血、粘连等发生。

四、康复教育

对腰椎间盘突出症患者而言，正确的康复教育将有利于本病的治疗和预防复发。因此，可从以下几个方面对患者进行教育指导。

（一）健康教育

(1) 及时介绍腰椎间盘突出症的有关知识，让患者了解发病的原因、机制、症状、体征、治疗方式及注意事项、预后知识，消除患者的不健康意识，使患者身心处于最佳状态。

(2) 充分了解发病的诱因，避免腰部过多负重、搬物姿势不当、过度劳累、受风寒侵袭、用力咳嗽、打喷嚏等易发因素。

(3) 保持良好的姿位，站、坐、卧时不可左右侧屈，腰部动作不可用力过猛；若需要长时间保持同一姿势或重复同一动作，要注意定时改变和调整姿势与体位，并间断进行歇息放松。

(4) 搬动重物时尽量采取屈膝屈髋下蹲，避免直腿弯腰搬物，重物应尽量靠近身体，缩短阻力臂。向上提重物时，先分开腿至肩宽，再屈膝提重物，保持脊柱伸直。

(5) 避免在腰椎侧弯及扭转时突然用力，不能避免时，也应先做热身运动，以增强脊柱抗负荷能力。

（二）运动教育

正确的运动维持性训练对预防腰椎间盘突出症的发生，特别是预防复发有着极为重要的意义。但针对不同的病因，应选用适宜的训练方法，并定期随访。此外，可向患者推荐较好的运动项目，如游泳运动，因为在游泳的体位下，腰椎间盘的内压最低，同时又可有效训练腰腹肌及四肢肌力，对预防及治疗腰

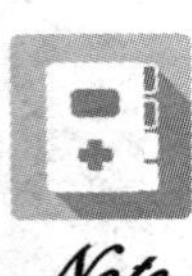

椎间盘突出症具有很好的作用。

（三）其他教育

(1) 营养上应保持足够的维生素、钙等的摄入量。

(2) 腰椎间盘突出症发作期间应穿着低跟或平跟轻便鞋，避免穿高跟鞋和硬底鞋。平时也应少穿高跟鞋。

(3) 卧具应选硬板床，床垫宜选用透气性和软硬度比较适宜的棕垫。宜选用硬木高靠背椅子，且腰部应加靠垫。

实践操作（腰椎牵引）

一、适应证

腰椎间盘突出症，尤其是造成脊神经损害者；腰椎退行性变；腰椎小关节功能障碍、腰椎肌肉疼痛导致的痉挛或紧张等。

二、禁忌证

下胸腰段脊髓受压、马尾神经综合征、腰椎感染、恶性肿瘤、风湿性关节炎、急性拉伤扭伤、腹疝、裂孔疝、动脉瘤、严重痔疮、严重骨质疏松、急性消化性溃疡或胃食管反流、心血管疾病（尤其是未控制的高血压）、严重的呼吸系统疾病、心肺功能障碍、孕妇。

三、操作方法

1. 处方

(1) 牵引体位：根据患者的病情和治疗需要，选择仰卧位和俯卧位等体位。

(2) 腰椎的角度：通常以髋/膝的位置改变腰椎的角度，髋/膝的位置可在全伸展位到90°屈曲范围内调节。

(3) 应用模式：根据需要选择持续牵引或间歇牵引。间歇牵引可使患者更为舒适。

(4) 牵引力量：牵引力量的范围应是患者可以接受的范围。通常首次牵引力量选择大于体重的25%，适应后逐渐增加牵引力量。常用的牵引力量范围为20～60 kg。

(5) 治疗时间：大多为10～30 min。

(6) 频度和疗程：频度为1次/天或3～5次/周，疗程为3～6周。

(7) 辅助的理疗：在牵引治疗前或治疗中可用超短波、红外线等放松局部肌肉。

2. 治疗操作

(1) 治疗前。

①根据处方，确定患者牵引体位，并使患者体位处于正确的牵拉力学列线上。

②固定牵引带，骨盆牵引带的上缘应恰好处于髂前上棘，反向牵引带固定于胸廓（或双侧腋下），分别将牵引带系于牵引弓和牵引床头。

(2)治疗中。

①设定参数：包括牵引力量、牵引时间、间歇牵引时的牵引间歇时间及断续比例。

②治疗调整：每次牵引后，可根据患者牵引后的症状、体征的改变，相应调整牵引力量、牵引时间，一般用渐增力量，根据牵引力量的大小相应调整牵引时间，牵引力量大则牵引时间要短。

(3) 治疗后。

①牵引绳完全放松、控制参数回零后关机。

②再次评估患者状况。

③记录本次牵引的参数，作为下一次治疗的依据。

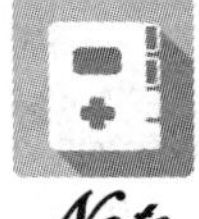

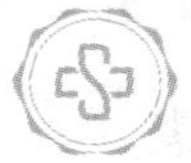

四、注意事项

1. 患者须知

(1) 尽量使自己放松。

(2) 症状加重或有不良反应时及时告诉治疗师。

2. 工作人员须知

(1) 为减少摩擦力可选择滑动的分离式牵引床，骨盆置于滑动部分；治疗前、后，锁定分离床，治疗时再开启。

(2) 可采用脚凳、枕头等调整患者腰椎角度。

(孟　磊)

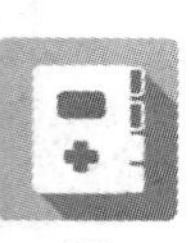
Note

项目十九 冠心病的康复及护理

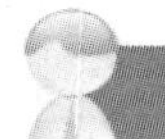

情境导入

患者男，65岁，患原发性高血压20年，平时血压一直在150/110 mmHg左右波动，1 h前无明显诱因出现持续性胸痛，呈压迫性闷痛，伴大汗淋漓，含救心丸不缓解；伴恶心，无呕吐、无咳嗽及咳痰。查体：口唇发绀，双肺底中湿啰音，以左侧为主，心界向左下扩大，心率90次/分，心律不齐，第一心音弱，心尖区可闻及收缩期吹风音。心电：异位心律，心房纤颤，ST段显著下移，偶发室性期前收缩。入院诊断：冠心病、急性非ST段抬高型心肌梗死、心房纤颤；心功能Ⅲ级；高血压。

请思考：

1. 患者需采取哪些康复护理措施？

2. 对患者进行康复护理时有哪些注意事项？

相关知识

一、概述

冠状动脉粥样硬化性心脏病简称冠心病，是一种常见的心脏病，是指因冠状动脉粥样硬化或因冠状动脉功能性改变导致血管狭窄、阻塞、供血不足而引起的心肌缺血、缺氧或坏死的心脏病，故又称缺血性心脏病，症状表现为胸腔发生压榨性的疼痛，并可迁延至颈、颌、手臂、后背及胃部。常伴有眩晕、气促、出汗、寒战、恶心及晕厥。严重时患者可能因为心力衰竭而死亡。

1979年，世界卫生组织（WHO）将冠心病分为5型：①无症状性心肌缺血；②心绞痛；③心肌梗死；④缺血性心肌病；⑤猝死。近年来提出的急性冠脉综合征是指在冠状动脉粥样硬化的基础上，斑块破裂、出血或痉挛，导致血栓形成，以完全或不完全堵塞冠状动脉的急性病变为病理基础的一组临床综合征。

冠心病是常见的心血管疾病之一。1999我国农村和城市男性35～74岁人群中冠心病死亡率分别为64/10万和106/10万，同期美国同年龄段男性冠心病死亡率为230/10万。根据世界卫生组织统计，我国城乡心血管病总病死率已高于日本、英国和美国。冠心病已成为威胁中国公众健康的重要疾病。

二、主要功能障碍

冠心病患者的主要功能障碍是由冠状动脉狭窄导致的心肌缺血缺氧直接引起的，而且还有一系列继发性躯体和心理等功能障碍。

1. 循环功能障碍

冠心病患者往往因减少或缺乏体力活动而导致心血管系统适应性降低，因此要改善患者心血管功能，需要进行适当的运动训练。

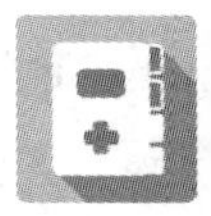

2. 呼吸功能障碍

冠心病患者长期的心血管功能障碍可导致肺循环功能障碍，影响肺血管和肺泡气体的交换，致使其吸氧能力下降，诱发或加重缺氧症状。需重视和加强患者呼吸功能训练。

3. 全身运动耐力减退

冠心病和缺乏体力活动可导致机体吸氧能力减退、肌肉萎缩和氧代谢能力下降，从而限制了全身运动耐力。改变和提高运动训练的适应性是提高运动功能和耐力的重要环节。

4. 代谢功能障碍

缺乏运动可导致血糖及血脂代谢的障碍。临床检查可出现血胆固醇和甘油三酯水平增高，高密度脂蛋白胆固醇水平降低。

5. 行为障碍

影响冠心病患者日常生活和治疗的重要因素往往是其不良生活习惯和心理、情绪等方面的障碍。

三、康复护理评估

1. 健康状态评估

①患者的一般情况，包括姓名、性别、年龄、体重、职业、工作环境、家庭情况等。②家族史与既往史：是否有冠心病等心血管疾病及糖尿病家族史；是否有高血压、高血脂病史。③吸烟史：是否吸烟，包括吸烟的量及持续时间。④心绞痛、心肌梗死的情况评估：如心绞痛的诱因、部位、性质、强度、持续时间、缓解方式、近期服用的药物等。⑤药物的疗效和不良反应：评估既往心绞痛治疗药物的疗效和不良反应。⑥运动状况评估。

2. 心电运动试验

心电运动试验是一种简便、实用、可靠的诊断检查方法。心电运动试验是指通过逐步增加运动负荷，以心电图为主要检测手段，并通过试验前、中、后心电和症状以及体征的反应来判断心肺功能的试验方式。制订运动处方一般采用分级症状限制型心电运动试验。出院前评估则采用 6 min 步行，或低水平运动试验。

3. 超声心动图运动试验

超声心动图可以直接反映心肌活动情况，从而揭示心肌收缩和舒张功能，还可以反映心脏内血流变化情况，所以有利于提供运动心电图所不能显示的重要信息。该项检查在运动时进行比安静时更有利于揭示潜在的异常，从而提高试验的敏感性。检查方式一般采用卧位踏车或活动平板方式。

4. 冠状动脉造影

用特制的心导管经股动脉、肱动脉或桡动脉送到主动脉根部，分别插入左、右冠状动脉口，注入少量造影剂，使左、右冠状动脉及其主要分支得到清楚的显影，可发现各支动脉狭窄性病变的部位并估计其程度。

四、康复护理原则与目标

1. 康复护理原则

通过康复护理对冠心病的危险因素进行积极干预，改变患者不良生活方式，保持稳定的情绪，阻止或延缓疾病的发展进程；进行主动、积极的身体和社会适应能力训练，改善心血管功能，增强身体耐力，提高生活质量。

2. 康复护理目标

分为短期目标和长期目标。

(1) 短期目标：①能运用缓解心前区疼痛的方法并控制疼痛；②能运用正确的康复护理措施预防心绞痛的发作；③在确保患者安全的情况下，进行运动能力 2～3 METs 的日常生活活动并逐步恢复一般日常生活活动能力；④创造良好的生活和训练环境，稳定患者的情绪，促进患者身心的全面发展，提高康复疗效。

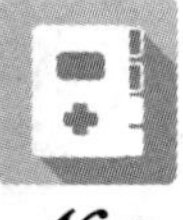

(2) 长期目标：通过综合康复护理，使患者自觉改变不良生活习惯；控制危险因素，改善或提高活动能力和心血管功能，恢复发病前的生活和工作。

五、康复护理措施

根据冠心病康复治疗的特征，国际上将康复治疗分为三期。

(一) Ⅰ期康复

Ⅰ期康复指急性阶段住院患者的康复。急性心肌梗死后2周以内，生命体征稳定，无明显心绞痛型冠心病患者可行Ⅰ期康复。不稳定型心绞痛、血流动力学不稳定、严重合并症及出现新的心肌缺血为禁忌证。

1. 运动疗法

(1) 床上活动：当患者无明显心绞痛、气短，静息心率小于110次/分，活动时ST段变化不超过1 mm，血压基本正常，病情无加重时，可开始渐进性体能活动。一般从床上肢体活动开始，活动时呼吸平稳，没有任何憋气和用力现象，逐步过渡到抗阻活动，如捏皮球或拉皮筋等。早期亦可进行上翻身、进食、洗漱、梳头、穿衣等日常生活活动，这有助于运功功能的早期恢复。在运动最初3 min后应测量血压，血压增高不应超过20 mmHg，如血压降低应停止活动。

(2) 呼吸训练：主要指腹式呼吸，全身放松，在站立、静坐或行走时，进行深呼吸。

(3) 坐位训练：重要的康复起始点，可从第1天开始进行。起初坐位训练时可有依托，如将床抬高、将枕头或被子放于背后，患者可逐步过渡到无依托独坐，以减轻心脏负荷。

(4) 步行训练：从床边站立开始，逐步过渡到床边步行(1.5～2.0 METs)，以使患者在疲劳或不适时可及时上床休息。避免患者上肢高于心脏水平的活动，如自行手举输液袋如厕，可加重心脏负荷，诱发意外发生。

(5) 上下楼梯训练：下楼运动负荷稍小，而上楼运动负荷主要取决于上楼速度，故应保持速度缓慢。为避免出现不适症状，每上一级台阶可稍事休息。

2. 心理康复与健康教育

冠心病患者常伴有不同程度的恐惧和焦虑，护理人员应对其进行医学常识的教育，使其理解或掌握冠心病的发病特点、注意事项及预防复发的方法。

(二) Ⅱ期康复

Ⅱ期康复即出院期患者的康复，从出院开始至病情稳定性完全建立为止，时间为5～6周。病情稳定的心肌梗死患者、冠状动脉分流术后和冠状动脉腔内成形术后患者、劳力性心绞痛患者、心律失常患者可行冠心病Ⅱ期康复。

此期康复措施包括室内外散步、医疗体操(如降压舒心操、太极拳等)、做家务、购物等。患者最常用的锻炼方法为每天行走，从15～30 min开始，在可耐受的情况下逐渐加快行走速度。在医院门诊康复科进行监护下的有氧运动锻炼，活动强度为最大心率的40%～50%。进行较大强度活动时，可采用远程心电图监护系统监测，或由护理人员观察数次康复治疗过程，以确立安全性。对无异常表现者，可通过自我监护或在家属帮助下过渡到无监护活动，安全稳步地提高运动负荷。在恢复后期应进行心电运动试验，以评估身体负荷能力和心血管功能，用于决定患者是否能恢复工作、锻炼及性活动，并评价治疗效果。

(三) Ⅲ期康复

Ⅲ期康复即病情处于较长期稳定状态、进入家庭生活的患者康复。康复治疗以等张和节律性的有氧运动训练为主，进程一般为2～3个月，自我锻炼应持续终生。以下主要介绍有氧训练的基本方法。

1. 运动方式

主要应用大肌群活动，如步行、登山、游泳、骑车、中国传统形式的拳操等。

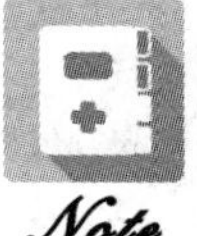

Note

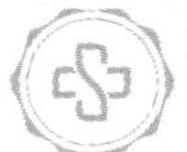

2. 训练形式

可分为间断性和连续性运动。间断性运动指基本训练期有若干次高峰靶强度，高峰靶强度间强度降低；连续性运动指训练的靶强度持续不变，患者较易适应。

3. 运动量

运动量是康复治疗的核心，要达到一定阈值才能产生训练效应。

(1) 运动强度：运动训练所必须达到的基本训练强度称为靶强度，可用最大心率、心率储备、最大吸氧量、最大代谢当量、主观劳累计分等方式表达。靶强度与最大强度的差值是训练的安全系数。靶强度一般为 40%～85% VO_{2max}，或 $METs_{max}$，或 70%～85% HR_{max}。靶强度越高，产生心脏中心训练效应的可能性就越大。

(2) 运动时间：建议在下午或傍晚运动，靶强度运动一般持续 10～60 min。在额定运动总量的前提下，训练时间与强度成反比。

(3) 训练频率：国际上多采用每周 3～5 天的频率，根据患者年龄、体重和残疾情况设定运动训练方案。

六、康复护理指导

(1) 疾病知识宣教：向患者及家属介绍心脏结构、功能，冠状动脉病变情况，药物治疗的作用及运动的重要性；避免竞技性运动。

(2) 危险因素宣教：向患者及家属介绍冠心病的危险因素，生活行为对冠心病的影响。患者需要理解个人能力的限制，应定期检查和修正运动处方，避免过度训练。

(3) 饮食指导：估测每天热量摄入，给予低脂、易消化饮食，避免摄入酸、辣、刺激性食物；勿食或少食脂肪、胆固醇含量高的食物；戒烟酒，多吃水果、蔬菜。测定体重指数，防治高血压、糖尿病、高脂血症和肥胖。

(4) 了解心理障碍程度，如抑郁、焦虑、孤独、生气、情绪易激动等。通过个人或小组形式进行咨询和教育，使患者改变不正确的生活方式和树立健康行为的自信心，教会患者处理应激的技巧和放松方法等。

(5) 注意周围环境因素对运动反应的影响，包括寒冷和炎热气候要相对降低运动量和运动强度，避免在阳光下和炎热气温时剧烈运动；穿戴宽松、舒适、透气的衣服和鞋子；上坡时要减慢速度；饭后不剧烈运动；感冒或发热症状和体征消失 2 天以上再恢复运动。

(6) 注意病情加重征兆：识别心绞痛、心肌梗死临床表现，了解硝酸甘油的使用注意事项，如随身携带，保证药物有效，避光保存；如发生心绞痛立即舌下含服，若无效可连服 3 次；若服用 3 次仍无效则高度怀疑心肌梗死，应立即送医院诊治；应定期到医院做身体检查。

（孟　磊　崔红艳）

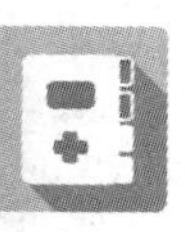

Note

项目二十　慢性阻塞性肺疾病的康复与护理

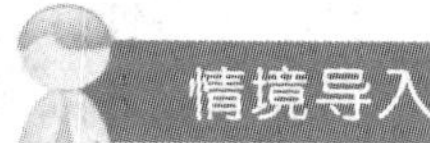

患者，女，69 岁。

主诉：反复咳嗽、咳痰、喘息 2 天，活动后气促 4 年，病情加重 1 周。

现病史：20 余年前着凉后出现咳嗽、咳痰、喘息，予以抗炎止咳平喘对症治疗后好转，此后每年多于秋冬季节或着凉后发病，每次病程持续 2～3 个月。于 4 年前出现活动后气促，逐渐加重，现休息时也感胸闷气短。平常口服茶碱片治疗。1 周前着凉后咳嗽、咳痰、喘息加重，伴呼吸困难。

既往史：否认高血压、冠心病、糖尿病病史。吸烟 30 余年，每日 1～2 包。否认药物过敏史。

体格检查：体温(T)39.5 ℃，脉搏(P)92 次/分，呼吸频率(R)22 次/分，血压(BP)134/82 mmHg。

神志清楚，发育正常，精神萎靡，呼吸急促，咽喉红肿，双侧扁桃体未明显增大，双侧肺部闻及较为明显的呼吸音，双侧肺部可闻及散在的干湿啰音，心律平整，心率 95 次/分，腹部平软，肝脏和脾脏未触及，双侧下肢未出现明显水肿。

实验室检查：白细胞计数 9.8×10^9/L，中性粒细胞比例 85%。

胸部 X 线检查：双侧肺部出现明显肺纹理，且纹理增粗、紊乱。

请思考：

1. 为该患者拟订完善的照护方案。
2. 为该患者拟订具体的健康宣教策略。

相关知识

一、概述

慢性阻塞性肺疾病(COPD)，简称慢阻肺，是一种以气道阻塞致使气流受限为特征的活动后出现呼吸困难的临床综合征。其主要包括慢性支气管炎、慢性支气管哮喘、阻塞性肺气肿等。确切的病因还不十分清楚，但研究认为与肺部对有害气体或有害颗粒的异常炎症反应有关，尤其以吸烟为主。而大气污染和肺部慢性感染等为诱发因素。由于气流受限不完全可逆、呈进行性发展，临床上常表现为胸闷、气急、咳嗽、咳痰、进行性呼吸困难等，严重时可出现呼吸衰竭。如不及时治疗，可导致慢性肺源性心脏病。

慢性支气管炎是指气管、支气管黏膜及其周围组织的慢性非特异性炎症。临床上以慢性咳嗽、咳痰或伴有喘息及反复发作的慢性过程为特征，病情进一步加重时常易并发阻塞性肺气肿。阻塞性肺气肿简称肺气肿，它是由于吸烟、感染、大气污染等因素的刺激，引起终末细支气管远端(呼吸细支气管、肺泡管、肺泡囊和肺泡)的气道弹性减退，过度膨胀、充气和肺容积增大，并伴有气道壁的破坏。肺气肿的这种改变使肺的弹性回缩力减低，呼气时由于胸腔内压增大而使气道过度萎陷造成不可逆的气道阻塞。

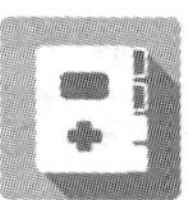

Note

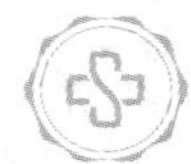

严重时甚至合并肺动脉高压导致肺源性心脏病。其典型症状是进行性加重的呼吸困难,活动后加剧。而这也正是困扰肺气肿患者生活质量的主要问题。

COPD是呼吸系统疾病中的一类常见病和多发病,患病率和病死率均居高位。在我国北部和中部地区的农村成年人调查中,COPD的患病率为3.17%;COPD的死亡率居所有死因的第4位,且有逐年增高的趋势。COPD由于其慢性进程,开始常不被重视,后因支气管壁遭腐蚀破坏而阻塞,发展到肺气肿,出现劳力性呼吸困难,此时病理进程已无法逆转。因此康复治疗宜及早进行,其目的在于及时改善通气功能,延缓稳定或逆转COPD病情进展,保持气道通畅,最大限度地改善患者的肺功能和正常社会活动能力,提高患者的生活质量。

二、主要功能障碍及评估

(一) 主要功能障碍

患者主观上希望通过限制活动来缓解症状,造成患者体力和适应能力的进一步下降,日常生活不能自理。活动减少使疾病加重,疾病加重使活动进一步受限,导致恶性循环,使低氧血症、红细胞增多症、肺心病和充血性心力衰竭等并发症相继发生。因此,认识COPD对功能的影响十分重要。

1. 生理功能受损

呼吸功能受限是最主要的生理功能受损,主要表现为呼吸困难(气短、气促,或以呼气困难为特征的异常呼吸模式),和(或)病理性呼吸模式形成,和(或)呼吸肌无力,和(或)能耗增加。最严重的呼吸功能障碍是呼吸衰竭。

(1) 呼吸困难:主要是由肺泡通气量与换气量下降、有效呼吸减少所致。COPD患者气道狭窄、肺泡弹性及肺循环障碍,使患者在呼吸过程中的肺泡通气量与换气量降低。长期慢性炎症,气道分泌物引流不畅,呼气末残留在肺部的气体增多,影响了气体的吸入和肺部充分的气体交换。许多慢性支气管炎患者年龄偏大,有不同程度的驼背,支撑胸廓的肌肉、韧带松弛导致胸廓塌陷,加之肋软骨有不同程度的钙化,都会限制胸廓的活动,影响肺通气和有效呼吸。临床上患者表现为劳力性气短、气促、呼吸困难或出现缺氧症状等,典型者表现为以呼气困难为特征的异常呼吸模式,给患者带来极大的痛苦。

(2) 病理性呼吸模式:由于肺气肿的病理变化,膈肌的活动范围受限,影响了患者平静呼吸过程中膈肌的上下移动,减少了肺泡通气量。患者为了弥补通气量的不足,往往在安静状态以胸式呼吸为主,甚至动用辅助呼吸肌,即形成了病理性呼吸模式。这种病理性呼吸模式不仅造成正常的腹式呼吸模式无法建立,而且使气道更加狭窄,肺泡通气量进一步下降、解剖无效腔和呼吸耗能增加、肺通气与换气功能障碍加重和患者的有效呼吸降低,进而加重缺氧和二氧化碳潴留,最终导致呼吸衰竭。

(3) 呼吸肌无力:肺泡通气量下降、有效呼吸减少、呼吸困难及病理性呼吸模式的产生导致活动量减少、运动能力降低,进而影响膈肌、肋间肌、腹肌等呼吸肌的运动功能,使呼吸肌的运动功能减退,产生呼吸肌无力。

(4) 能耗增加:由于患者病理性呼吸模式和呼吸肌无力,许多不该参与呼吸的肌群参与活动,气喘、气短、气促、咳嗽常使患者精神和颈背部乃至全身肌群紧张,增加体能消耗,呼吸本身所需耗氧量占机体总耗氧量的比例从正常的20%增加到近50%,肺泡通气量减少的同时伴随体内耗氧量增加,进一步造成患者的缺氧状态。

(5) 循环功能受限:主要表现为肺循环障碍和全身循环障碍。肺循环障碍以肺泡换气功能障碍或换气功能障碍加右心衰竭为特征性表现;全身循环障碍表现为末梢循环差、肢冷、发绀和杵状指等。

2. 运动功能受限

主要表现为肌力、肌耐力减退,肢体运动功能下降、运动减少,而运动减少又使心肺功能适应性下降,进一步加重运动障碍,形成恶性循环。同时,COPD患者常常继发骨质疏松和骨关节退行性变,也是引起运动障碍的原因之一。

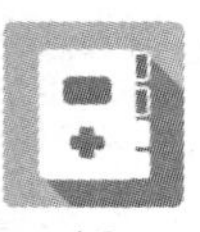

3. 心理功能受限

Note

沮丧和焦虑是COPD患者常见的心理障碍,沮丧常出现在中度到重度的COPD患者中。挫败感在健康不良和不能去参加活动的患者中表现为异常的激惹性，使患者变得更悲观并且改变对他人的态度。绝望和自卑常出现在COPD的后期，并且呈进行性增加。最棘手的COPD患者是成年人，多伴随个性障碍，或有酒精或药物滥用史，使其心理问题更加复杂和顽固。

4. 日常生活活动受限

由于呼吸困难和体能下降，多数患者日常生活活动受到不同程度的限制，表现为日常生活活动能力减退。同时，患者因心理因素出现劳力性气短，限制了患者的活动能力，迫使一些患者长期卧床，丧失了日常生活活动能力。此外，患者在呼吸急促、气短时，会动用辅助呼吸肌参与呼吸。部分辅助呼吸肌参与上肢的功能活动，患者活动上肢时，限制辅助呼吸肌协助呼吸运动，易引起患者气短、气急，导致患者害怕进行上肢活动，使日常生活受到明显影响。

5. 参与能力受限

COPD患者的社会参与能力常常表现为不同程度的受限。如社会交往、社区活动及休闲活动的参与常常部分或全部受限，大多数COPD患者职业能力受到不同程度的限制，许多患者甚至完全不能参加工作。

（二）康复评估

1. 评估的目的

（1）了解患者的病情（如呼吸功能受损程度等）是否适合康复治疗。

（2）确定最佳的个体化治疗方案。

（3）监测患者对运动的生理反应，确定其基础运动能力。

（4）根据病情，确定治疗方案是否需要进行调整。

2. 评估的内容

（1）患者一般情况：包括姓名、性别、年龄、职业、工作环境、家庭情况等。

（2）在COPD的各种致病因素中，吸烟是最重要的因素，应询问吸烟时间及吸烟量。

（3）了解患者疾病史，是否有慢性支气管炎、肺气肿、哮喘等。

3. 评估的方法

在这里主要介绍肺功能测试和运动试验。在评估的过程中，应根据每一位患者的具体情况选择相应的项目进行评估。

1）肺活量　受试者最大吸气后所能呼出的气体量。如要求受试者在吸气后尽快呼出，则测得值为用力肺活量（FVC），通常以升（L）表示。肺活量与受试者身高直接相关，与年龄呈间接相关关系，正常人实测值与预计值之间的变异可达20%，相同的受试者由于身体状况、体型的变化或用力的不同，测得值亦会有差异。正常人肺活量（VC）的预测值计算公式如下所示。

男性：VC＝0.0481×身高－0.020×年龄－2.81

女性：VC ＝0.404×身高－0.022×年龄－2.35

其中身高的单位为厘米（cm），年龄的单位为岁。如果实测的VC小于计算值的50%，则表明有严重呼吸功能受损。

一秒钟用力呼气量（FEV_1）：FEV_1 是指最大吸气后，在一秒内尽力快速呼出的气体量，以升/秒（L/s）表示，是一个表示气流速度的指标，因而可用于确定气道受阻情况。如果测得的 FEV_1 小于正常值的40%，则表明有严重呼吸功能受损。

临床上常以 FEV_1 与FVC的比值来预测气道的受阻情况，该比值消除了身高、年龄、性别和肺活量的变异情况，因而更为可靠。正常情况下，FEV_1/FVC值大于75%，如小于40%则表明有严重的呼吸功能受损。

2）运动试验　COPD患者的运动试验的目的是了解其功能容量，了解其在运动时是否需进行氧疗，并协助制订合适的运动治疗方案。

试验中逐渐增加运动强度，直至患者耐受极限。为了确保安全，试验过程中应严密监测患者的生命体征。常用的试验有步行试验、活动平板试验和功率自行车试验三种。第一种较为简单，只需测量患者

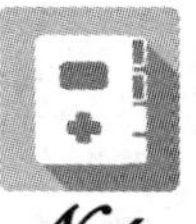

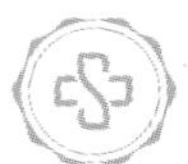

在规定时间内行走的距离及行走过程中的心率、血压等;后两者则较为复杂,要测量的参数包括 VO_{2max}、心率、ECG 血压、呼吸速率、PaO_2、$PaCO_2$、SaO_2、呼吸商、无效腔气量与潮气量的比值等。常用的运动试验方案如下所示。

(1) 行走试验:以判断患者的运动能力及运动中发生低氧血症的可能性。方案:①在 12 min 内行走尽可能远的距离。②在 6 min 内行走尽可能远的距离。

(2) 功率自行车试验:①以 25 W 为起始功率,每分钟增加 15 W。②以 25 W 为起始功率,每 20 s 增加 10 W。若 FEV_1<1 L/s,则每分钟增加 5 W。③以 17 W 为起始功率,每分钟递增 17 W。

(3) 活动平板试验:通过活动平板或功率车进行运动试验获得最大吸氧量、最大心率、最大代谢当量(METs)值、运动时间等相关量化指标来评估患者运动能力。方案:①在坡度为 0 的情况下,先以 3.2 km/h 的速度运动,以后每分钟递增 3.5%的坡度。②在坡度为 0 时,按 5.3 km/h 的速度运动,以后每分钟递增 3.5%的坡度。③在坡度为 0 时,按 2.5 km/h 的速度运动,以后每 2 min 递增 4%的坡度。若 FEV_1<1 L/s,则每 2 min 递增 2%的坡度。

试验中,若出现以下情况,则应立即停止运动:①重度气短。②血氧分压(PaO_2)下降幅度超过 20 mmHg (2.67 kPa)或 PaO_2<55 mmHg (7.33 kPa)。③二氧化碳分压 ($PaCO_2$)上升幅度超过 10 mmHg (1.33 kPa)或 $PaCO_2$>65 mmHg (8.66 kPa)。④出现心肌缺血或心律失常表现。⑤出现疲劳症状。⑥收缩压上升幅度达 20 mmHg (2.67 kPa)或收缩压超过 250 mmHg (33.3 kPa),或在增加运动负荷时血压下降。⑦达到最大通气量。

(三) 日常生活活动能力评估

0 级:虽存在不同程度的肺气肿,但活动如常人,对日常生活无影响,活动时无气短。

1 级:一般劳动时出现气短。

2 级:平地步行无气短,较快行走、上坡或上下楼梯时气短。

3 级:慢走不及百步即有气短。

4 级:讲话或穿衣等轻微动作时即有气短。

5 级:安静时出现气短,无法平卧。

(四) 影像学检查

X 线检查早期无异常,随着病情反复发作,支气管管壁增厚,细支气管或肺泡间质炎症、浸润或纤维化,可见两肺纹理增粗、紊乱。并发肺气肿时,可见肋间隙增宽,膈低平,两肺透亮度增加。心脏常呈垂直位,心影狭长。

(五) 血气分析

明显缺氧和二氧化碳潴留,表现为动脉血氧分压(PaO_2)下降、二氧化碳分压($PaCO_2$)升高、pH 降低等,可出现代偿性呼吸性酸中毒。

(六) 心理社会评估

患者往往因长期患病而产生焦虑和压抑的心理障碍,对呼吸困难有恐惧心理。有些患者伴有各种神经精神症状。护理人员应详细了解患者及家庭对疾病的态度,了解疾病对患者的影响,如心情、性格、生活方式的改变,是否感到焦急、忧虑、恐惧、痛苦,是否悲观失望,是否失去自信自尊、退出社会和躲避社会。

三、康复护理措施

(一) 改善和保持气道的通畅性

1. 正确体位的摆放

患者采取坐位或半卧位,有利于肺扩张。

2. 指导患者进行有效咳嗽

有效咳嗽是一种帮助过多的支气管分泌物由气道排出的技术,能够在不致病或不加重支气管痉挛

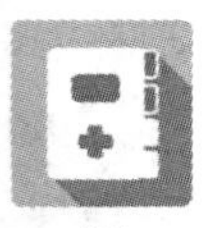
Note

的前提下，增高分泌物清除效率，改善通气功能。有效咳嗽的方法：先深吸气，然后关闭喉头增大气道内压力，再收缩腹肌（通过增大腹内压抬高膈肌），同时收缩肋间肌（固定胸廓不使其扩张）以提高胸腔内压，在肺泡内压力明显增高时突然将声门打开，即可将痰液随喷出气流排出。

3. 胸部叩拍

将手指并拢，掌心成杯状，运用腕部力量在引流部位胸壁上双手轮流叩拍；叩拍时间为1～5 min，患者可自由呼吸。叩拍力可通过胸壁传至气道，将支气管壁上的分泌物松解。叩拍应沿支气管的走向从上往下拍或从下往上拍，高龄或皮肤易破损者可用薄毛巾或其他保护物包盖在叩拍部位以保护皮肤；并注意观察患者的表情和生命体征。

4. 体位引流

体位引流是依靠重力作用促使各肺叶或肺段气道分泌物的引流排出。适用于神志清楚、体力较好、分泌物较多的老年人。

(1) 引流体位的原则：应将病变部位置于高处，使引流支气管的开口方向向下。

(2) 体位引流方法：每天做2～3次，总治疗时间为30～45 min，每种体位维持5～10 min。因为夜间支气管纤毛运动减弱，气道分泌物易于睡眠时潴留，故在早晨清醒后做体位引流最有效。体位引流期间应配合饮温水、支气管湿化、雾化吸入、化痰和解除支气管痉挛药物、胸部扩张练习、呼吸的控制等。有效咳嗽及局部的叩击和震颤都可以增强疗效。为了预防胃食管反流、恶心和呕吐，应在饭后1～2 h进行头低位引流。引流过程中需注意生命体征的变化。

（二）呼吸训练

放松练习主要是为了放松患者紧张的辅助呼吸肌群，减少呼吸肌耗氧量，减轻气短、气急症状，缓解紧张心理，为以后的康复治疗创造良好条件。患者可采取卧、坐、立位，松弛全身肌肉。对不易松弛的患者可以教其放松技术，如对拟放松的部位先紧张收缩，体会一下什么是紧张，然后放松，逐步将各紧张的肌肉松弛；还可做肌紧张部位节律性摆动或转动以利于该部位肌群的放松。该练习有利于气急、气短症状的缓解。

1. 腹式呼吸

腹式呼吸又称诱导式横膈呼吸，是进行COPD康复的重要措施。该法还可起到诱导呼吸方向的作用。由于COPD的病理改变，膈肌受肺过度膨胀的挤压而下降，导致膈肌的活动度受限，患者为获得足够氧而改用胸式呼吸和用辅助呼吸肌进行呼吸，有时甚至错误地在吸气时收缩腹肌（呼气肌），因此不仅不能增加肺泡通气量，反而增加了呼吸肌耗氧量（从2%增至30%～50%），形成恶性循环，恢复腹式呼吸练习即可打破此恶性循环。此外，患者由于长期处于供氧不足的状态，易精神紧张、烦躁不安，又增加了耗氧量，进一步加重呼吸急促，加剧了恶性循环。

腹式呼吸的关键在于协调膈肌和腹肌在呼吸运动中的活动。呼气时，腹肌收缩帮助膈肌松弛，膈肌随腹内压增大而上抬，增加呼气潮气量；吸气时，膈肌收缩下降，腹肌松弛，保证最大吸气量。呼吸运动时，尽可能减少肋间肌、辅助呼吸肌的无效劳动，使之保持松弛状态。可采用腹部加压暗示呼吸法：可在卧位或坐位进行，患者用一只手按压在上腹部，呼气时腹部下沉；此时该手再稍加压用力，以使进一步增高腹内压，迫使膈肌上抬。吸气时，上腹部对抗该手的压力，将腹部徐徐隆起。该压力既可吸引患者的注意力，又可诱导呼吸的方向和部位。按此法进行练习，可使膈肌活动范围增加2～3 cm，从而有效地增加通气量达500 mL以上。

2. 缩唇呼吸

缩唇呼吸也称吹笛样呼气法，是使呼气时气道中维持一定的压力，不致被增高的胸腔内压过早地压瘪，使肺内残留气较多地呼出，从而可吸入更多的新鲜空气，缓解缺氧症状。其具体方法：患者闭嘴经鼻吸气，呼气时将口唇紧缩收拢为吹口哨状，仅留较小的空隙，使气体缓慢地通过缩窄的口形，然后徐徐吹出。吸气仍经鼻腔进行。利用这一方法，增加呼气阻力，并向内传递至支气管，升高支气管内压力，以防止支气管及小支气管过早塌陷，从而增加肺泡内气体的排出量。吸呼比为1∶2，呼吸频率小于20次/分。

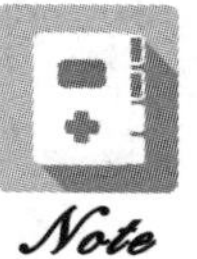

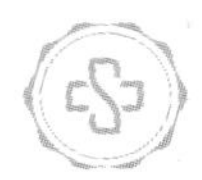

3. 缓慢呼吸

COPD 患者呼吸频率往往比较快，呼吸幅度浅，潮气量小，解剖无效腔所占比值增加，在通气量一定的情况下，肺泡通气量反而变小。缓慢呼吸则是与呼吸短促相对而言的呼吸，缓慢呼吸有助于减小解剖无效腔量的影响，提高肺泡通气量，改善肺的通气效率，从而提高呼吸效率。通常先呼气后吸气，呼吸方法同前。呼吸频率不宜过慢，事实上过慢呼吸并不有利于纠正缺氧情况，反而增加呼吸耗能，通常呼吸频率宜控制在 10 次/分左右。

初练者应避免由过多的深呼吸而引发过度通气综合征，可练习 3～5 次后暂停数分钟，然后再练，如此反复直至完全掌握。

4. 吞咽呼吸法

呼吸肌非常无力者可采用张口将气包在口腔内，紧闭口唇，用舌将气推送到咽喉部，然后进行轻轻吸气，气体通过打开的会厌进入肺部，可增加潮气量，最终增加肺活量。

（三）改善和提高活动耐力

氧疗 COPD 患者由于通气功能障碍和通气血流比例失调常导致缺氧和二氧化碳潴留，加重呼吸困难程度。每天持续低流量（小于 5 L/min）吸氧 15 h，可改善活动协调性、运动耐力和睡眠。

有氧训练包括快走、划船、骑自行车或功率车，也可采用固定跑台以及等长收缩重力练习等，运动强度标准与心血管耐力运动相同。运动中要特别注意呼吸时不应用力。运动中应达到靶心率，除心率控制外，还应增加呼吸症状控制，即运动后不应出现明显气短、气促（即以仅有轻度至中度气短、气急为宜）或剧烈咳嗽。

运动方案同样宜分准备活动、训练活动和结束活动三部分进行。在做重量练习时，为避免加重呼吸负荷，可在用力时呼气、放松时吸气，每次运动时间 20～30 min。通常可做最简单的 12 min 行走距离测定，了解患者的活动能力。然后采用亚极量行走和登梯练习，改善耐力。开始进行 5 min 活动，休息适应后逐渐延长活动时间。当患者能耐受 20 min 的运动后，即可以增加运动量。每次运动后心率增加 20%～30%，并在停止运动后 5～10 min 恢复至安静值。

提高上肢活动能力可以用体操棒做高度超过肩部的各个方向的练习或高过头的上肢套圈练习，还可手持重物（0.5～3 kg）做高于肩部的活动，每活动 1～2 min，休息 2～3 min。每日 2 次。

（四）康复教育

康复教育的内容包括以下几个方面：①介绍气道的正常生理解剖知识，如气道的解剖结构、呼吸肌的功能；COPD 的相关知识（病因、病理生理、症状的正确评估等）；康复治疗的意义、方法和注意事项。②坚持家庭氧疗，采取低流量给氧。学会氧气的正确吸入及安全使用。长期低流量吸氧可提高患者生活质量，使 COPD 患者的生存率提高 2 倍。在氧气使用过程中主要应防止火灾及爆炸，在吸氧过程中应禁止吸烟。③感冒的预防保健。冬季患者易患感冒，应注意保暖，可坚持耐寒锻炼和适当的体育锻炼。采用按摩、冷水洗脸、食醋熏蒸、增强体质等方法来提高机体抵抗力以预防感冒。如已有呼吸道感染使支气管炎症状加重应尽早治疗。④患者要继续练习腹式呼吸、缩唇呼吸及呼吸操，以改善通气功能。⑤戒烟。各年龄段及各期的 COPD 患者均应戒烟。戒烟有助于减少呼吸道黏液的分泌，降低感染的危险性，减轻支气管壁的炎症，使支气管扩张剂发挥更有效的作用。⑥加强劳动保护。避免烟、尘及有害气体吸入，改善气道阻塞症状。⑦患者应始终保持心情舒畅。家属要多关心、体贴患者，鼓励患者参加一些力所能及的工作和社交活动，以免患者角色行为强化，失去康复的信心。同时，可培养一些有益身心健康的兴趣和爱好，如养花、习画、钓鱼等。⑧肺气肿患者伴失眠时，应慎用镇静剂，必要时给予少量水合氯醛。⑨肺气肿患者应少食高碳水化合物，以免造成二氧化碳潴留。⑩坚持门诊和家庭随访，做好家属和患者的宣教、指导，也可与社区保健组织联系，共同做好康复、保健工作。

四、疗效及预防

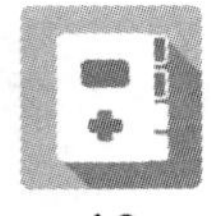

（一）疗效

COPD 患者经康复治疗后生活质量改善，症状明显减轻（即诱发呼吸短促的机会减少），活动强度增加，运动时间延长，生活能自理并具有更强的独立性，减少了依赖程度。忧郁和压抑等症状也减轻，有较强的自制力，对生活充满希望。因呼吸功能失常而住院的次数减少，住院日数缩短，费用节省，寿命延长，轻度至中度肺气肿的慢性支气管炎患者可存活30～40年。在死亡率方面，国内外的资料都显示康复治疗能明显降低COPD患者肺心病或呼吸功能衰竭的死亡率。

COPD患者的工作安排取决于呼吸残疾的程度和表现，在COPD病程中越早制订职业康复计划，其结果也就越好。轻度呼吸困难者一般可继续工作5年以上，重度呼吸困难者可能坐位工作1～2年。休息及运动时血气分析正常，能上四层楼者一般可做重体力劳动；能上三层楼者可做中等体力劳动；能上二层楼者可做家务；只能上一层楼者，做家务会感到吃力。由于COPD患者的人数在持续增长，改善的临床医疗方式只能使肺部疾病患者的生存率提高。临床得到治疗的COPD患者，在心脏呼吸功能恢复方面常不能满足他们以前职业的需要，这并不意味着他们必须靠人赡养，过着无目标和在经济上无生产能力的生活。康复能帮助总人口中这部分不断增加的人口去过有意义的、能自给自足的和在经济上有生产能力的生活。

（二）预防

COPD患者因反复急性发作，病情呈不断恶化趋势，应重视缓解期的预防及治疗并长期坚持，以最大限度地延缓病情发展。

1. 消除或减轻对支气管的刺激

减轻大气污染、工厂防尘雾吸入（通风、过滤），特别要强调戒烟。美国公共卫生机构1994年的调查报告指出，流行病学、尸检、实验室资料均证实，吸烟是慢性支气管炎和肺气肿的主要病因。特别是当已患有支气管炎时，继续吸烟常可加重对支气管的刺激。刺激性或无效咳嗽常可使肺内压明显增高，使支气管过早闭塞，从而加速形成肺气肿或使肺气肿症状加重。戒烟后可减少刺激性咳嗽，若仍不能减轻，则可考虑选用镇咳剂。即使是晚期COPD患者，戒烟仍可使功能改善、咳嗽减轻甚至消失。

2. 防治感染

对慢性支气管炎患者长期应用抗生素并不合适，但一旦出现脓痰应及早进行治疗，以免发生严重感染，抗生素要用至痰液变清后数天。为消除支气管炎症，常用超短波无热剂量治疗1～2个疗程，应注意不宜经常应用，否则可促进肺组织的纤维化。在防治感染的治疗中可应用紫外线对胸壁前后进行分区性的红斑剂量照射治疗。此外，为防止感冒的发生，除加强对寒冷的适应性锻炼如用冷水洗脸等外，还可进行防感冒的自我按摩，常用有擦鼻、按迎香穴、揉合谷穴、刺激耳垂部穴位等。

要积极控制可能存在的感染灶，如副鼻窦炎等。

实践操作（呼吸训练）

呼吸训练适用于慢性支气管炎、慢性阻塞性肺气肿等导致的呼吸功能减退患者。

1. 操作前准备

（1）护士准备：整理衣帽、洗手、戴口罩。

（2）用物准备：PT床、PT凳、1～5 kg沙袋、抗阻呼吸器、康复护理实训室等。

2. 实训方法

两人一组，一人扮演患者，另一人扮演康复护士，对提供的临床病例进行呼吸训练。

3. 内容与步骤

见表20-1。

表20-1 呼吸训练

步骤	操作内容与要求	要点提示	注意事项
评估	1. 患者疾病性质、临床表现。 2. 患者呼吸情况等	了解患者总体情况，排除禁忌证	

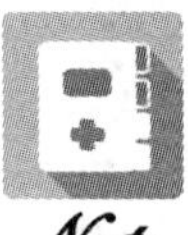

续表

步骤	操作内容与要求	要点提示	注意事项
操作过程——呼吸训练	1. 呼吸肌练习 (1) 增强吸气肌练习：用抗阻呼吸器(具有不同直径的内管)进行吸气肌练习，每次 3～5 min；以后逐渐缩小抗阻呼吸管直径，以增大吸气时阻力来增强吸气肌功能锻炼。 (2) 增强腹肌练习：患者取仰卧位，腹部放置沙袋做加压挺腹练习，每次练习 5 min；也可仰卧反复进行两下肢向胸部的屈髋屈膝动作，以增强腹肌。 (3) 增强膈肌练习：患者取仰卧位，上腹部放置 1～2 kg 重的沙袋，深吸气的同时保持上胸廓平静，并逐步增加沙袋重量；也可以双手按压替代沙袋，练习 5～10 min。 2. 腹式呼吸训练：取卧位或半卧位 (1) 深呼吸法：呼吸时腹部放松，经鼻缓慢深吸气，缩唇慢慢呼气，以增大腹内压，促进横膈上抬，尽量将气呼出。 (2) 抬臀呼气法：采用仰卧位，两足置于床上，呼气时抬高臀部，利用腹内脏器的重量将膈肌向胸腔推压，迫使横膈上抬；吸气时还原，以增加潮气量。 3. 局部呼吸训练：治疗者或患者将手放于需加压的胸廓部位，在吸气时施加压力，每日 30 次以上	抗阻呼吸器在吸气时可产生阻力，呼气时没有阻力，用以帮助锻炼吸气肌。开始时 3～5 分/次，3～5 次/天，以后可增加至每次 20～30 min。 增强腹肌练习时，沙袋加压重量开始为 1.5～2.5 kg，以后可以逐步增加至 5～10 kg，并挺腹或屈髋屈膝。 增强膈肌练习时，腹部要加压并结合深吸气运动，吸气时将空气吸往腹部，呼气时缩唇将气缓慢吹出，呼气时抬高臀部，缓慢呼出，可以改善异常呼吸模式，多用于慢性支气管炎、肺气肿或 COPD 患者胸廓加压呼吸训练，用以增强胸部的呼吸能力，使不宜疲劳	1. 积极争取患者和家属的配合，注意做好解释工作。 2. 在康复训练中注意安全，循序渐进，避免粗暴行为。 3. 根据训练结果及时对患者和家属进行反馈，保持有效沟通
操作后护理	让患者放松，适当休息，叮嘱患者在空闲时也可适当训练		请患者注意休息，有不适时打铃通知
记录	如有问题做好相关记录并签名		

实践考核

呼吸训练的实践考核见表 20-2。

表 20-2　呼吸训练的实践考核

项目	分值	技术操作要求	评分等级				得分	存在问题
			Ⅰ	Ⅱ	Ⅲ	Ⅳ		
仪表	5	着装整齐，举止端庄，态度亲切	5	4	3	2		
评估	5	了解患者所患疾病的性质及呼吸情况等	5	4	3	2		
操作前准备	5	洗手、戴口罩	5	4	3	2		
	5	物品准备：沙袋、康复护理实训室等	5	4	3	2		
操作程序	20	呼吸肌练习	20	15	10	5		
	20	腹式呼吸训练	20	15	10	5		
	20	局部呼吸训练	20	15	10	5		
	5	操作步骤清晰，动作连贯	5	4	3	2		

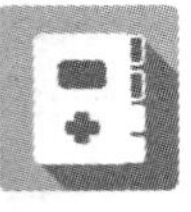

Note

续表

项目	分值	技术操作要求	评分等级				得分	存在问题
			Ⅰ	Ⅱ	Ⅲ	Ⅳ		
总体评价	5	操作过程医患沟通良好	5	4	3	2		
	5	操作准确、熟练流畅	5	4	3	2		
	5	操作过程注意患者安全	5	4	3	2		
总分	100							

（孟　磊）

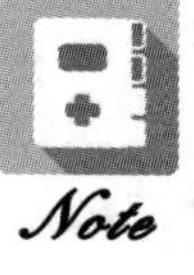

项目二十一　糖尿病的康复与护理

情境导入

患者，男，67岁。

现病史：12年前出现无明显诱因口唇干燥、多饮水，每日饮水量达4000 mL，多尿，尿量与饮水量相当，夜尿5～6次，疾病最初1个月体重下降约10 kg，多次检查空腹静脉血糖高于7.0 mmol/L，确诊为糖尿病，一直口服二甲双胍治疗。近2年逐渐出现双手和双足麻木，症状逐渐加重。近1年来应用门冬胰岛素进行降血糖治疗。1周前因劳累出现病情加重，伴有躯体明显疲乏感。

既往史：否认高血压、冠心病史。否认药物过敏史。

主诉：口唇干燥、多饮水、多尿达12年，双手和双足呈麻木状态有2年，加重1周。

体格检查：体温(T)36.9 ℃，呼吸频率(R)18次/分，脉搏(P)82次/分，血压(BP) 132/84 mmHg。

神志清楚，营养状况一般，双肺听诊清音，心率85次/分，心律平齐，腹部平软，无压痛，肝脾未及，双下肢未伴水肿，双手和双足疼痛、触觉减退。

实验室检查：空腹血糖13.2 mmol/L，餐后血糖17.5 mmol/L。尿常规检查：尿糖(＋＋＋)，蛋白(－)，酮体(－)。

请思考：

1. 针对上述资料，为该老年患者拟订照护策略。
2. 为该老年患者及其家属拟订具体的健康指导方案。

相关知识

一、概述

(一) 定义

糖尿病(diabetes mellitus，DM)是一组由多病因引起的以慢性血浆葡萄糖水平升高为主要特征的代谢性疾病。胰岛素分泌绝对和(或)相对不足是发病的核心环节。长期糖、脂肪、蛋白质、水及电解质等的代谢紊乱，可导致肾、心脏、神经、脑、眼等多组织器官系统的进行性病变、功能减退及衰竭。严重或应激时可导致急性严重代谢紊乱和酸碱平衡失调，如糖尿病酮症酸中毒(diabetic ketoacidosis，DKA)等。

糖尿病是主要的慢性非传染性疾病之一，近年来其患病人群快速增加，其中老年患者(≥60岁)是糖尿病的主流人群。患病率随年龄增大而增长，45岁后明显上升，60岁达到高峰。据国际糖尿病联盟(International Diabetes Federation，IDF)统计，2011年全世界糖尿病患者达3.66亿人，较2010年的2.85亿人增加近30%。随着我国经济发展、生活方式的改变、人口老龄化、肥胖率上升等，糖尿病患病率也呈快速增长趋势，2007年对20岁以上人群进行的糖耐量筛查结果显示，2型糖尿病患病率高达

Note

9.7%，糖尿病前期的人群占比更高达15.5%；2013年再次报道2型糖尿病患病率高达11.6%，而≥60岁人群糖尿病患病率高达22.86%，更令人担忧的是我国约有60%的糖尿病患者未被诊断，而已接受治疗者糖尿病的控制状况也不理想。

糖尿病患者中，2型糖尿病最多见，占90%～95%。1型糖尿病在亚洲较少见，我国1型糖尿病占糖尿病的比例小于5%。

（二）糖尿病分型、病因及发病机制

糖尿病的分型依据是临床表现、病理生理及病因认识。我国目前采用国际上通用的WHO的分型标准（1999）。

1. 1型糖尿病（type 1 diabetes mellitus，T1DM）

该型绝大多数为在免疫介导性疾病基础上，遗传因素（如HLA基因和非HLA基因）和环境因素（如病毒感染、化学毒物和饮食因素等）共同参与引起的自身免疫性疾病，导致胰岛β细胞的破坏和功能衰竭，进行性加重的胰岛素分泌不足。近年发现，胰岛素抵抗亦参与诱发T1DM发病和（或）加速病情恶化。T1DM多见于小儿及青少年，酮症酸中毒是常见的并发症，对胰岛素治疗敏感。在T1DM患者循环血中可发现多种β细胞自身抗体，如胰岛细胞自身抗体（islet cell autoantibody，cA）、胰岛素自身抗体（insulin autoantibody，IAA）、谷氨酸脱羧酶抗体（glutamic acid decarboxylase antibody，GADA）等，其中GADA最具特征性。

2. 2型糖尿病（type 2 diabetes mellitus，T2DM）

T2DM发病机制与T1DM不同，是在遗传因素缺陷和环境因素的基础上存在胰岛素抵抗和胰岛素分泌障碍共同作用形成的多基因遗传性疾病。环境因素包括高热量饮食、体力活动不足、肥胖、增龄、子宫内环境及应激等，尤其是上述因素所致的中心性肥胖，与胰岛素抵抗和T2DM的发生关系密切。T2DM的基本特征是胰岛素抵抗、胰岛β细胞功能缺陷、胰岛α细胞功能异常和胰高血糖素样肽1（glucagon-like peptide 1，GLP-1）分泌缺陷。胰岛素抵抗是多数T2DM发病的始发因素，β细胞功能缺陷、β细胞对胰岛素抵抗的失代偿是导致T2DM发病的最后共同机制。

3. 其他特殊类型糖尿病

这是指目前病因相对明确的糖尿病类型，如胰岛β细胞功能基因缺陷、胰岛素作用基因缺陷等所致糖尿病。

4. 妊娠期糖尿病（gestational diabetes mellitus，GDM）

GDM是指在妊娠期发生的糖尿病，常发生于妊娠的终末期。但在妊娠前已患糖尿病的患者称为糖尿病合并妊娠，不属于此型。多数患者分娩后可恢复正常，30%以下的患者可能于5～10年转变为糖尿病，故应长期进行随访观察。

糖尿病的病因和发病机制极为复杂，至今仍未完全阐明。不同类型糖尿病的病因不尽相同，即使在同一类型中也存在着异质性。总的来说，遗传因素和环境因素共同参与其发病过程。

（三）临床表现

糖尿病发病可缓可急，成年患者起病大多隐袭。儿童患者发病较急，症状也较重。

1. 代谢紊乱症状群

多数患者可无任何症状，仅因健康体检或因其他疾病就诊时发现高血糖，典型病例常出现"三多一少"的症状，即多饮、多尿、多食和体重减轻。患者血糖升高导致渗透性利尿引起多尿，继而口渴多饮，同时外周组织对葡萄糖不能充分利用，脂肪和蛋白质大量分解，机体处于能量饥饿状态，故多食、体重逐渐减轻。

2. 其他症状

部分患者还可出现视物模糊（血糖升高过快时，眼房水与晶状体渗透压改变引起屈光改变）、乏力、皮肤干燥和瘙痒等。

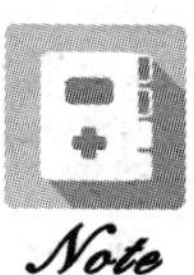

Note

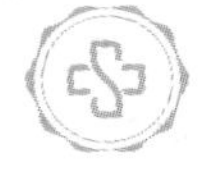

二、主要功能障碍及评估

（一）主要功能障碍

1. 生理功能障碍

长病程者多合并视网膜病变及肾、心、脑、血管和神经的慢性并发症而发生相应组织器官的功能障碍；步入老年期后，老年综合征（智力、体能的缺陷，自伤和他伤防护能力的下降，跌倒和骨折风险的增加，认知障碍和抑郁，尿失禁，疼痛，用药过多等）的发生风险将随年龄增加而增加。

（1）肾功能障碍：20%～40%的2型糖尿病患者会发生糖尿病肾病，它是导致肾衰竭的主要原因。病变可累及肾小球、肾小管间质、肾血管等。持续白蛋白尿和（或）肾小球滤过率进行性下降是主要的临床特征。

（2）视力障碍：这是导致20～74岁患者新发失明的最常见病因，可出现视网膜内出血、视网膜内微血管异常、黄斑水肿等。2型糖尿病患者也是发生其他眼部疾病的高危人群，这些疾病包括白内障、青光眼、视网膜血管阻塞及缺血性视神经病变等。

（3）心血管功能障碍：糖尿病患者大血管疾病的患病风险是非糖尿病患者的24倍，严重影响患者的生活质量，已成为致死致残的主要原因。其常合并有高血压、冠心病、心功能减退。

2. 步行障碍

常由糖尿病神经病变和下肢血管病变引起，它是糖尿病患者尤其是老年糖尿病患者严重的并发症，重者可导致截肢。由于下肢感觉异常、减退，患者的步行能力受到影响，截肢者还存在步行困难；病程中感觉异常导致平衡能力不断丧失，例如本体感觉缺失致力量逐渐变弱，加上增龄，导致步态不稳和平衡丧失。认知功能损害、药物治疗副作用、嗜睡、视物模糊等都可能增加跌倒的风险。

3. 心理障碍

心理因素常影响糖尿病的发生和发展，而疾病本身也直接影响患者的情绪和精神状态，患者常有不同程度的焦虑、恐惧或忧郁情绪，尤其是部分患者由于并发症（高血压、脑卒中、失明、肾功能不全、下肢溃疡或坏疽等）给娱乐、工作、生活带来诸多影响而表现出自卑、烦躁、失望、沮丧等，均加重了糖尿病病情，形成恶性循环。

4. 日常生活活动能力障碍

当患者合并感觉异常、体位性低血压、排尿障碍和消化道症状时，日常生活活动能力降低；出现末梢感觉障碍和肌肉萎缩时，影响日常生活活动的完成和各项活动的参与。

5. 社会参与能力受限

由于生理功能障碍和心理障碍，患者的社会参与能力可不同程度地受到影响。

（二）康复评估

1. 生理功能评定

1）胰岛β细胞功能评定　主要是血糖、血浆胰岛素和C肽测定等。

2）靶器官损害程度评定

（1）糖尿病肾病评定：根据肾小球滤过率（glomerular filtration rate，GFR）和尿白蛋白排泄率（urinary albumin excretion rate，UAER）将糖尿病肾病的发生、发展分为5期：Ⅰ期（糖尿病初期）肾体积变大，GFR明显升高；Ⅱ期UAER多数正常，但在运动后、应激状态可间歇性升高，GFR轻度升高；Ⅲ期（早期糖尿病肾病期）持续微量蛋白尿，UAER持续保持在20～200 μg/min，GFR升高或正常；Ⅳ期（临床糖尿病肾病期）尿蛋白逐渐增多，UAER持续大于200 μg/min，GFR下降，可伴有水肿、高血压、肾功能减退和肾病综合征；Ⅴ期（尿毒症）UAER降低，血肌酐水平升高、血压升高。

（2）糖尿病视网膜病变评定：根据散瞳后眼底检查将视网膜病变分为2类6期（2002年国际临床分级标准）。Ⅰ期：小出血点，微血管瘤。Ⅱ期：有硬性渗出。Ⅲ期：棉絮状软性渗出。Ⅳ期：玻璃体淤血、新生血管形成。Ⅴ期：玻璃体机化、纤维血管增殖。Ⅵ期：视网膜剥离、失明。其中Ⅰ～Ⅲ期称为非增殖期的视网膜病变（non-proliferative diabetic retinopathy，NPDR），Ⅳ～Ⅵ期称为增殖期的视网膜病变

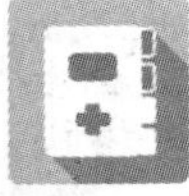
Note

(proliferative diabetic retinopathy,PDR)。

(3) 大血管病变评定:大血管(主动脉、冠状动脉、脑动脉、肾动脉等)检测需要多系统的综合评估,以明确部位、性质与程度。

①评价血管结构的主要方法:a. 使用超声成像、CT、磁共振成像等影像学手段检测动脉的管壁内中膜厚度和粥样斑块形成情况;b. 测量上臂与踝部血压,计算踝臂血压指数(ankle-brachial index,ABI),评估下肢动脉血管的开放情况。

②评价血管功能的主要方法:a. 心电图运动试验(electrocardiogram exercise test,EEr);b. 血管内皮舒张功能;c. 动脉脉搏波传导速度(pulse wave velocity,PWV);d. 其他,如通过进行脉搏波波形分析,计算反射波增强指数(augmentation index,AI)及使用超声成像直接检测某个特定动脉管壁的可扩张性和顺应性。35 岁以上的患者应进行心电运动试验以判断患者心血管系统的反应能力和体力活动能力,明确是否存在缺血性心脏病。

(4) 神经系统病变评估:包括中枢神经、周围神经、自主神经功能的评定。

(5) 糖尿病足评定:糖尿病足是一组足部的综合征,形成的基本要素是糖尿病患者有组织营养障碍,伴局部溃疡或坏疽的形成,同时伴有下肢神经和血管病变。因而糖尿病足的评定包括神经功能的评定、下肢血管功能评定和病变程度的评定等。

①神经功能的评定:运动功能评定和手法肌力测试可评定下肢肌肉的运动功能;也可用肌电图检查、神经传导速度和运动诱发电位等电生理检查评定,表现为传导速度减慢,同时可明确病变是否存在及其程度。保护性温度觉检查,让患者对凉热的感觉进行判断;保护性痛觉检查,针刺下肢或腿部的局部皮肤,以判断患者对疼痛的感觉;音叉振动感觉检查是对深部组织的感觉半定位检查。Semmes-Weinstein 5.07(10 g)尼龙单丝垂直于足部,沿足的周边接触,评价足部的感觉,正常足部的感觉阈值是 5.07,如患者在感觉相低于此水平,则提示有发生糖尿病足的风险。

②下肢血管功能的评定:触摸足部动脉搏动是一种简单、经济而又实用的检查方法,如动脉搏动均可触及,则足部严重缺血的可能性小,如两条动脉的搏动均消失,则应进一步对腘动脉和股动脉进行检查,以初步判断血管狭窄的部位。踝臂血压指数(ABI)是一种反映下肢血压和血管状态的有价值指标,因简便敏感而被广泛采用,ABI=踝动脉收缩压/肱动脉收缩压,正常为 1.0～1.4;0.7～0.9 提示轻度缺血,0.4～0.6 为中度缺血,＜0.4 为重度缺血,重度缺血患者易发生下肢的溃疡及坏疽。经皮氧分压测定反映足部微循环的状态和周围动脉供血的状态,正常人＞40 mmHg;如为 30 mmHg,提示局部缺血存在,＜20 mmHg 则足部的溃疡难以愈合,需要进行外科血管手术以改善血供;下肢血管多普勒超声是了解下肢血管狭窄、斑块病变部位及血流状况常用的手段,也是下肢缺血严重程度的参考;数字减影造影直接显示血管的形态与走向,是下肢血管检查和诊断的金标准,用于患者截肢的客观评估。

③病变程度的评定:分为 0～5 级。0 级有发生足溃疡的危险,皮肤无开放性病灶;1 级为表面有溃疡,临床上无感染;2 级为较深的溃疡感染灶,常合并软组织炎,无脓肿或骨的感染;3 级为深度感染,伴骨组织病变或脓肿;4 级为骨质缺损,部分趾、足坏疽;5 级为足的大部分或全部坏疽。分级越低,治疗效果越好;分级越高,截肢的风险可能越大。

3) 康复疗效的评定　老年糖尿病患者的临床与功能表现均有异质性。根据美国糖尿病学会(American Diabetes Association,ADA)的老年糖尿病管理指南(2015 年版)(简称 ADA 指南),将糖尿病患者大致分为 3 类。

①健康:几乎无伴随的慢性疾病,无认知障碍,功能状态未受损。

②病情复杂/中等健康:伴随多种慢性疾病,或日常活动能力有 2 项或 2 项以上受损,或轻、中度认知障碍。

③病情非常复杂/健康状况很差:或伴终末期慢性疾病,或中、重度认知障碍,或 2 项或 2 项以上日常生活不能自理(伴随的慢性疾病是指需药物或生活方式管理的疾病,如关节炎、癌症、充血性心力衰竭、抑郁、肺气肿、跌倒、高血压、尿失禁或 3 级以上的慢性肾脏病、心肌梗死和脑卒中)。基于上述 3 种情况,ADA 指南提出了不同的血糖、血压、血脂控制目标(表 21-1);《中国 2 型糖尿病防治指南》(2013

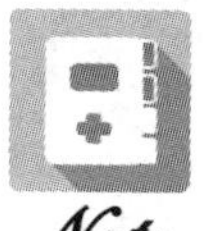

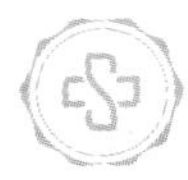

年版)提出了综合控制目标(表 21-2)。

表 21-1　老年糖尿病患者的血糖、血压、血脂的控制目标

健康状态	预期寿命	HbA1c 控制目标/(mmol/mol)	空腹血糖/(mmol/L)	睡前血糖/(mmol/L)	血压/mmHg	血脂
健康	较长	<7.5%(58)	5.0～7.2	5.0～8.3	<140/90	
病情复杂/中等健康	中等生存期(治疗负担较重,低血糖,孱弱,有跌倒风险)	<8.0%(64)	5.0～8.3	5.6～10.0	<140/90	
病情非常复杂/健康状况很差	预期寿命有限,受益不明	<8.5%(69)	5.6～10.0	6.1～11.1	<150/90	需考虑他汀类药物的益处

注:HbA1c 为糖化血红蛋白。

表 21-2　中国 2 型糖尿病综合控制目标

指标	目标值	指标	目标值
血糖/(mmol/L)*		低密度脂蛋白胆固醇/(mmoL/L)	
空腹	4.4～7.0	未合并冠心病	<2.6
非空腹	<10.0	合并冠心病	<1.8
糖化血红蛋白/(%)	<7.0	体重指数/(kg/m²)	<24.0
血压/mmHg	<140/80	尿白蛋白/肌酐比/(mg/24 h)	
总胆固醇/(mmol/L)	<4.5	男性	<2.5
甘油三酯/(mmol/L)	<1.5	女性	<3.5
高密度脂蛋白胆固醇/(mmol/L)		尿白蛋白排泄率/(μg/min)	<20.0
男性	>1.0	主动有氧活动/(分/周)	≥150.0
女性	>1.3		

注:* 表示为毛细血管血糖。

2. 心理功能评定

糖尿病患者的主要心理障碍是敏感多疑、自卑、抑郁、焦虑、孤独、恐惧等,可使用量表进行评定,如抑郁自评量表(self-rating depression scale,SDS)、焦虑自评量表(self-rating anxiety scale,SAS)、症状自评量表(SCL-90)等。如并发脑血管病变需进行相应运动功能、言语功能和认知障碍的评定,如简明精神状态检查量表(MMSE)和蒙特利尔认知评估(MoCA)量表,有助于老年糖尿病患者的心理评估,尤其是对怀疑有痴呆的患者进行认知功能的筛查与监测。

3. 日常生活活动能力评定

糖尿病患者常由于疾病或合并症的存在而导致日常生活活动能力降低,可采用相应量表进行测试和评定,如功能独立性评定(FIM)量表、Barthel 指数评定量表、功能活动问卷(functional activities questionnaire,FAQ)等。

4. 社会参与能力评定

常选用相应的量表进行测试和评定,如糖尿病生活质量评定等。

5. 并发症

(1) 急性并发症:酮症酸中毒最常见,是部分患者的首发表现。其他还包括高渗性非酮症性昏迷、乳酸性酸中毒等。

(2) 慢性并发症:主要由于累及大血管和微血管所引起,可单独或不同组合同时或先后出现。

①心、脑血管病:主要侵犯主动脉、冠状动脉、脑动脉、肾动脉、四肢动脉等,可导致冠心病、缺血性或出血性脑血管病、肾动脉硬化、肢体动脉硬化等。也可因为糖尿病微血管病变引起糖尿病性心肌病变,

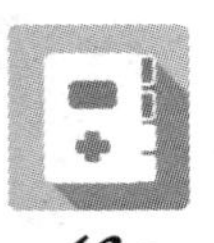

Note

诱发心力衰竭、心律失常。心、脑血管病是糖尿病患者致死的主要原因。

②糖尿病肾病：糖尿病肾病以蛋白尿为主要表现，常伴有水肿及高血压等，最终导致慢性肾衰竭，是2型糖尿病的主要死因，常见于病史超过10年的患者。

③眼部病变：糖尿病可引起青光眼、白内障及视网膜病变、增生性视网膜病变，严重者可造成视网膜剥离，是糖尿病患者失明的主要原因。

④神经病变：可影响中枢神经、周围神经及自主神经，其中以周围神经病变最为常见。出现对称性四肢麻木、蚁行感、感觉过敏或减退等症状，下肢较上肢严重，也可有肌张力下降、肌无力、肌肉萎缩等。

⑤糖尿病足：下肢远端神经异常和不同程度的周围血管病变导致足部溃疡、感染和(或)深层组织破坏，可引起足部疼痛及肢端坏疽，是糖尿病非外伤性截肢的最主要原因。

三、康复护理措施

（一）康复治疗总则

1. 康复目标

使血糖达到或接近正常水平，纠正糖尿病引起的症状，调节糖尿病引起的代谢紊乱，防治心、脑、肾、血管、神经、眼等的并发症，改变患者的心理状态，降低致残率和死亡率，提高生活质量，使患者回归家庭和社会。

2. 康复策略

通过控制高血糖和相关代谢紊乱来消除糖尿病症状和防止出现急性代谢并发症；通过良好的代谢控制来控制体重、维持较好的健康状态和劳动能力、预防慢性并发症；通过综合的饮食运动疗法、药物治疗、健康教育、心理治疗完成糖尿病患者的管理。

（二）康复治疗方法

康复治疗常采用综合治疗方案，主要包括糖尿病健康教育、医学营养治疗、运动治疗、血糖监测、药物治疗和心理治疗，其中医学营养治疗、运动治疗和药物治疗是糖尿病治疗的基础，糖尿病健康教育、血糖监测和心理治疗是保障治疗的必要手段。减重手术也是目前治疗伴有肥胖的2型糖尿病的有效手段之一，适用于体重指数(BMI)＞40 kg/m^2(亚裔美国人BMI＞37.5 kg/m^2)的成人2型糖尿病患者以及BMI为35.0～39.9 kg/m^2(亚裔美国人BMI为32.5～37.4 kg/m^2)的通过生活方式和药物治疗血糖仍然控制不佳者。

1. 糖尿病健康教育

对医疗保健人员、糖尿病患者及家属进行宣传教育，是糖尿病防治的核心，也是实现良好代谢控制的重要环节，对控制危险因素和疾病的进一步发展具有重要的意义。教育内容如下：①对疾病的认识：包括糖尿病的自然进程、临床表现、危害及如何防治急慢性并发症。②医学营养的指导：如何根据个体化的治疗目标和个体化的生活方式制订干预措施和饮食计划。③运动指导：规律运动、运动处方和运动注意事项等。④药物使用：包括口服药、胰岛素治疗及规范的胰岛素注射等具体操作技巧。⑤自我监测：自我血糖监测、尿糖监测及监测结果的意义和应采取的干预措施。⑥糖尿病日记：观察和记录每天饮食、体力活动、精神状态、临床表现、药物使用及血糖、尿糖和尿酮的结果。⑦其他：口腔、足部、皮肤护理的具体技巧；特殊情况下的应对措施(如疾病、低血糖、应激和手术)。⑧糖尿病患者的社会心理适应。

2. 医学营养治疗

医学营养治疗是糖尿病治疗的最基本措施。通过控制总热量摄入，调整营养素结构，使胰岛素负担减轻，维持理想体重，有利于血糖控制，使患者身心处于最佳状态。

(1) 计算每日总热量：先计算理想体重，理想体重(kg)＝[身高(cm)－100]×0.9。根据患者性别、年龄、理想体重和工作性质，参考原来生活习惯，计算每日的总热量：理想体重成人休息状态所需热量为25～30 kcal/(kg·d)；轻度体力劳动者为30～35 kcal/(kg·d)；中度体力劳动者为35～40 kcal/(kg·d)；重度体力劳动者为40 kcal/(kg·d)以上。儿童、孕妇、营养不良及伴有消耗性疾病者可酌情增加热量，肥胖者酌减，使体重逐渐恢复到理想体重的5%左右。

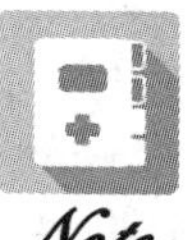
Note

(2) 合理的营养素结构:①脂肪:脂肪提供的能量占饮食总能量的25%~35%。其中单不饱和脂肪酸的供能比宜达10%~20%,多不饱和脂肪酸不宜超过10%;饱和脂肪酸不超过7%,胆固醇300 g/d,尽量减少反式脂肪酸的摄入。②碳水化合物:所提供的能量占总能量的45%~60%。每日定时进餐,尽量保持碳水化合物均匀分配。③蛋白质:占总能量的15%~20%,保证优质蛋白质摄入超过50%,有显性蛋白尿的患者,蛋白质摄入量宜限制在0.8 g/(kg·d);当肾小球滤过率(GFR)下降时,应实施低蛋白饮食(<0.6 g/(kg·d))。为防止发生蛋白质营养不良,可适当补充复方α-酮酸制剂。④饮酒:一般不推荐糖尿病患者饮酒。酒精可诱发低血糖,应避免空腹饮酒,一般女性饮酒的酒精量不超过15 g/d,男性不超过25 g/d(15 g酒精相当于450 mL啤酒、150 mL葡萄酒或50 mL低度白酒),每周不超过2次。⑤膳食纤维:水果、蔬菜、豆类、富含纤维的谷物类(每份食物纤维量≥5 g)和全麦食物均为膳食纤维的良好来源。⑥盐:食盐摄入量≤6 g/d,合并高血压患者更应严格限制摄入量。⑦微量营养素:糖尿病患者容易缺乏B族维生素、维生素C、维生素D以及铬、锌、硒、镁、铁、锰等多种微量营养素,可根据营养评估结果适量补充。长期服用二甲双胍者应防止维生素B_{12}缺乏,但维生素E、维生素C及胡萝卜素等具有抗氧化作用的制剂长期安全性仍有待验证。

(3) 膳食模式:地中海膳食、素食、低碳水化合物饮食、低脂肪低能量饮食等膳食模式均在短期内有助于体重控制,需在专业人员的指导下完成,同时监测血脂、肾功能等变化。老年糖尿病患者不建议过度限制能量来减轻体重。

(4) 合理分配:根据生活习惯、病情和治疗药物需要,总热量和营养素可按每日三餐进行分配,分配比可为1/5、2/5、2/5或1/3、1/3、1/3。

3. 运动治疗

1) 运动治疗的优点　①增加肌肉组织对葡萄糖的利用而使血糖降低;②提高胰岛素受体的亲和力和敏感性,改善机体对胰岛素的抵抗;③提高高密度脂蛋白水平,降低胆固醇和甘油三酯的含量,使血脂降低;④消除体内多余的脂肪,使脂肪细胞缩小,达到减肥的目的;⑤加强心肌收缩力和血管的弹性,促进血液循环,改善心肌代谢状况,使血压降低;⑥增强呼吸肌的力度、胸廓活动范围和肺活量,改善肺的通气能力;⑦增强胃肠蠕动,减少腹胀、便秘等消化不良反应;⑧升高骨基质、骨钙的含量和骨骼的强度,防治骨质疏松,改善老年人骨质疏松症状;⑨减少和延缓糖尿病并发症的发生及发展。

2) 运动疗法的适应证与禁忌证

(1) 适应证:轻至中度肥胖的2型糖尿病患者;病情稳定的1型糖尿病患者可适当进行运动治疗。

(2) 禁忌证:①病情未控制的严重1型糖尿病。②空腹血糖大于167 mmol/L,反复低血糖或血糖波动较大,有糖尿病酮症酸中毒等急性代谢并发症,合并急性感染、增殖性视网膜病变、严重肾病、严重心脑血管疾病(不稳定性心绞痛、严重心律失常、一过性脑缺血发作)等情况下禁止运动,病情控制稳定后方可逐步恢复运动。③老年糖尿病患者伴有下列情况为绝对禁忌证:各种感染、肝肾衰竭、心功能不全、新发的心肌梗死、严重心律不齐、期前收缩、Ⅱ~Ⅲ度房室传导阻滞、严重肺心病、换气功能障碍等。

3) 运动处方

(1) 运动的方式:低至中等强度有较多肌群参与的持续性周期性有氧运动,是糖尿病患者适宜的运动。根据患者的兴趣、爱好、生活习惯等选择喜欢的且简单易坚持的项目,是确保运动持续进行的重要因素,通常步行、乒乓球、羽毛球是合理和安全的运动方式;游泳是运动量较大的运动方式,适用于部分患者。合并周围神经病变者可选择上肢运动、低阻力功率车等运动;下肢足部溃疡者可选择上肢运动和腹肌训练;老年糖尿病患者采用步行、太极拳和轻度家务劳动等低强度的运动;1型糖尿病患者多为儿童和青少年,不适合无氧的剧烈运动,可选择踢球、舞蹈等娱乐性运动训练。

(2) 运动量:运动处方的核心,由运动强度、运动持续时间和运动频率决定。适当的体育运动有利于降低血糖和血脂,减轻体重,增强体力和体质,但剧烈运动可使儿茶酚胺等升糖激素分泌增加,所以必须按病情制订具体方案。运动量合适与否是以运动后患者的反应作为评判标准,适合的运动量是运动后常在10 min内恢复至安静心率且精力充沛、无疲劳感。运动治疗的效果取决于运动强度,靶心率是运动中能获得好的运动效果并能确保安全的运动心率,是评定运动强度的指标。靶心率通常通过运动

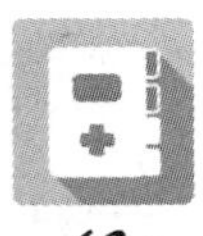
Note

试验获得，以运动试验中最高心率的60%～80%作为靶心率；靶心率也可通过简单的公式计算获得：靶心率=[220-年龄(岁)×(60%～80%)]，或靶心率=安静心率+(最高心率-安静心率)×(60%～80%)。开始运动时宜从低运动强度开始，适应后逐步增加至高限。如无禁忌证，每周最好还应进行2次抗阻运动，锻炼肌肉力量，训练时阻力为轻或中度。联合进行抗阻运动和有氧运动可获得更大程度的代谢改善。

(3) 运动时间：包括准备活动时间、运动训练时间和放松活动时间三部分。每次运动时间一般为40～50 min，其中20～30 min是达靶心率的运动时间，训练一般先从10 min开始，适应后逐渐延长至30～40 min。成年糖尿病患者每周至少150 min(如每周运动5天，每次30 min)、中等强度(最大心率的50%～70%，运动时有点用力，心跳和呼吸加快但不急促)的有氧运动研究发现，即使一次进行短时的体育运动(如10 min)，累计30 min/d，也是有益的。

(4) 运动频率：每周可运动4～5次或每天1次，每次30～60 min。具体运动频率：1型、2型糖尿病或糖尿病前期的儿童和青少年每天参加60 min及以上中等强度或更剧烈的有氧体力活动，每周至少3天；1型或2型糖尿病的成年患者每周进行150 min及以上中等强度有氧体力活动(最大心率的50%～70%)，每周至少3天，不能连续超过2天不运动，每周进行至少2次不连续体力锻炼。老年糖尿病患者每周进行2～3次灵活性和平衡性训练，可根据个人偏好选择瑜伽、太极活动以增加柔性、肌肉力量和平衡。

4) 运动注意事项

(1) 运动前详细询问患者病史，进行全面的医学检查，如血糖、血脂、酮体、尿常规、肝肾功能、眼底、血压、心率、关节和足、心电图、胸片、肺功能、运动负荷试验等。

(2) 运动前后充分进行热身运动和放松运动，一般5～10 min，避免肌肉关节损伤和心脑血管意外等。

(3) 运动中为防止发生低血糖和意外，需随身携带糖块和糖尿病病情卡，内容包括姓名、年龄、家庭住址及电话等。

(4) 运动中随时注意心率的变化及感觉，如感觉身体状况不佳，应立即停止运动并求助。

(5) 做运动记录，定期监测体重、血脂和血糖的变化，以评价运动治疗的效果。

(6) 运动性低血糖在运动中时有发生，可能原因：①口服降糖药、胰岛素用量过大或运动时处于药物作用高峰期；②运动强度过大或运动持续时间过长；③运动前摄入糖类食品不足；④运动前血糖水平低。

应对措施：①运动宜在餐后30 min～1 h进行；②运动前口服降糖药和胰岛素使用酌情减量；③运动中适当补充糖，如糖水等；④胰岛素注射应避开运动肌群，以免胰岛素过快吸收导致低血糖，可选择腹壁脐旁进行注射。

4. 药物治疗

包括口服降糖药和胰岛素，目前批准使用的口服降糖药包括促胰岛素分泌剂(磺脲类药物、格列奈类药物)和非促胰岛素分泌剂(α-糖苷酶抑制剂、双胍类药物和格列酮类药物)。医学营养治疗和运动治疗是控制2型糖尿病高血糖的基本措施，当饮食和运动不能使血糖控制达标时应及时采用药物治疗。目前多项研究推荐二甲双胍为2型糖尿病患者控制高血糖的一线用药和药物联合中的基本用药。

5. 心理治疗

大多数糖尿病患者有不同程度的心理障碍，合理的心理康复治疗能降低发病率，预防和延缓糖尿病慢性并发症的发生，减少致死或致残，提高患者的生活质量。常用的手段有心理分析法、生物反馈法、音乐疗法、座谈会、交流会等。

6. 手术治疗

减重手术可以明显改善2型糖尿病患者的血糖控制水平和缓解部分症状，腹腔镜下可调节胃束带术和胃旁路术是常用的术式。进行减重手术的患者应该进行全面的心理健康评估：有酗酒或药物滥用史、抑郁症、自杀倾向或其他精神健康问题时，应暂缓手术，直到这些问题被解决；术后评估以帮助他们

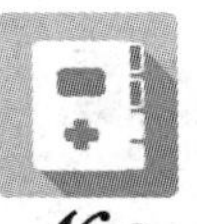

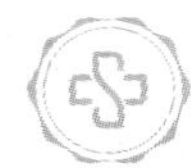

适应手术后的医疗和社会心理变化。

（三）糖尿病足的康复治疗

糖尿病足是在糖尿病大血管和微血管病变的基础上，同时伴有糖尿病的周围神经病变，导致下肢的血液供应不足，在外力的作用下引起下肢、足部的感染、溃疡。患者多表现为下肢或足部对冷、热、疼痛的感觉减退，轻微烫伤或擦伤易引起局部溃疡，不易愈合。感染可向深部发展，导致趾或肢体坏死。病程长、血糖控制较差、有周围神经病变、视力差的老年糖尿病患者易患糖尿病足。

一般采用综合治疗，包括内科、外科和康复治疗三个方面。

1. 内科治疗

控制血糖、感染，改善下肢循环等。

2. 外科治疗

血管重建术、介入放射治疗和截肢术等。

3. 康复治疗

主要是改善下肢循环及治疗感染溃烂的创口和坏疽。

1）改善下肢循环

（1）按摩治疗：自感染溃烂或坏疽部位以上用适当的力量做向心性按摩 10～12 min，每天 1～2 次，有助于静脉和淋巴液回流和水肿的消退。

（2）运动治疗：患者平卧，患肢伸直抬高 45°，做足趾的背伸跖屈活动 30 次，每天 1～2 组，同时做踝关节的伸屈活动 30 次，每天 1～2 组。患者平卧，患侧靠床沿，患肢伸直抬高 45°维持 2～3 min，最后平放床上 2～3 min，如此重复 5～6 遍，每天 1～2 次。

（3）正负压治疗：负相阶段下肢动脉灌注非常快而充分，正相阶段静脉和淋巴回流快而充分。反复进行，下肢的血液循环可得到被动的有效加强。压强在－6.8～13.4 kPa 交替进行，每相均进行 30 s，每次 1 h，每天 1 次。需注意有感染的创口部分禁止施加压力，否则可能有脓、毒、菌进入血液循环而引发脓毒血症或菌血症。

2）感染溃烂创口和坏疽的处理

（1）清创：采用蚕食法。每隔 12 天清理一次，把腐烂、无生机的组织剪去，当创面有肉芽组织形成时，创面周边的痂皮应尽量撕去，使创面周边皮肤生发层细胞匍伏地向中央爬行生长。

（2）物理因子治疗：①漩涡浴治疗：每天 1～2 次，每次 30 min，其作用是将创口的脓、血、痂和腐烂组织清除干净，减少创面的细菌数量，对创面浅层有减渗透压的作用，有利于创面的微循环、感染控制和每次蚕食方式清创的顺利进行。②超短波治疗：电极于患部对置，无热量，10～15 min 即可抗感染并促进溃疡愈合。③紫外线治疗：小剂量紫外线（1～2 级红斑量）可促进新鲜溃疡愈合，大剂量紫外线（3～4 级红斑量）可清除溃疡表面感染坏死组织。④红外线治疗：温热量局部照射可使新鲜溃疡加速愈合，如患者合并肢体感觉障碍、缺血应慎用，如溃疡面有脓性分泌物则禁用。⑤激光治疗：He-Ne 激光可刺激血管扩张，促进上皮细胞及毛细血管再生，减少炎症渗出，使组织代谢加强，促进肉芽组织生长，从而起到抗感染、镇痛、加速溃疡愈合的作用。一般采用散焦照射，输出功率 25 mW，光斑直径 75 px，实用照射电流 10 mA，距离 25～1250 px，照射时间 15 min，照射时应保持光束与溃疡面垂直，溃疡面若有渗液应及时蘸干，每日照射 1 次，15 次为 1 个疗程，疗程间隔 1 周，照射完毕用无菌纱布敷盖溃疡面。

（3）作业治疗：糖尿病足溃疡或截肢可影响患者的步行功能，对患者的日常生活活动影响较大。作业治疗的作用主要在于改善患者的步行功能，提高患者日常生活活动能力，具体方法包括 ADL 训练、矫形器具的正确使用和穿戴、拐杖或轮椅的操作技能训练、假足步行训练、适合患者的职业训练以及适当的环境改造等。

（4）康复工程治疗：康复工程在糖尿病足的运用中有采用特殊鞋袜以减轻足部压力；足前部损伤可以采用只允许足后部步行的装置来减轻负荷，即"半鞋"（half-shoes）或"足跟开放鞋"（heel-sandals）；全接触式支具或特殊支具靴通过将足装入固定型全接触模型，可以减轻溃疡部分的压力。对于步行障碍的患者还可以使用拐杖或轮椅，截肢患者则可根据情况安装假肢，以改善患者的步行功能。

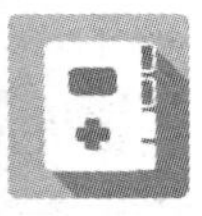

Note

（5）健康教育：①积极控制糖尿病，严格控制高血糖；②严格控制高血脂及各种动脉粥样硬化；③保持足部卫生，每天用温水洗足，但注意避免热水烫伤；④鞋袜要清洁、宽松、柔软、合脚，通气要良好；⑤不宜赤脚行走，不宜穿拖鞋外出；⑥足部有畸形时，要看骨科医生；⑦自行用刀片修剪胼胝时要小心，不要削得太深，也不要削得出血，以免引起感染；⑧使用鸡眼膏时要小心，它是腐蚀性药物，腐蚀过深易引发感染；⑨适当运动，不要吸烟；⑩有足病要及时治疗。

四、康复教育

糖尿病康复教育包括知、信、行三个方面，具体包括疾病知识、慢性并发症的危害及预防处理、饮食指导、药物治疗、胰岛素使用方法、运动治疗、血糖的自我监测、糖尿病日记等康复措施，使糖尿病患者达到理想体重，血糖控制良好，延缓糖尿病慢性并发症的发生和发展。

（孟　磊）

Note

项目二十二　肿瘤的康复与护理

情境导入

患者，女，45 岁，一周前体检时发现左肺有直径 4～5 cm 的肿块，CT 检查显示表面不平，边界不清，锁骨上可扪及豆粒大小的淋巴结。初步诊断为早期肺癌。需要手术治疗。

请思考：

术后应做哪些康复护理措施？

相关知识

一、肿瘤康复的概念

肿瘤康复尚无明确公认的概念，根据国内外有关资料，参考一般康复的定义，可以这样描述：肿瘤康复就是调动医生、患者、家庭和社会各方面的积极性，综合运用西医、中医、心理、营养、身心锻炼、社会支持等措施和技术，最大限度地提高癌症的治愈率，延长患者的生存期，改善患者的生活质量，帮助患者早日回归社会。

二、肿瘤康复的必要性

随着医学科学及相关学科的发展，恶性肿瘤的诊治水平不断提高，癌症患者较长期存活甚至治愈的病例越来越多。这些患者在临床治疗的同时和之后，有必要进行康复治疗。

癌症是一类难治的慢性全身性疾病。目前，治疗癌症尚缺乏特效的根治方法。临床上，通过手术治疗、放疗和化疗，即使把肉眼能看见的肿瘤完全清除，或达到完全缓解，也很难保证日后不再复发或转移。因此，每一例患者都需要后续的康复治疗。

随着社会的发展、生活水平的提高，人们越来越珍惜生活，追求生活质量，更珍惜自己的健康和生命。癌症尽管难治，但每例患者都渴望能够得到治愈。科学的临床治疗无疑是治愈疾病的关键措施，但一个人不可能一直住在医院，出院以后如何尽快恢复健康、如何防止复发和转移，以及如何适应新的家庭和社会生活等涉及康复的问题都是患者非常关心的。

癌症患者有以下几个方面的康复需要。

1. 身体方面

癌症患者除渴望尽快清除体内的肿瘤外，也希望能及时解除疼痛、咳嗽、呼吸困难、恶心、厌食、营养不良等躯体痛苦，减轻各种治疗所带来的不良反应，需要增强体质，为各种治疗及适应家庭和社会生活提供良好的身体条件。

2. 心理方面

癌症的难治性、长时期的疾病折磨以及疾病引起的社会适应性的明显降低都可能使患者产生较严重的心理问题或障碍。癌症患者需要得到理解、支持、鼓励和安慰，减轻心理上的痛苦。

Note

3. 社会方面

癌症患者仍然具有社会属性，癌症患者有得到家庭及社会支持、受人尊重、建立人际关系、参加社会活动、重新工作等权利和要求。这些都需要通过康复治疗来给予指导和解决。

三、肿瘤康复的目的

1. 提高治愈率

治愈癌症临床治疗是关键，康复治疗是保证。临床上经过手术治疗、放疗或化疗，可见的肿瘤可以被清除或达到完全缓解，如能实施科学的康复治疗，就可能防止肿瘤复发或转移，使患者长期存活。另外，不少带瘤者经过适当的康复治疗，可以使病情稳定，甚至有少数患者肿瘤完全消失。

2. 延长生存期

对于一些临床治疗效果不佳的中晚期癌症，通过免疫、中药、心理等康复治疗，可以起到延缓病情发展、延长患者生存期的作用。

3. 提高生活质量

适当的心理治疗和护理、及时有效的对症治疗、合理的营养等措施可以减轻患者的身心痛苦，增强患者的体质，提高患者的生活质量。

4. 回归社会

治疗癌症的目的不仅是让患者生存，而且是要让其尽可能地回归家庭和社会，承担家庭和社会责任，享受家庭和社会生活带来的幸福。在这一点上，临床治疗后体质的恢复、受损器官功能的锻炼、健康心理的重建等康复护理措施显得尤为重要。

四、肿瘤康复的范围

1. 心理康复

随着肿瘤心理学的发展，人们逐渐认识到社会心理因素在肿瘤发生、发展和预后中起着非常重要的作用。癌症患者从怀疑诊断起，普遍存在着不同程度的心理压力，这种心理压力作为应激源可引起机体强烈的应激反应，并通过降低机体免疫力、影响进食和睡眠等，大大减低机体的抗病能力，促进肿瘤发展、降低治疗效果。更有甚者，患者可因绝望而拒绝接受治疗，或出现自杀的念头和行为。临床上也发现，心理素质较好、心理压力较小的患者，治疗效果往往较理想，预后也较好，而心理压力较大、情绪低落的患者往往疗效和预后不佳。因此，适当的心理康复对于提高癌症患者的治愈率和生活质量可起到关键的指导作用。心理康复措施包括认知治疗、心理疏导、音乐疗法、放松疗法、暗示、催眠、心理支持等。

2. 减轻患者痛苦

针对患者的各种症状和治疗的副作用采取相应措施给予治疗，其中包括姑息治疗，如为解决消化道阻塞问题而进行的改道手术、针对肿瘤压迫呼吸道而进行的放疗等，还有控制癌痛、抑制呕吐、促进食欲、止咳等对症治疗，可大大减轻或消除患者的痛苦，改善患者的生活质量。最有代表性的癌痛控制就是减轻患者痛苦、提高生活质量的重要措施之一。

3. 提高患者的抗病能力

采用生物免疫、中医药治疗、营养支持、体育锻炼等措施提高患者的免疫力，可起到抑制肿瘤生长、减少复发和转移的作用。

4. 合理营养

合理营养可起到预防和减轻恶病质、帮助患者尽快恢复体质、提高抗病能力的作用。

5. 器官功能康复

器官功能康复包括喉癌患者喉切除术后配置人工喉或锻炼用食管发音恢复语言能力，乳腺癌术后患者上肢水肿的恢复，直肠癌和泌尿道术后患者瘘口的护理，面部手术患者的整容，截肢患者残肢功能的重建等。

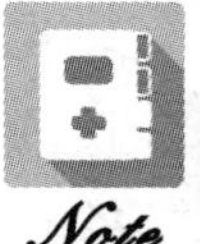

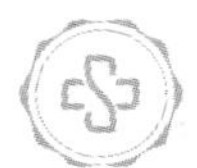

6. 体育锻炼

运动可提高机体抗病能力,可以疏导精神压力所引起的各种生理和病理生理反应。经常参加体育锻炼可使人精力充沛、自信心增强、思维敏捷、乐观开朗。运动还可使人更多地注意自己的身体,唤起对自身健康的责任心。体育锻炼不仅可以增强体质,而且是有效的心理治疗方法。

7. 气功锻炼

气功是练功者发挥意识能动作用,综合运用调息(呼吸锻炼)、调身(身体锻炼)和调心(心理锻炼)三类手段,对身心进行锻炼,通过调动和培养自身的生理潜能,来实现强身治疗目的的一项医疗保健方法。

8. 生活指导

生活指导包括怎样处理治病养病与生活、学习、工作之间的关系,怎样调整病后的生活目标,癌症患者的婚姻、性和生育问题,如何建立一种健康的生活方式等。

9. 家庭及社会支持

可以从精神、经济、社会适应性上给患者以支持,有利于患者的全面康复。

10. 临终关怀

对临终患者给予生理、心理、社会等多方面的照顾,同时对其家属提供心理支持。

五、康复治疗与临床治疗的关系

康复治疗与临床治疗既有统一性,又有对立性。在方法上二者有许多共同之处,例如,临床上的一些姑息治疗,如为解决消化道阻塞问题而进行的改道手术、针对肿瘤压迫呼吸道而进行的放疗等,也可以说是康复治疗。再如,免疫治疗、中医药治疗等既可以用于临床治疗,也可用于康复治疗。但临床治疗和康复治疗所采用的手段各有侧重,前者主要采用手术治疗、放疗、化疗,后者更偏重于心理治疗、营养支持、生活指导等。

康复治疗和临床治疗总的目的是一致的。但临床治疗主要侧重于尽快清除体内的肿瘤,而康复治疗则侧重于帮助患者尽快恢复身心健康,提高生活质量,防止复发和转移,提高患者的社会适应能力。

从时间上看,一般认为临床治疗在前,康复治疗在后,但实践中二者已无严格界限。一旦建立诊断,毫无疑问要首先进行临床治疗,但同时也离不开康复治疗。如肿瘤患者的心理问题几乎贯穿整个诊疗过程,所以诊疗开始就应该实施心理康复治疗。

从某种意义上说,临床治疗本身也可以起到很好的心理治疗作用,因为疗效的好坏直接影响着患者的心理变化过程。另外,设计临床治疗方案也应该考虑日后患者器官功能的恢复和重建问题。

总之,康复治疗和临床治疗不能截然分开,在实际工作中,应根据不同的病情,在不同的时间合理地结合应用。

六、健康、生活质量的概念与肿瘤康复

随着医学科学的发展,医学模式也在发生转变。目前,医学模式已由单纯的生物医学模式转变为生物、心理、社会医学模式。该模式认为,疾病是人的心理、生理和环境(自然环境和社会环境)体系中所有相关因素相互作用的结果。因此,在实施防治疾病和促进健康时,要全面考虑生物、心理和社会等因素的共同作用。

世界卫生组织从成立时就提出:健康是一种在身体上、心理上和社会上的完满状态,而不是没有疾病和虚弱的状态。

有关生活质量目前尚无统一的概念,通过对大量资料的分析可以大致认为,生活质量是人们对健康三个方面状态的主观体验。良好的健康状况可以给人一种良好的体验,意味着生活质量较高。疾病状态下患者忍受着各种痛苦,生活质量自然就会下降。

从肿瘤康复的目的、内容和方法可以看出,肿瘤康复治疗正是围绕提高患者生活质量、促进患者恢复全面健康而展开的。可见,肿瘤康复治疗在整个肿瘤的治疗中占有极其重要的地位。

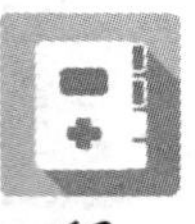
Note

实践操作(肺癌患者术后康复)

1．康复评定

(1) 心理评定:汉密尔顿抑郁量表、汉密尔顿焦虑量表。

(2) 肺功能评定:通气、换气功能,呼吸肌力量测定。

2．康复治疗

(1) 心理康复。

(2) 康复护理。

①术后胸部包扎力度应适当。

②体位应有利于分泌物的排出。

③呼吸训练:腹式呼吸→胸式深呼吸→吹瓶子等抗阻呼吸训练。

④呼吸功能训练:术前进行腹式呼吸、咳嗽、咳痰的训练。

⑤局部呼吸训练:a. 肺上部通气:两手叉腰,充分放松肩胛带,进行深呼吸。b. 肺下部通气和膈肌运动:深呼吸,吸气时高举两上肢,呼气时还原。

⑥咳嗽训练:鼓励患者咳嗽,用手按压术侧胸壁,吸气时放松,咳嗽时紧按胸壁,减少疼痛,促进分泌物排出。

⑦下肢运动:尽早下地活动,多做下肢活动。

(孟　磊)

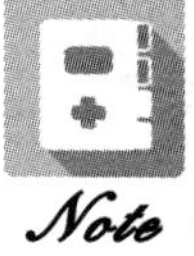

参考文献

CANKAOWENXIAN

[1] 郑洁皎.老年康复学[M].北京:人民卫生出版社,2019.
[2] 桑德春.老年康复学实训指导[M].北京:人民卫生出版社,2019.
[3] 林允照.常见老年疾病的管理与康复[M].杭州:浙江工商大学出版社,2019.
[4] 吕雨梅,李海舟.康复护理学基础[M].2版.北京:人民卫生出版社,2019.
[5] 何建华,才艳红.康复护理学[M].北京:科学技术文献出版社,2015.
[6] 史艳莉,徐国莲,徐玲琳.康复护理学[M].北京:教育科学出版社,2015.
[7] 王荣俊.康复护理技术实训[M].北京:人民军医出版社,2012.
[8] 王强,孙成甲.社区康复[M].北京:人民军医出版社,2007.
[9] 夏小萍.老年护理学[M].北京:人民卫生出版社,2004.
[10] 陈峥.老年病多学科整合管理[M].北京:中国协和医科大学出版社,2013.
[11] 尚少梅,余昌妹,仝丽娟.老年护理学[M].北京:中国协和医科大学出版社,2013.
[12] 赵志群,海尔波特·罗什.职业教育行动导向的教学[M].北京:清华大学出版社,2016.
[13] 李秋萍.内科护理学[M].2版.北京:人民卫生出版社,2006.